3年目でもこれだけは押さえたい！助産ケアの基本

- 超音波判読
- 胎児心拍数モニタリング
- ハイリスク妊産婦管理
- 妊婦健診対応
- 新生児ケア
- 社会資源活用

執筆者一覧

■監修・執筆

中塚幹也 岡山大学大学院 保健学研究科 教授

■執筆者（執筆順）

下屋浩一郎	川崎医科大学 産婦人科学1 教授	
江国一二美	岡山大学病院 周産母子センター 副師長／助産師	
鶴嶌知香	岡山大学病院 周産母子センター 副師長／助産師	
藤岡まゆみ	岡山大学病院 周産母子センター 助産師	
西井研治	岡山県健康づくり財団附属病院 院長	
柴倉美砂子	岡山大学大学院 保健学研究科 准教授	
岸本廉夫	総合病院 **玉野市立玉野市民病院** 産婦人科部長兼診療部長	
坂本八千代	岡山大学病院 臨床栄養部 副部長	
笹倉千佳弘	就実短期大学 幼児教育学科 教授	
多田克彦	独立行政法人国立病院機構 **岡山医療センター** 産婦人科 医長	
高田雅代	香川県立中央病院 産婦人科 部長	
野口聡一	岡山愛育クリニック 医師	
宇城昌世	岡山愛育クリニック 助産師	
近藤恭子	一般財団法人淳風会 **柳川診療所・柳川メンタルクリニック** 所長	
秋川陽一	福山市立大学 教育学部 児童教育学科 教授	
正保正惠	福山市立大学 教育学部 児童教育学科 教授	
中野菜穂子	岡山県立大学 保健福祉学部 保健福祉学科 子ども学専攻 准教授	
湯本悠子	独立行政法人国立病院機構 **岡山医療センター** 新生児科 医師	
大井伸子	岡山大学大学院 保健学研究科 准教授	
長谷川喜久美	はせ川助産院 院長	
井上誠司	医療法人 **井上医院** 院長	
森田啓督	独立行政法人国立病院機構 **岡山医療センター** 新生児科 医師	
影山 操	独立行政法人国立病院機構 **岡山医療センター** 新生児科 医長	
石野陽子	独立行政法人国立病院機構 **岡山医療センター** 5Ｂ病棟 副師長 新生児集中ケア認定看護師	
村田佐登美	社会医療法人愛仁会 **高槻病院** 産科病棟 看護科長／助産師	
上村茂仁	ウィメンズクリニック・かみむら 院長	
山本文子	いのち咲かせたい 代表／元・いのちの応援舎 理事長／助産師	

刊行にあたり

　本書は，岡山大学大学院保健学研究科で開講している就労・非就労の助産師が総合的に知識と実践能力を向上するための「助産師リカレント教育プログラム」から生まれました。

　私たちは，2006年度，人材不足が深刻な周産期診療の担い手を増やすため，助産師・看護師免許を有する方たちを対象とした社会人キャリアアップ教育である「『助産師』再生のための専門教育支援プログラム」を提案しました。これが文部科学省の再チャレンジ支援総合プログラムに採択され，2007年度には「周産期医療に関わる医療スタッフのためのステップアッププログラム」を企画，周産期医療に関連する各種のテーマで4回のセミナーを行いました。2008年度には，中四国，近畿，九州からの就労・非就労助産師に助産学生も加わり，6回のセミナーを開催し，延べ100人以上が共に学習しました。そして，2009年度からは講師陣をさらに充実して，20回ほどのセミナーから構成される1年間のコース「『妊娠中からの母子支援』即戦力育成プログラム」を開講し，全国から受講生を受け入れています。

　本書には，育成プログラムで取り上げている助産師に知っておいてほしい広い領域の内容が含まれています。あなたが，3年間ぐらい助産師として働いているのであれば，ご自身の「知識をチェックして足りない部分を補充」すると共に，少し「産科施設の外へも目を向ける契機」にしてください。また，ベテラン助産師であれば，寝転んで読みながらご自身の「蓄積した経験を確認する」材料にしてみてください。そして，もし新人助産師であれば，「これから活躍できる分野はこんなに広いこと」を知ると共に，3年間ぐらいで学ぶためのプランを立ててみてください。どこから読んでいただいても結構です。今はまだ，この部分は読まないという選択肢もあります。でもいつかは，すべてを身に付けてスーパー助産師になっていただければと思います。

　　2014年春　　　　　　　　　　　　　　　　　岡山大学大学院 保健学研究科
　　　　　　　　　　　　　　　　　　　　　　　　教授　中塚幹也

「妊娠中からの母子支援」即戦力育成プログラム
URL：http://www.okayama-u.ac.jp/user/josan/

「妊娠中からの母子支援」即戦力育成プログラムの概要

岡山大学大学院 保健学研究科 教授 中塚幹也

●「妊娠中からの母子支援」即戦力育成プログラムの目的は？

　現在，私たちが開講している「妊娠中からの母子支援」即戦力育成プログラムの目的は，①非就労助産師に最新の知識とステップアップした技能と自信を獲得してもらい，即戦力としての職場復帰を支援する，②高次医療施設の周産期医療スタッフの中から，総合的な知識と技能を持つリーダーを育成する，③現役助産師が，将来，交代勤務や宿直が困難になった場合にも多様な就業形態を選択可能にし，人材を埋もれさせない，④助産・看護学生，就労・非就労助産師にコミュニケーション能力を獲得してもらい良好な人間関係をつくり離職防止を図る，などである。

　このプログラムの受講生には，「自身で考えて議論する」「頭で理解するだけではなく手を動かす」「自ら学ぶ方法と習慣を身に付ける」ことなども期待される。このため，セミナーでは，講義のみではなく実技や毎回の小テストを行い，学習効果を確認してもらっている。また，家庭から e-ラーニングで復習もできる。もちろん，参加できなかったセミナーも自宅で受講してもらう。ほかにも，時機を得たテーマを議論するため，公開シンポジウム，公開セミナーを開催しており，自らの意見を述べ議論する経験を持つ機会を用意している。1年間にわたって，自身の選んだテーマで臨床研究を行い，年度末にプレゼンテーションや報告書の作成を行っている。

●どのようなことを学ぶの？

　各自のライフプラン（例えば，結婚，妊娠，育児など）に合わせて，いつでも多様な職場を選択できるように，周産期の領域の知識のみではなく，子育て広場や生殖医療施設での活動に必要な知識や能力も身に付けてもらっている（**写真**）。

　周産期医療に関しては，臨床現場の医師，助産師を講師として，前期破水，多胎，胎児管理モニタリングなどの最新知識をテーマごとに1回完結のセミナーで学んでいる。また，新生児蘇生法やその介助法，新生児異常発見のための観察点など，通常の新生児室での勤務に有用な知識に加えて，早期産児や異常新生児の取り扱い上の各種の標準マニュアルなど，NICUでの勤務に必要な知識や技術も学んでいる。

　生殖医療（不妊症，不育症）に関しては，生殖医療専門施設の医師や看護スタッフ，不妊・不育のカウンセリングを行っている岡山県不妊専門相談センター「不妊・不育とこころの相談室」のカウンセラー，死産女性へのグリーフケアを実践している岡山大学病院産科助産師，生殖医療サポーターの会OKAYAMAに属する不妊症看護認定看護師，胚培養士，助産師などから最新の知識と技能を学んでいる。

　子育て支援に関しては，社会資源の活用法，障害児支援，妊娠中からの児童虐待予防プログラム，各国の子育て支援，幼児教育・保育の専門家からの提案，こんにちは赤ちゃん事業の中での助産師の役割など，実践的な知識と技能を学んでいる。さらに，思春期の子どもたちへの性教育の中で，助産師として活躍できるような知識も得てもらっている。

写真 ▶ 育成プログラムの実際

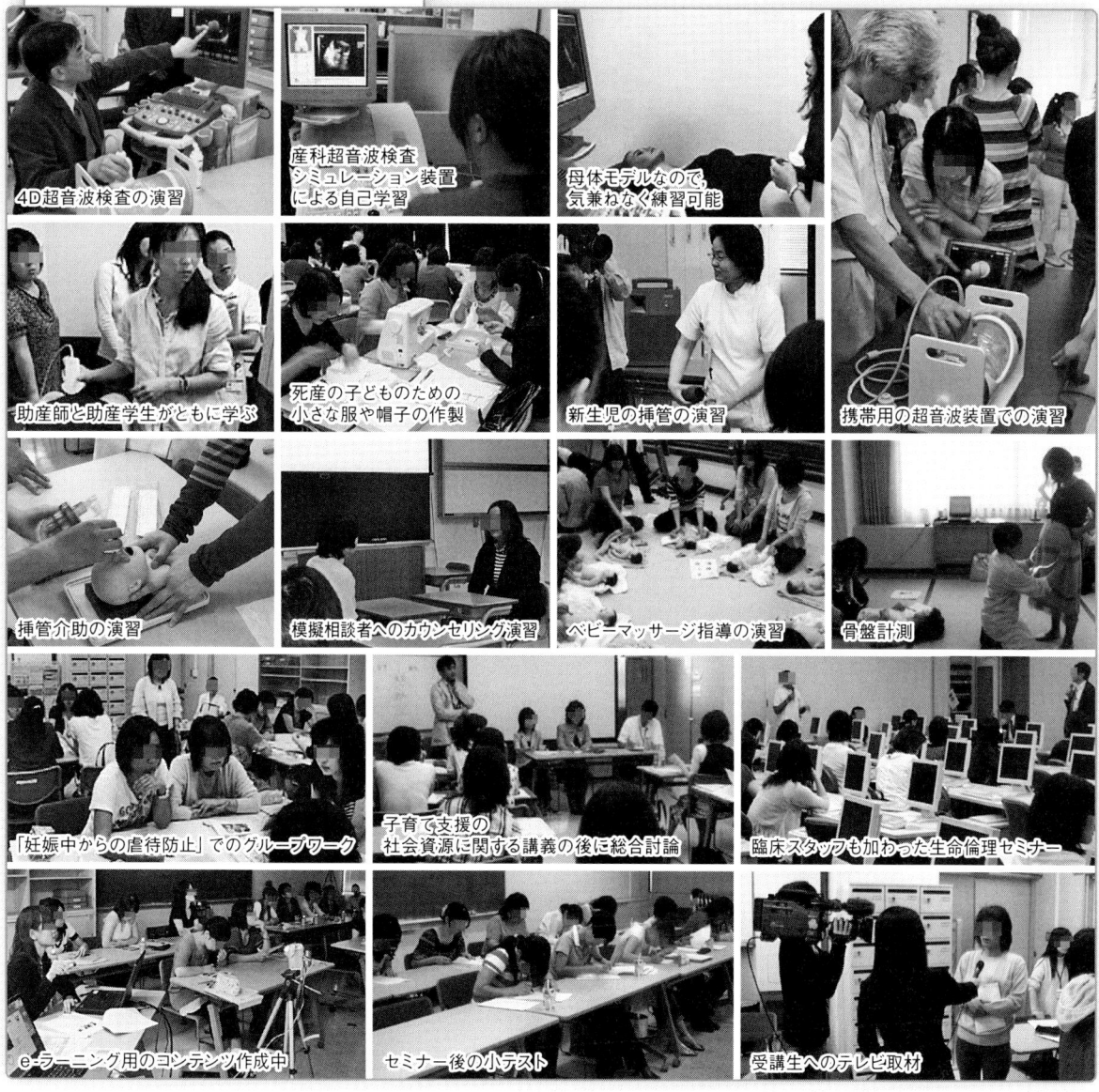

このように，生殖医療から子育て支援まで多面的な知識を持つことで視野が広がり，病院の中で周産期医療に従事する場合にも役立つ。

●助産師は，産科医の代役ではない

　周産期医療の崩壊を防ぐための助産師リカレント教育と聞くと，産科医不足を解消するためという先入観で見られがちであるが，それを求めるのは間違いである。助産師には産科医にはできない母子に寄り添う各種の仕事がある。例えば，超音波検査を行う目的も，産科医が行うような診断のためではなく，妊婦やその家族と胎児を見ながらコミュニケーションをとり，胎児への愛着を深めるという要素が大きい。

　「妊娠中からの母子支援」即戦力育成プログラムでは，産科医の代役を育成するのではなく，多面的な視点を持ち，多様な環境に対応できるスーパー助産師を育成することを目指している。その結果として，助産師はやりがいを見いだし，活動性を増す。そして，周産期医療，母子保健の充実が得られ，産科医の負担も減る可能性はある。

Contents

1章
助産師に必要なアセスメント力
❶ 超音波検査の基礎（中塚幹也） ……………………………… 10
❷ 胎児心拍数モニタリング（下屋浩一郎） …………………… 17

2章
妊娠各期のアセスメントとケアの要点
❶ 妊娠期（江国一二美） ………………………………………… 28
❷ 分娩期（鶴嶌知香） …………………………………………… 34
❸ 産褥期（藤岡まゆみ） ………………………………………… 39

3章
妊婦健診で役立つ知識
❶ 妊婦健診の進め方（中塚幹也） ……………………………… 44
❷ 妊婦の喫煙の害と禁煙指導（西井研治） …………………… 50
❸ 妊娠中のサプリメント・健康食品（柴倉美砂子） ………… 56
❹ 妊産婦と薬・放射線（岸本廉夫） …………………………… 61
❺ 妊娠中の栄養（坂本八千代） ………………………………… 81
❻ 妊婦健診未受診妊産婦への支援（笹倉千佳弘） …………… 85

4章
ハイリスク妊産婦の管理とケア

- ❶ 切迫早産・前期破水（多田克彦） ……… 90
- ❷ 胎児発育不全（多田克彦） ……… 99
- ❸ 多胎妊娠（髙田雅代・多田克彦） ……… 108
- ❹ 前置胎盤（野口聡一・宇城昌世） ……… 117
- ❺ 妊娠高血圧症候群（野口聡一・宇城昌世） ……… 123
- ❻ 危機的な産科出血（下屋浩一郎） ……… 128
- ❼ 精神疾患の知識と妊婦へのケア（近藤恭子） ……… 139

5章
出生直後・育児支援で必要な知識

- ❶ 子どもの権利条約（秋川陽一） ……… 152
- ❷ 妊娠中からの児童虐待予防・子育て支援①（正保正惠） ……… 155
- ❸ 妊娠中からの児童虐待予防・子育て支援②（中野菜穂子） ……… 160
- ❹ 社会資源とネットワーク
  ～社会的ハイリスク妊産婦への対応（中塚幹也） ……… 163
- ❺ 新生児のみかた（湯本悠子） ……… 173
- ❻ 乳房管理・母乳栄養（大井伸子） ……… 191
- ❼ ベビーマッサージ（長谷川喜久美） ……… 201
- ❽ 早期母子接触（井上誠司） ……… 207
- ❾ 新生児蘇生（森田啓督） ……… 211
- ❿ 知っておいてほしいNICUの現在（いま）（影山 操・石野陽子） ……… 220

6章

新たに求められる役割

❶出生前診断（中塚幹也） ……………………………………………… 236

❷不妊症の基礎知識（中塚幹也） ……………………………………… 241

❸不育症の基礎知識（中塚幹也） ……………………………………… 248

❹助産外来・院内助産の導入・運営（中塚幹也・村田佐登美）… 258

❺性教育（中塚幹也） …………………………………………………… 267

❻性教育に必要な知識①（上村茂仁） ………………………………… 270

❼性教育に必要な知識②（山本文子） ………………………………… 278

学会へ行こう（中塚幹也） ……………………………………… 26，233，234

1章

助産師に必要なアセスメント力

❶ 超音波検査の基礎

岡山大学大学院 保健学研究科 教授　中塚幹也

▶助産師の行う超音波検査

　助産師，看護師は，医師や臨床検査技師と同様に超音波検査を行う資格を持つ。しかし，その目的は異なる。

　助産師の行う超音波検査の目的は何であろうか。各自が考える必要がある。「胎児心音がドップラーで聞こえにくい時に心拍を確認する」「多胎などで胎児心拍数モニタリングの心音を取る位置を確認する」「分娩中に回旋を確認する」など，実務的な用途もある。また，助産外来などでは「胎位を確認する」ことはよく行われている。さらに，「胎児の大きさのチェック」「羊水量のチェック」などを行うこともあれば，胎児への愛着形成を促進するため「胎児の顔や表情を見る」こともできる。

　胎児の顔の写真や動画がうまく撮れなくても，妊婦や夫，上の子どもなどと一緒に胎児のことを話しながら楽しい時間を過ごすことで，胎児への愛着は増す。その点では，超音波検査の技術も必要であるが，話術の方が重要とも言える。超音波検査では，偶然に胎児の異常が見えたり，性別が分かってしまったりする場合もある。

　医師は診断を行うことに集中するあまり患者とのコミュニケーションを取らず，せっかく妊婦や夫が一緒に胎児を見ているのに赤ちゃんのかわいさを伝えられないこともある。胎児に異常があることを告げるために超音波検査を行うこともあるが，そのような時にこそ，可能であれば同時に胎児の元気なところも見てほしいと思う。

▶まずは練習を始めよう

　まずは，ベッドと超音波装置の位置を決める。検者は，右手でプローブを持ち，左手で超音波装置のパネルを操作する（図1）。場合によっては補助モニターを設置して，妊婦が画面を見やすいように工夫する。

　矢状断面の観察を行う場合には，モニター上には妊婦の右から見たような画像を，また水平断面の観察を行う場合には，妊婦の足方から頭方を見たような画像を描出する（図2）。プローブの向きと画面の左右との関係は，プローブについた目印で覚えてもよいが，プローブの片方の端を指で触れて画面の左右どちらかに指の動きが見えるか，妊婦のおなかにプローブを置いて少し動かした時に画面がどちらに動くかなどにより，直感的に分かるようになる。

まずは，妊婦ではなく，友人や胎児モデルなどで練習してみよう。操作ボタンは超音波検査装置の各機種により異なるため，その位置や機能を覚えよう。ゲインを上げてみると，いろいろな情報が得られる場合もある（**写真1**）。計測を行う時には対象物を画面内で拡大して正確に行う（**写真2**）。

▶簡単な観察の手順，各部位の計測

　胎児モデルを使う場合は，胎児が頭位か骨盤位か，背中の向きは母体の右か左かを見ておき，それを頭の中で思い浮かべながら画面を見る。慣れてきたら，誰かに胎児の向きを変えてもらい，画面だけを見て胎児の向きを頭の中で構成してみよう。

　まず，分かりやすい頭蓋骨を探そう。頭の位置が分かれば，すでに胎位を見るスキルは身につけたことになる。次に，大横径（Biparietal diameter：BPD）を測定できる画像を描出して見よう（**写真2**）。正中線エコー（midline

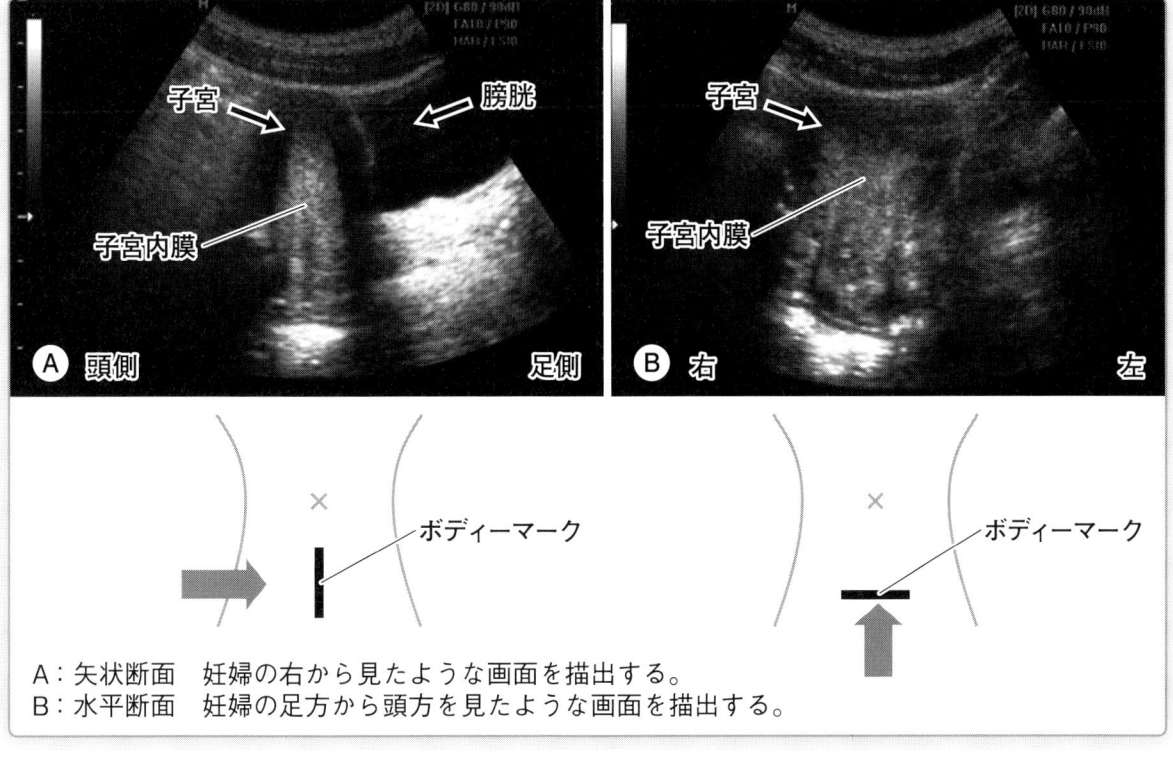

図1 ▶ 部屋の配置

図2 ▶ 経腹超音波検査における観察の向きとボディーマーク

A：矢状断面　妊婦の右から見たような画面を描出する。
B：水平断面　妊婦の足方から頭方を見たような画面を描出する。

写真1 ▶ **ゲインを上げてみる**

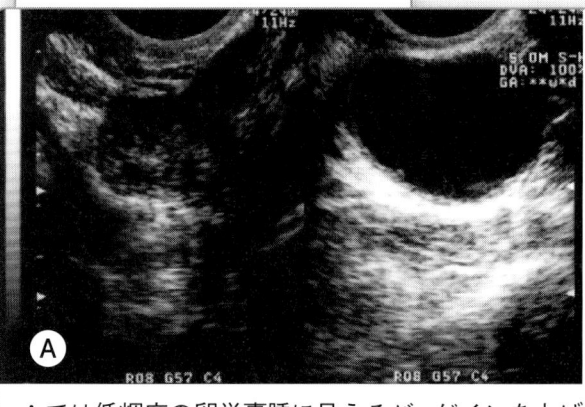
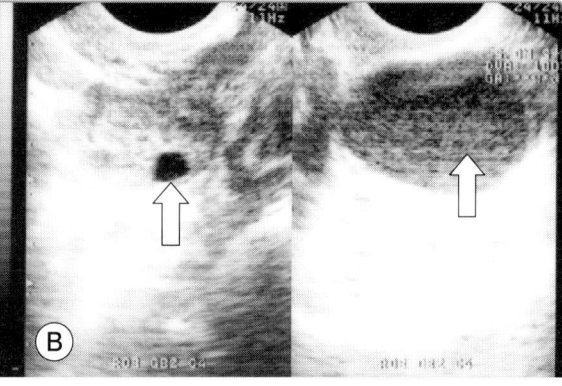

Aでは低輝度の卵巣嚢腫に見えるが，ゲインを上げると，Bでは内部は輝度が高いことが分かり，チョコレート嚢胞であったことが分かる（右矢印）。卵胞はゲインを上げても低輝度のまま（左矢印）。

写真2 ▶ **対象物を拡大して計測（大横径〈BPD〉の計測）**

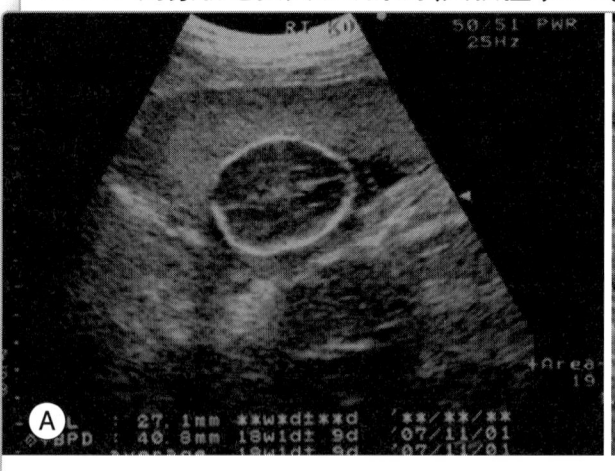
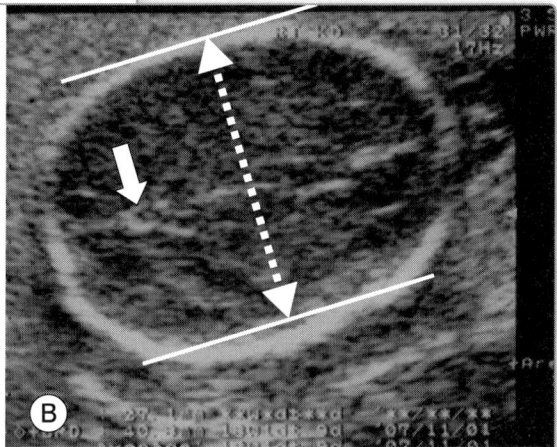

対象物が小さいと計測時に誤差を生じやすい。Ⓐのままではなく Ⓑ のように拡大してから計測する。ちなみに，大横径（BPD）の測定は，正中線エコー（矢印）に垂直に近位の頭蓋骨の外側から遠位の頭蓋骨の内側までの距離を測定する（両端破線矢印）。

echo）が頭蓋骨の左右の中央に位置する（詳細には，透明中隔腔と四丘体槽が描出される）断面を描出する。BPDの測定は，正中線エコーに垂直に近位の頭蓋骨の外側から遠位の頭蓋骨の内側までの距離を測定する。

続いて，プローブを90度回転させて胎児の頸部から背骨を追っていってみよう。背中が母体の右か左かが，すなわち胎向が分かる。胎児の背骨を骨盤まで追ってからプローブを90度回転させれば，大腿骨が見えてくる。また，胎児の腹部の付近で背骨を中心にプローブを90度回転させれば腹部の横断面が見える。

プローブの向きを妊婦の腹壁のカーブに沿って動かし，大腿骨ができるだけ水平になるようにして適切な断面を探し，大腿骨長（Femur length：FL）を計測する（**写真3**）。腹囲（abdominal circumference：AC）を計測する時，胎児の水平断面を描

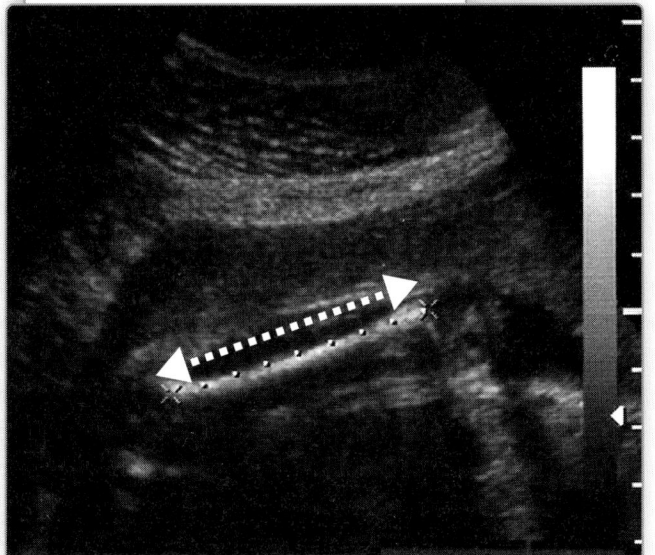

写真3 ▶ **大腿骨長（FL）の計測**

妊婦の腹壁のカーブに沿ってプローブの向きを変えて，大腿骨ができるだけ水平になるように描出する。化骨部分の両端の中央から中央までを計測する。

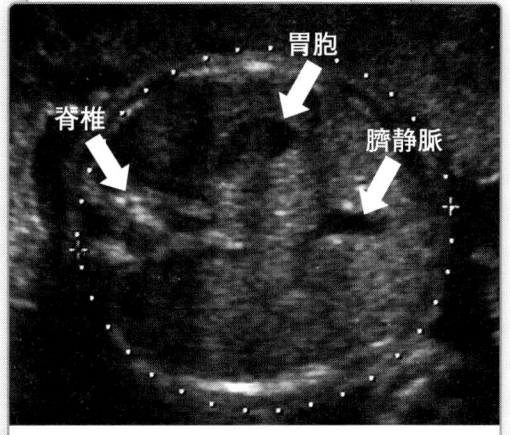

写真4 ▶ **腹囲（AC）の計測**

腹囲を計測する高さの目安は，臍静脈の断面が見える位置である。しかし，臍静脈は脊柱に対して垂直には走行していないので，腹部の水平な断面では臍静脈はこのように一部のみ見える。臍静脈すべての走行を描出すると斜めに見ていることになり，腹囲を大きく計測してしまう。

出する高さの目安は，臍静脈の断面である（**写真4**）。しかし，臍静脈は脊柱に対して垂直には走行していないので，腹部の水平な断面では臍静脈は**写真4**のように一部のみ見える。臍静脈すべての走行を描出すると斜めの断面を見ていることになり，腹囲を大きく計測してしまう。

　BPD，FL，ACを計測することで，超音波装置により推定体重が自動的に算出されるが，10％程度の誤差が存在する。胎児の発育を評価する時は推定体重のみではなく，BPD，FLが週数相当であるかを確認する必要がある（**図3**）。頭部の形は個人差が大きく，人種によっても異なる。骨盤位では大横径が短く，前後径が長くなりやすい。このため，BPDが週数に対して小さい場合は，必ず頭周囲長（head circumference：HC）を測定する。HCで週数相当であれば問題ないが，HCが小さい場合，そして経時的に見て伸びが止まっている場合には，成長停止（growth arrest）を疑う。

▶羊水量の評価

　羊水ポケット（Amniotic fluid pocket：AP）を計測する場合は，プローブを腹壁表面に垂直に当てて全範囲で最も広い羊水腔を見つける。静止画像にしてこの羊水腔に正円を描き，その直径を計測しAPとする（**図4**）。2cm未満を羊水過少，8cm以上を羊水過多とする。
　羊水指数（amniotic fluid index：AFI）を計測する場合は，プローブを床に対して垂直に保って動かす。妊婦の臍部を基準に子宮を4区域に分けて各部の各最深部を見つける。静止画像にして垂直方向に羊水深度を計測，4つの計測値を合計する。5～

図3 ≫ 胎児の成長曲線

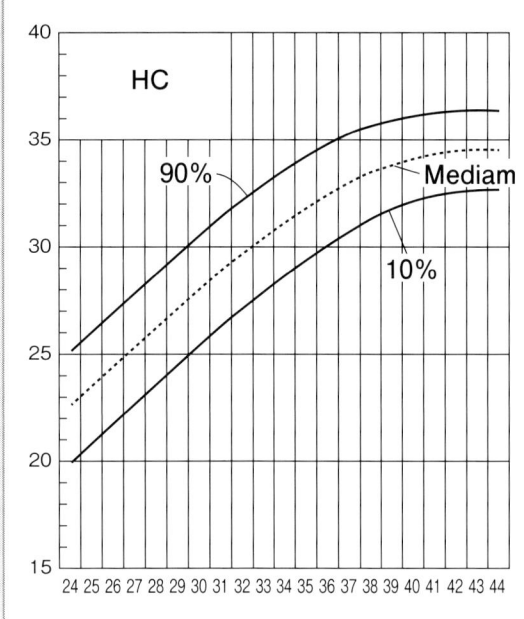

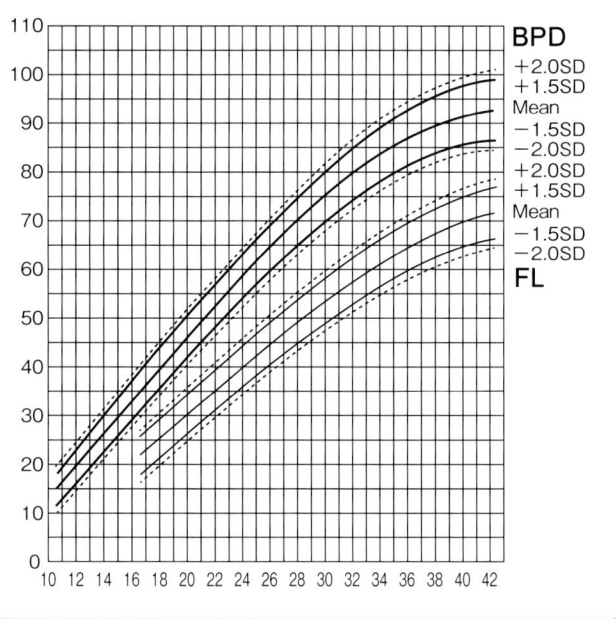

HC
90%
Mediam
10%
BPD
＋2.0SD
＋1.5SD
Mean
−1.5SD
−2.0SD
＋2.0SD
＋1.5SD
Mean
−1.5SD
−2.0SD
FL

図4 ≫ 羊水量の評価

APを計測する時の
プローブの向き
AFIを計測する時の
プローブの向き
妊婦の腹部
APの計測：プローブを腹壁に垂直に当てて全範囲で最も広い羊水腔を見つけて正円を描き，その直径をAPとして計測する。
AFIの計測：プローブを床に対して垂直に当てて右図の４区域の各最深部を見つけて，垂直方向に羊水腔長を計測，４つの計測値を合計する。
妊婦の臍

８cm未満を羊水過少，20〜25cm以上を羊水過多とする。

≫妊娠初期，産後の超音波検査

超音波検査上は，妊娠４週後半〜５週になると，子宮内膜内に高輝度の輪郭（white ring）を持つ胎嚢（gestational sac：GS）が確認され，続いてGS内に卵黄嚢（yalk sac）が見えはじめる。早ければ，５週の後半には80拍/分（beat per minute：bpm）くらいの胎児心拍が見えはじめ，遅くとも６週中には100bpm前後で確認される。胎児心拍は妊娠週数と共に次第に早くなるため，妊娠経過の予後判定にも利用できる（**写真５**）。

妊娠８〜９週には頭部と体幹が区別でき，心拍数は180bpm前後まで上昇する。妊娠８〜11週（頭殿長〈crown rump length：CRL〉が14〜35mmの頃）に，CRL値か

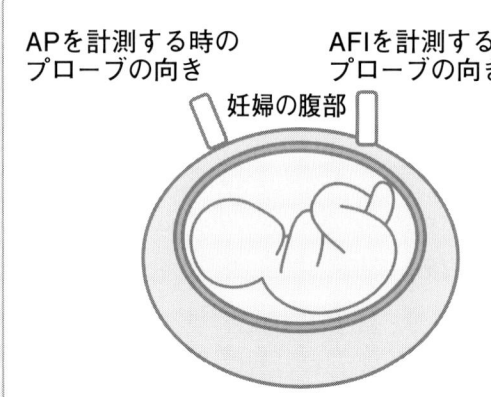

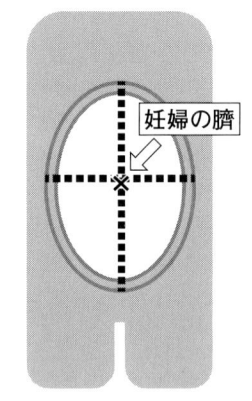

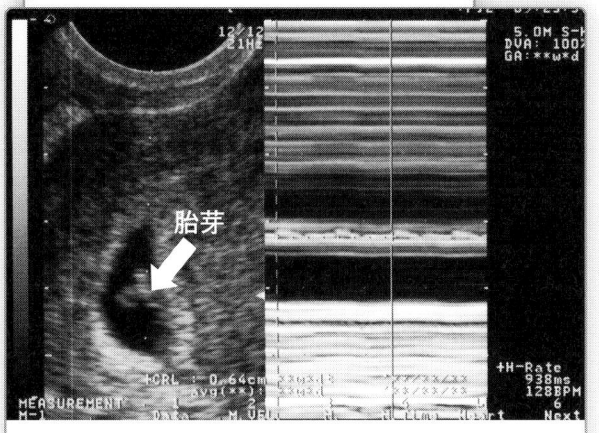

写真5 ▶ **妊娠6週の超音波画像**

胎芽

この大きさの胎芽（胎児）では，ほぼ100％心拍が確認できる（この胎児は128bpm）。特に，その前に胎児心拍が見られていたのに，今回は見えない場合は，胎芽（胎児）死亡の可能性が高い。

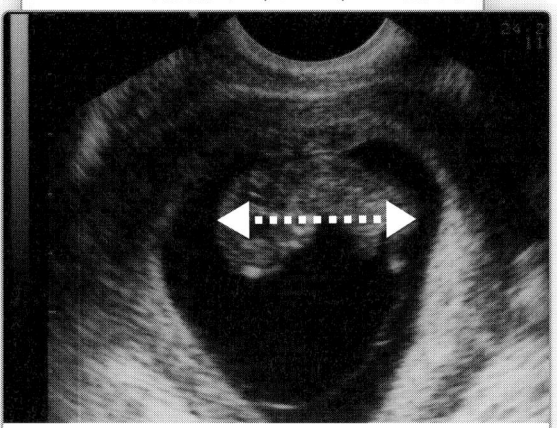

写真6 ▶ **頭殿長（CRL）の計測**

胎児の矢状断面で，やや屈曲した状態で頭部から殿部までの長さを計測する。妊娠8〜11週頃のCRLから妊娠週数や分娩予定日を確認する。

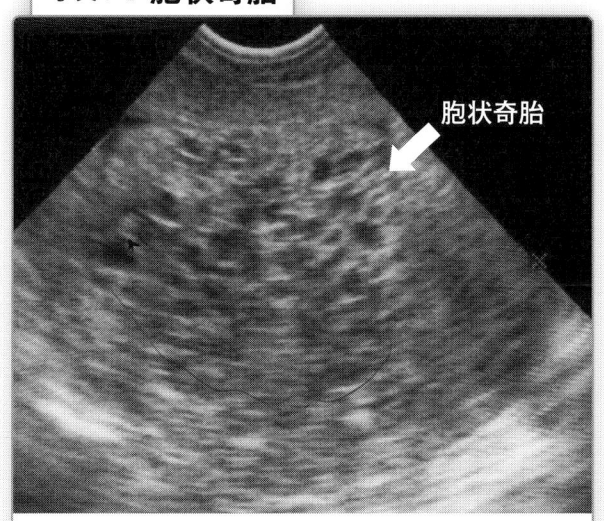

写真7 ▶ **胞状奇胎**

胞状奇胎

胎児は見えず，子宮内部に囊胞状のエコー像が見える。

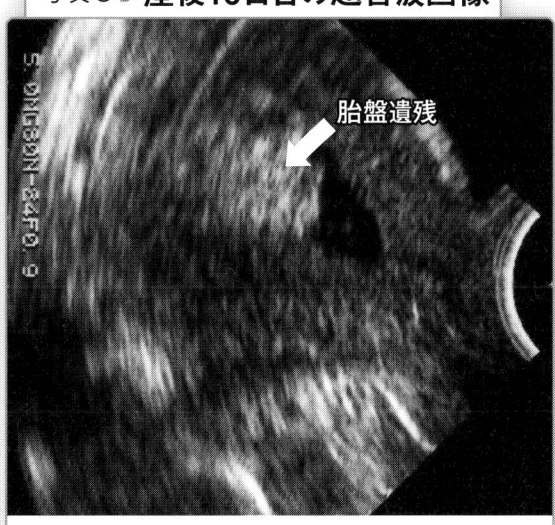

写真8 ▶ **産後10日目の超音波画像**

胎盤遺残

残存している胎盤が高輝度に見えている。低輝度の部分は貯留している血液。

ら算定した妊娠週数，分娩予定日は信頼性が高い（**写真6**）。CRLで推定した妊娠週数が5日以上異なっていた場合は修正するが，必要ならこの期間内で時期をあけて再確認する。ほとんどは妊娠週数を小さい方に修正することになる。妊娠週数を大きい方へ修正する場合は，最終月経が記憶違いでない限り排卵が非常に早く起こったことになり稀なことであるため慎重に行う必要がある。妊娠初期には，多胎や膜性（多胎妊娠の項を参照）を診断し，また胞状奇胎などの異常も発見する必要がある（**写真7**）。

　産後の健診でも超音波検査は重要である。子宮腔内の遺残物などは内診では分からないため，必ず超音波検査により確認する（**写真8**）。

写真9 ▶ **胎児の観察**

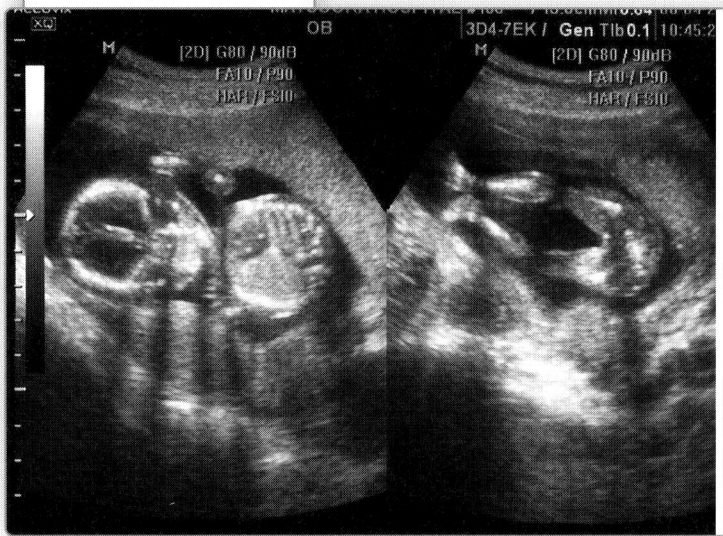
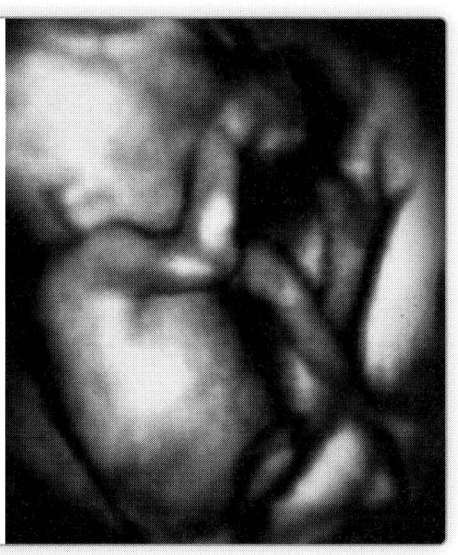

▶胎児の観察

　妊婦は，超音波検査で胎児を見ることを楽しみにしていることが多い。サービスで写真や動画をあげる施設も多い。通常のBモード（2D）でも顔や手足を見せてあげることもできるし，4Dエコーで立体的な胎児が動くところを見せてあげることもできる（**写真9**）。しかし，不育症女性や死産を経験した妊婦では，胎児心拍が止まっていないか不安な場合もある。また，偶然，口唇裂などが見えることもある。慌てることのないように，あらかじめ職場全体で対応を決めておくことは重要である。

参考文献
1）正岡博：動画でわかる産科超音波検査の手技と基本手順，日総研出版，2011.

確認テスト

1　以下の（　　）を埋めよ。

a. 児頭大横径（BPD）は，（①　　）エコーに（②　　）方向に，近位の頭蓋骨の外側から遠位の頭蓋骨の内側までの距離を測定する。

b. 児頭大横径（BPD）が妊娠週数に比較して小さかった場合には，必ず（　　　）（HC）を計測する。

c. 羊水ポケット（AP）で（①　　）cm以上，羊水指数（AFI）で（②　　）〜（③　　）cm以上を羊水過多とする。

答え　**1**　a. ①正中線　②垂直　　b. 頭周囲長　　c. ①8　②20　③25

❷ 胎児心拍数モニタリング

川崎医科大学 産婦人科学1 教授　下屋浩一郎

　胎児心拍数モニタリングは，胎児のwell-beingの評価法として広く用いられており，日常臨床の現場において最も頻用される検査である。周産期医学では，胎児の状態をどのように非侵襲的かつ安全に知るかということが重要な課題であった。胎児の状態を知る方法として用いられる検査が，超音波検査と胎児心拍数モニタリングによる評価法であり，これらの技術が広く周産期医療の中で用いられるようになり，現在ではこれらの検査なしに産科臨床を行うことは不可能になったと言っても過言ではない。

　胎児心拍数モニタリングに関して日本産科婦人科学会を中心にスコアリングシステムによる評価を導入し一定の意義があるが，複雑なスコアリングシステムを丸覚えすることは不可能であるため，ここでは胎児心拍数モニタリングについて助産師が理解しておくべき生理学的意義を中心に概説したい。

▶基本的な見方・考え方

●胎児心拍数モニタリングの基礎

　胎児心拍数モニタリングは，1960年代から研究が進められ，胎児心拍数のパターンと胎児低酸素血症，子宮内胎児死亡，胎児血のpH，Apgarスコアとの関連などが明らかとなった。これらの研究成果の基礎にあるのは，胎児生理学の解明が進んだということにある。

　胎児心拍の制御には副交感神経と交感神経が関与しており，妊娠週数が進むことによって胎児心拍数基線は低下し，一過性頻脈は増幅し，基線細変動は増加し，一過性徐脈は妊娠週数が進むに連れて頻度の減少とその程度の低減が認められる。

●胎児心拍数モニタリングの評価

胎児心拍数基線

　胎児心拍数陣痛図を見る上で，胎児心拍数基線がいくらであるのかを観察することは極めて重要である。胎児心拍数基線を見ることで，母体感染やそのほかの異常を知ることが可能となる。胎児心拍数基線は10分間で評価し，胎児心拍数基線の正常範囲は110～160bpmと定義され，110bpm未満を徐脈，160bpm以上を頻脈とする[1]。胎児心拍数は妊娠週数に反比例して，妊娠週数が進むにつれて胎児心拍数が減少する。胎児心拍数基線を評価することによって，胎児の状態や母体の状態を評価できる。

　胎児心拍数基線が頻脈の場合には，母体の感染（発熱）や母体への子宮収縮抑制薬

であるβ₂刺激薬（塩酸リトドリン）投与などをまず考える必要があり，持続した徐脈の際には胎児の房室ブロックの可能性を考慮する必要がある。

胎児心拍数基線細変動

　胎児心拍数基線細変動は1分間に2サイクル以上の胎児心拍数の変動であり，振幅，周波数とも規則性がないものと定義されており，肉眼的に細変動が認められない細変動消失，5bpm以下である細変動減少，6～25bpmである細変動中等度，26bpm以上の細変動増加の4つに分類することができる[2]。胎児心拍数細変動は，胎児心拍数基線以外の部分においても細変動を評価するもので，同様に4つに分類する。

　基線細変動の減少あるいは消失が，反復する遅発一過性徐脈や変動一過性徐脈，遷延一過性徐脈といった周期性変化と共に認められた場合には，胎児がアシドーシスに陥っていることを示唆する。しかしながら，正常な胎児であっても細変動の減少を引き起こす因子として胎児の睡眠状態（non-REM睡眠），胎児の未熟性（妊娠週数が早いこと），母体の薬剤投与（麻酔薬や睡眠薬など）があり，特に胎児の睡眠サイクルの影響を除外するためには振動音響刺激（VAS）によって胎児の睡眠サイクルを変化させてみることが重要である。Paulらは，胎児心拍数基線細変動の減少によって遅発一過性徐脈が認められた際に，同程度の遅発一過性徐脈であっても胎児心拍数基線細変動の減少によって有意に胎児児頭採血pHが低下していることを示している[3]。

一過性頻脈

　一過性頻脈は，心拍数が開始からピークまでが30秒未満の急速な増加で開始から頂点までが15bpm以上，元に戻るまでの持続が15秒以上2分未満のものと定義されている[1,2]。妊娠32週未満の場合には心拍数増加が10bpm以上のものと定義されている。一過性頻脈の存在はreassuring fetal statusを示すのもとされ，胎児がアシドーシスには陥っていないことを示す。胎児のアシドーシスを否定する目的で，内診時の児頭刺激や振動音響刺激などによって一過性頻脈の出現を確認することがしばしば実際の臨床の現場では用いられている。

一過性徐脈

　一過性の変化は，周期性および波形の変化のパターンから分類する。子宮収縮に伴って変化する胎児心拍数波形を周期性変動（periodic pattern）と言い，子宮収縮とは無関係に変化する胎児心拍数波形を非周期性変動（episodic pattern）と言う。周期性変動では心拍数の変動の開始から最下点（最上点）に達するまでの時間が30秒未満のものを突然に（abrupt）変化すると表現し，30秒以上かかるものを徐々に（gradual）変化すると表現する。これに従って一過性徐脈は早発一過性徐脈（early deceleration），遅発一過性徐脈（late deceleration），変動一過性徐脈（variable deceleration），遷延一過性徐脈（prolonged deceleration）の4つに分類される。

①早発一過性徐脈

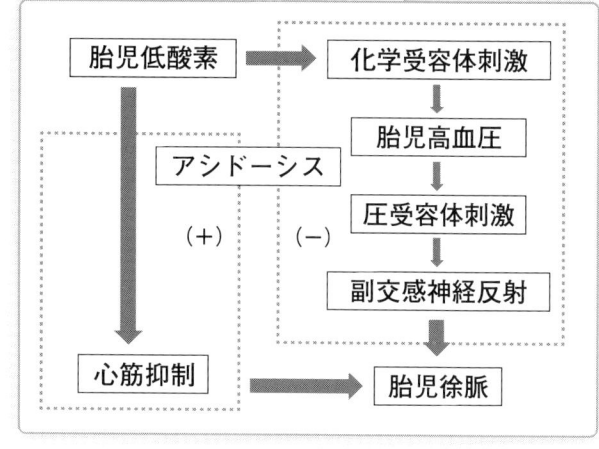

早発一過性徐脈とは，一般に子宮収縮に伴って心拍数減少の開始から最下点まで30秒以上の経過で徐々に胎児心拍数が下降し，その後子宮収縮の消失と共に回復する胎児心拍数低下を指し，子宮収縮の最強点の時期と一過性徐脈の最下点の時期が一致している[1]。

早発一過性徐脈は児頭の圧迫に伴って生じると報告され，骨盤位分娩などでは発生しないとされている。児頭の圧迫によって迷走神経反射が引き起こされて徐脈が発生する。子宮口が4〜6cm程度開大している時に発生することが多いとされており，胎児の状態は良好で血液ガス所見に影響を及ぼすことは少ないとされている。

②遅発一過性徐脈

遅発一過性徐脈とは，一般に子宮収縮に伴って心拍数減少の開始から最下点まで30秒以上の経過で徐々に胎児心拍数が下降し，その後子宮収縮の消失と共に回復する胎児心拍数低下で，子宮収縮の最強点の時期に遅れて一過性徐脈の最下点の時期を示しているものを指す[1]。

遅発一過性徐脈の発生機序については，**図1**に示すような2つの経路が考えられている。1つは，すでに胎児がアシドーシスを呈していて胎児の予備能力が低下し，子宮収縮によって子宮胎盤での血流が減少し，胎児の低酸素が直接的に胎児の心筋に作用して発生する一過性徐脈で，胎児心拍数基線細変動は消失あるいは減少している場合が多い。もう1つは，胎児の予備機能が低下している場合に見られる化学受容体を介して生じるものである。胎児にとっての最大のストレスは子宮収縮であり，子宮収縮に伴って子宮筋層内を走行する螺旋動脈が圧迫され，子宮収縮の増強と共に絨毛間腔の血流は減少し，胎児への酸素供給は減少して胎児は低酸素状態になる。

図2に示すように予備能力が十分にあるwell-beingな胎児（十分な胎児胎盤機能を有する胎児）であれば，通常の子宮収縮があって胎児血中の酸素分圧が低下しても化学受容体が活性化される閾値に達することがなく，胎児心拍数には何ら影響を及ぼさない。しかしながら，すでに胎盤機能不全などによって予備能力が低下し低酸素状態にある胎児にとっては，同程度の子宮収縮によって胎児血中の酸素分圧が低下すると化

図2 ▶ 遅発一過性徐脈の発生メカニズム②

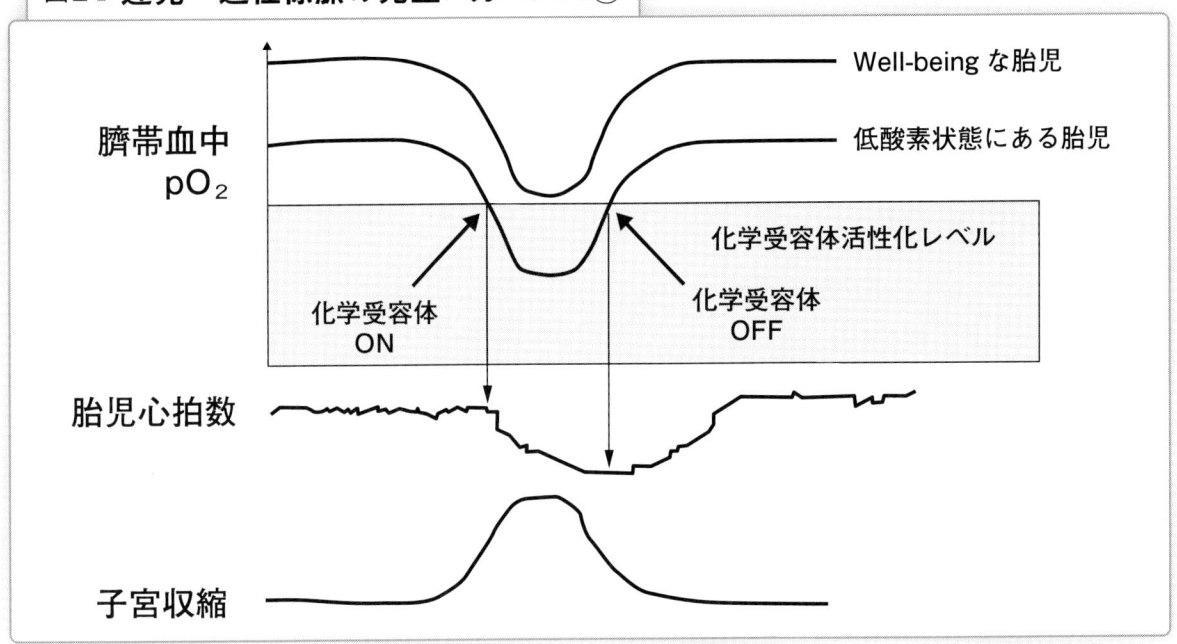

学受容体の閾値を超えて化学受容体活性化レベルまで低下してしまうため，**図1**に示すように交感神経刺激から胎児の高血圧，さらに圧受容体反射から副交感神経が刺激され，胎児心拍数の低下を来す。この場合の遅発一過性徐脈には胎児心拍数基線細変動を伴っている。

この遅発一過性徐脈の発生機序からすると，子宮収縮が弱ければ低酸素状態にある胎児でも遅発一過性徐脈を発生しないことがあり，一方well-beingな胎児であっても子宮収縮が過収縮であれば，胎児血中の酸素分圧がいつしか化学受容体活性化の閾値を超えて遅発一過性徐脈が発生することになる。したがって，過強陣痛が産科管理にとって重要で，前述したように遅発一過性徐脈が発生していても細変動が減少・消失している場合は，細変動が存在する場合に比べて胎児の酸素分圧が低下している[3]。胎児が低酸素状態からアシドーシスに陥っていく過程において，遅発一過性が一過性頻脈の消失に先立って認められるとされている[4]。

③変動一過性徐脈

変動一過性徐脈は最も頻繁に遭遇する心拍パターンである。変動一過性徐脈は15bmp以上の心拍数減少が30秒以内に急速に発生し，その開始から元に戻るまでに15秒以上2分未満を要するものとされている[1]。変動一過性徐脈は，子宮収縮と共に臍帯が圧迫されると，血管壁の薄い臍帯静脈が圧迫によりまず閉塞し，胎盤からの静脈還流量が減少するために一過性に頻脈が出現し，続いて子宮収縮が増強すると臍帯動脈も圧迫され，そのため後負荷の増加によって血圧が上昇し，圧受容体の反射による副交感神経刺激によって心拍数が急速に低下する。

Kubliらは，変動一過性徐脈の程度を軽度，中等度，高度の3つに分類している。この中で特に胎児心拍数の最低値が70bmp未満でかつ持続が60秒を超える高度変動一過性徐脈のみにおいて児頭pHが7.2未満となる顕著な低下が認められている[5]。

変動一過性徐脈の原因として，まず臍帯脱出を除外することが重要で，これには内診による確認が重要である。その上で必要に応じて体位変換や酸素投与，子宮収縮の抑制などの胎内蘇生を行う必要がある。また，羊水減少が原因となることが多く，超音波検査による羊水量の確認や人工羊水注入による治療を考慮する必要がある。

④遷延一過性徐脈

遷延一過性徐脈とは心拍数が基線より15bpm以上低下し，徐脈開始から元に戻るまでに2分以上10分未満の徐脈と定義されている[1]。遷延一過性徐脈の原因は多岐にわたるため，状態によって急速遂娩を必要とするものもあり，正確な診断が求められる。回復した後のreassuringな情報（基線が正常かどうか，細変動が正常かどうか，一過性頻脈が存在するかどうか）が重要である。

遷延一過性徐脈を認めた場合には，内診による臍帯脱出の確認，母体血圧測定，子宮収縮の確認，常位胎盤早期剥離，子宮破裂などの確認を行うと共に，体位変換，輸液，酸素投与，陣痛促進薬投与の中止，子宮収縮の抑制などの処置を手際よく行い，胎児のreassuringが確認できない場合には急速遂娩を考慮する必要がある。

サイナソイダルパターン（sinusoidal pattern）

サイナソイダルパターンは，心拍数曲線が規則的で滑らかなサインカーブを示すものを言い，Modanlouの定義によって心拍数基線が正常で振幅が5～15bpm，周波数が2～5サイクル/分，short time variabilityが消失または固定，基線を中心としたサインカーブで正常な基線細変動や一過性頻脈の部分が認められないものとされている[6]。サイナソイダルパターンがnon-REM期に出現しやすいため，振動音響刺激などによって胎児を刺激してREM期に変えてみて確認することも重要である。

サイナソイダルパターンは胎児貧血によって出現することが知られているが，母体への薬剤投与，胎児の重症低酸素状態などでも出現することがある。

●胎児心拍数モニタリングの有用性と適応

胎児心拍数モニタリング（NST）が特に優れている点は，基線が正常で細変動が正常で一過性頻脈が存在し一過性徐脈が認められない場合には胎児がreassuring fetal statusであるということを診断して差し支えないという点である。これらの情報が確認できない場合には振動音響刺激などを行って確認するか，胎児に子宮収縮というストレスを負荷するCST（contraction stress test）やBPP（biophysical profile）によって胎児の状態を確認する必要がある。

胎児心拍数モニタリングをどのような症例を対象として行う必要があるかについては，必ずしも決まった見解があるわけではない。日本産婦人科医会研修ノート「胎児評価法」では，分娩監視装置の装着時期の標準的な考え方として，陣痛発来前では妊娠36週以前では症例に応じ，適応に従うとし，37週頃に全例に実施するとしている。また，妊娠41週以降の取り扱いについても議論のあるところであるが，ハイリスク妊娠に準じて胎児心拍数モニタリングと羊水量の測定を週2回評価することが多い[7]。胎児死亡に至る一連のプロセスは**図3**のようにまとめられるので，胎児胎盤機能不全を来すような病態は特に胎児心拍数モニタリングの適応と考えられる。したがって，胎児心拍数モニタリングの適応と考えられる病態は**表**のようにまとめられる。

　モニタリング開始の時期は一般には妊娠32週以降週2回であるが，胎児発育遅延（FGR）や妊娠高血圧症候群（PIH）などは妊娠26週以降で診断確定後はモニターの対象と考えられる。胎児心拍数モニタリングにおいて胎児のwell-beingが確認されない場合には，CST，BPPなどの2次検査で胎児のwell-beingを確認する必要がある。

▶異常所見，ドクターコールすべき波形

　前述したように，胎児心拍数モニタリングが特に優れている点は，基線および細変動が正常で一過性頻脈が存在し一過性徐脈が認められない場合には，胎児がreassuring

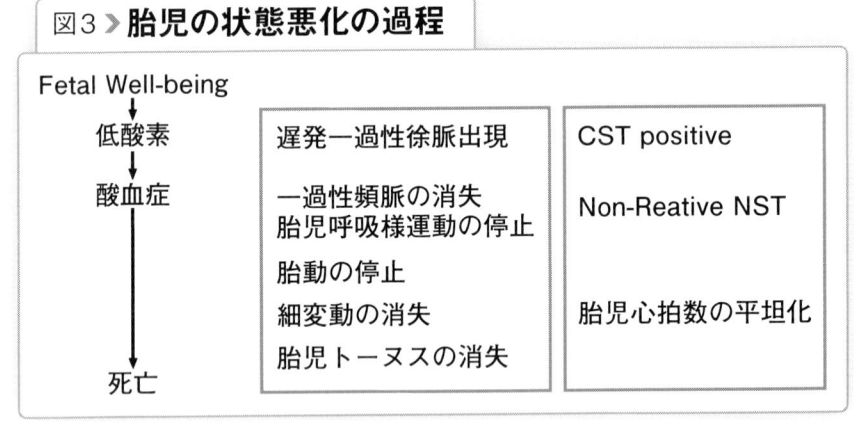

図3 ▶ 胎児の状態悪化の過程

表 ▶ 胎児心拍数モニタリング（NST）の適応

fetal statusであるということを診断して差し支えないという点である。したがって、『産婦人科診療ガイドライン産科編2011』においても「心拍数基線と基線細変動が正常であり、一過性頻脈があり、かつ一過性徐脈が認められないとき、胎児は健康であると判断する」と記載されている。さらに、「以下のいずれかが認められる場合、胎児well beingは障害されているおそれがあると判断する。①基線細変動の消失を伴った、繰り返す遅発一過性徐脈　②基線細変動の消失を伴った、繰り返す変動一過性徐脈　③基線細変動の消失を伴った、遷延一過性徐脈　④基線細変動の減少または消失を伴った高度徐脈」とされている[8]。

したがって、助産師の立場で考えると「心拍数基線と基線細変動が正常であり、一過性頻脈があり、かつ一過性徐脈が認められない時」のいずれかが認められない場合には、基本的にはドクターコールすべきであると考えられる。

▶典型的な症例

1例症例を提示する。症例は36歳、1回経産婦で糖尿病合併妊娠にて外来管理され、胎児発育遅延および羊水過多にて入院管理となった。早産の可能性を考慮して母体へのステロイド投与がなされた。

妊娠33週2日に持続的に胎児心拍数モニタリング施行中に**図4**の所見が得られた。基線は正常範囲で基線細変動も認められるが、子宮収縮に一致して遅発一過性徐脈が認められている。約2時間後に**図5**の所見が得られ、回復は認められるが、繰り返す変動一過性徐脈が認められる。さらに4時間後には、**図6**の所見にて高度遷延一過性

図4 ▶胎児心拍数モニタリング①

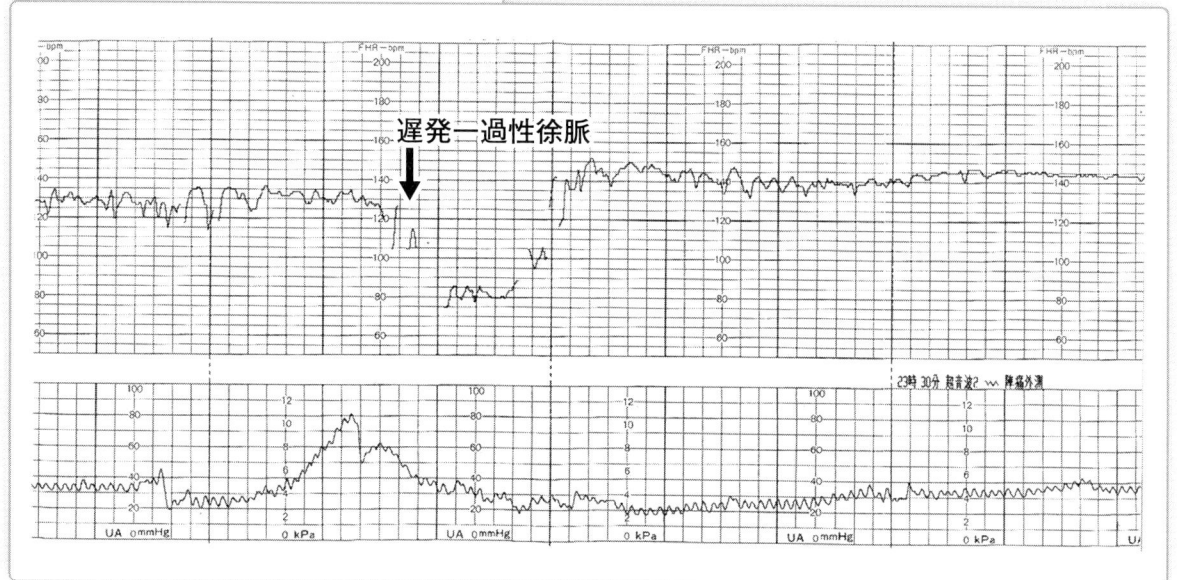

徐脈が認められている。

その後，胎児心拍異常の適応で腰椎麻酔，硬膜外麻酔併用にて緊急帝王切開術を施行し，1,258gの女児をAp5/8にて娩出し，児はNICUにて管理となった。

NSTは現在の産科臨床の現場で超音波検査と並んで最も一般的に行われ，胎児のwell-beingを確認するには優れた検査法であり，その基本を理解することが重要である。さらに，ハイリスク妊娠であるか否かを判断して胎児心拍数モニタリングの適応

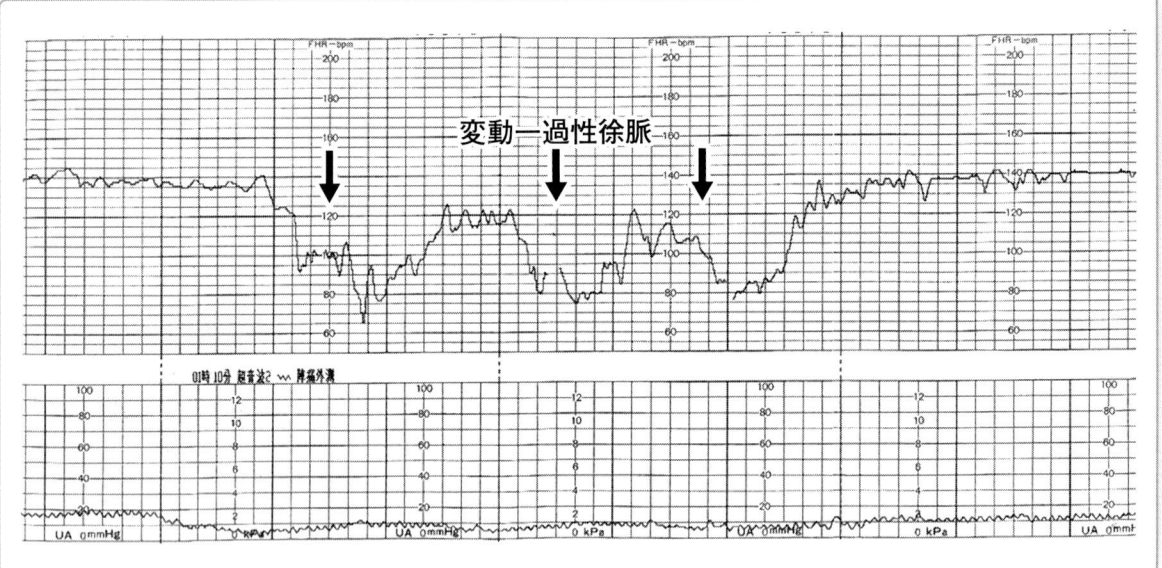

図5 ▶ 胎児心拍数モニタリング②

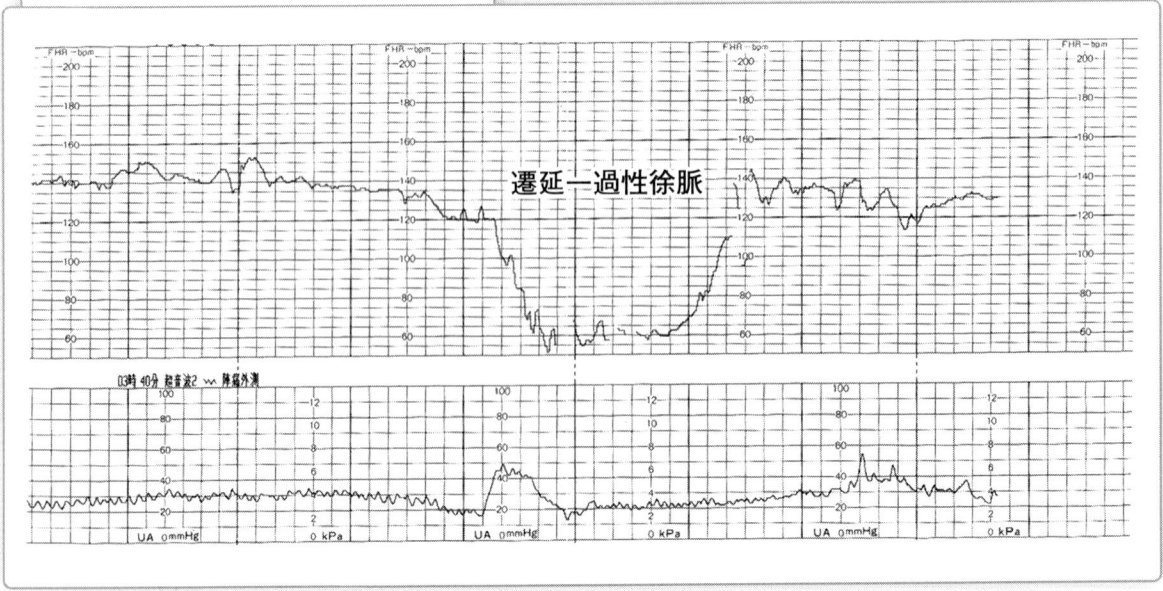

図6 ▶ 胎児心拍数モニタリング③

となる症例を逃さないようにすることが重要である。

引用・参考文献
1）岡村州博他：胎児心拍数図の用語及び定義検討小委員会報告（周産期委員会報告：委員長；佐藤章），日本産科婦人科学会雑誌，55，P.1205～1216，2003.
2）NICHD Research Planning Workshop. Electronic fetal heart rate monitoring：Research guidelines for interpretation. Am J Obstet Gynecol 177, 1997, 1385-90
3）Paul RH, et al. Clinical fetal monitoring. VII. The evaluation and significance of intrapartum baseline FHR variability. Am J Obstet Gynecol 123, 1975, 206-10
4）Murata Y et al. Fetal heart rate accelerations and late decelerations during the course of intrauterine death in chronically catheterized rhesus monkeys. Am J Obstet Gynecol 144, 1982, 218-23
5）Kubli FW et al. Observations on heart rate and pH in the human fetus during labor. Am J Obstet Gynecol 177, 1964, 1385-90
6）Modanlou HD et al. Sinusoidal fetal heart rate pattern：its definition and clinical significance. Am J Obstet Gynecol 142, 1982, 1033-7
7）日本産婦人科医会研修ノート，No.78　胎児の評価法―胎児評価による分娩方針の決定，2008.
8）日本産科婦人科学会，日本産婦人科医会：産婦人科診療ガイドライン産科編2011，P.199，2011.

しもや こういちろう
1986年3月大阪大学医学部卒業。1995年大阪大学医学部附属病院産婦人科医員。1996年大阪大学医学部産婦人科助手。1998年大阪警察病院産婦人科医長。2000年大阪大学医学部産婦人科助手。2002年大阪大学医学部産婦人科学内講師。2006年大阪大学医学部産婦人科助教授。2006年川崎医科大学産婦人科学主任教授。日本産婦人科学会認定医，母体保護法指定医，日本周産期・新生児医学会専門医暫定指導医，日本生殖医学会生殖医療指導医。

確認テスト

1 以下の（　）を埋めよ。

a. 胎児心拍数モニタリングにおいて，胎児心拍数基線の正常範囲は110bpmから（　　　）bpmである。

b. 一過性頻脈は（①　　　　　　　）に一致して起こることが多く，妊娠37週では（②　　　　　　　）bpm以上の増加が15秒以上続くことが必要である。

c. 一過性徐脈には大きく3つのパターンがあるが，早発一過性徐脈の原因は（①　　　　　　　）であり，遅発一過性徐脈の原因は（②　　　　　　　）であり，変動一過性徐脈の原因は（③　　　　　　　）である。

答え　**1**　a. 160　b. ①胎動　②15　c. ①児頭圧迫　②胎盤機能不全　③臍帯圧迫

学会へ行こう①

岡山大学大学院 保健学研究科 教授　中塚幹也

　あなたの職場は，学会や研修会に参加しやすい環境だろうか。もちろん，1人で学習することもできる。しかし，短時間で効率的に新しいことを学ぶためには，各種のセミナーに参加することは有効な手段である。また，種々の施設や年齢の助産師と話をしたり，保健師や子育て広場のスタッフなど種々の職能を持つスタッフと話をしたりすることで，職場では得られない情報を得ることもできる。これにより，仕事へのモチベーションも上がる。

　全国学会の交流コーナーで学生時代の仲間と会うこともある。さまざまな新しい機器も展示している。サンプル品を提供する業者もあるので，自身で使ってみたり，持ち帰って導入するかどうかを職場で検討したりすることもできる。

　医療者は科学者でもある。もし，臨床的に有意義なことを見つけ，目の前の妊婦に活かせたとしても，誰にも伝えなければ，日本のほかの産科施設で困っている妊婦に役立てることはできない。症例の報告であれ，ちょっとした臨床研究であれ，できれば学会で発表してほしい。医療は，こうして進歩してきたのである。

　では，学会発表までの手順を見てみよう。

●症例報告

　1つの症例を学会で報告するためには，今までに経験した貴重な症例を振り返ってみることから始める必要がある。この過程で，スタッフが行っている看護的支援を振り返ることにもなる。各自が担当した場面は覚えていても，その後，どのようになったかまで追跡していないことが多い。自身が行った対応や支援が全体として見るとどのような位置づけであったのか？　それは有効であったのか？　逆効果であったのか？　通常行っている症例の振り返りのためのミーティングとは別に，経過をまとめて職場のスタッフの前で説明してみよう。

　学会で報告する場合は，カルテを改めて見直して全体の経過を見たり，その後の経過を聞いたりして客観的に検証することが必要になる。その症例に関連した過去の論文や学会発表の抄録を検索して文献を読み，パワーポイントなどでそれらをまとめたスライドを作ろう。その中ですでに言われていることと今までは言われていないことを明らかにし，この症例で行われたことと比較検討する。

　プレゼンテーションをした後，質問を受け，互いに議論することで新たな発見が得られることもあるし，スタッフ全体での共通認識もできる。場合によっては，マニュアルの変更や新たな支援を開始する契機になる。

　他施設の医療スタッフにも知ってもらいたい新たな知見があれば，それを学会で発表する価値がある。また，過去に言われていたことであっても，議論の余地のあることであれば，どちらかの意見を支持する結果として報告する価値がある。

　学会で実際に報告する場合は，個人が特定できないように年齢や背景を少し修正しておくことが必要な場合もある。特に，特殊な事例では本人の承諾を得ておく必要もある。

→ P.233へつづく

2章

妊娠各期のアセスメントとケアの要点

❶ 妊娠期

岡山大学病院 周産母子センター
副師長／助産師　江国一二美

　妊娠は生理的な人間の営みであり，病気ではないが，身体的・精神的・社会的に大きな変化が起こる時期である。正常から逸脱し，急激に異常状態となり，母児の生命を脅かす事態になることも起こり得る。妊娠という自分に起こる変化と，分娩という体験，そして親となり，子どもを育てるという新たな体験に，戸惑いや不安を抱く人は多い。

　本人が持つ既往歴・生活歴・家族を含む社会背景を踏まえつつ，妊娠経過をアセスメントし，ケアを考えたい。

▶妊娠中の不快症状と対策

●つわり

　症状には個人差があり，唾液が増えて困る人もいる。この症状は妊娠の終了により軽減する。脱水・体重減少やケトン体の出現に気をつける。

　また，ビタミンB_1の不足によるウエルニッケ脳症を予防するため，補液にはビタミン剤が入るかどうかを確認する。

●便秘

　食生活のリズムや食事内容を確認する。ヨーグルト，プルーン，牛乳・バナナ・小松菜などのミックスジュース，ゴボウ・サツマイモなどの根菜など食材によって排便が促されるものを摂取することも必要である。

　緩下剤の使用の具体的な飲み方を確認する。自分の排便状態や流早産兆候に合わせて量や飲む時間を調節する。

　ウオーキングも腸蠕動を促し有効である。また，朝起きがけにコップ1杯の水を飲む，あるいは朝起きがけに深呼吸を5〜10回すると腸蠕動が促進され，排便が促されることがある。

●頭痛・めまい

　頭痛・めまいは，つわり症状として発生することがある。発生したら，既往歴や，どのような頭痛か，随伴症状はないかを確認する。

　ストレスに注意し，チョコレート・コーヒーなどは避ける。

●動悸

　子宮底の増大に伴う横隔膜挙上により，動悸を自覚する人がいる。動悸の自覚から貧血が分かる場合もある。

● 腰痛

骨盤傾斜運動，骨盤回転運動で腰痛が軽減，あるいは気持ちよい感じを経験する妊婦もいる。また，骨盤輪をベルトなどで固定することにより，歩行困難な妊婦が歩行可能になった事例もあり，腰痛に対して有効な場合がある。

● こむら返り

こむら返りは，就寝中に起こりやすい。カルシウム不足から起こりやすくなる。ビタミンBを積極的に摂ることで改善する場合があるため，玄米，胚芽米，大豆，きなこ，落花生，焼き海苔などを意識して摂るとよい。

アロマオイルによるマッサージもよい。

● むくみ

背景に貧血，低タンパク血症，食事摂取不良，塩分水分の過剰摂取，長時間の立位や坐位などの同一体位がないか考える。

浮腫単独では母児の周産期予後には影響しないと考えられているが，急激な浮腫の増加，上下肢以外の腹壁や顔面などに浮腫がある場合は，妊娠高血圧症候群が発症している可能性があるため注意する。下肢挙上や弾性ストッキングの着用も有効である。

● 湿疹

妊娠に伴い，湿疹や掻痒感が出現する場合がある。清潔・保湿とステロイド軟膏塗布で対応することが多い。

● 体型の変化・色素沈着

妊娠による身体の変化を，母親になる過程として喜ぶ人と，そうでない人がいる。色素沈着は妊娠に伴い，顔・乳頭・乳輪・下腹部などに自覚する場合が多い。

日焼け予防に努めること，妊娠が終了すれば次第に薄くなってくることを伝える。

▶体重コントロール

太りすぎは難産の予備軍であり，妊娠高血圧症候群の予防のためにも体重管理は大切である。BMIを目安に，個々に対応した体重の目標値を伝える。

軽度から中等度の運動（1日30分程度のウオーキングを2～3日に1回程度）を行うよう勧める。

▶食事

緑黄色野菜，納豆・大豆製品，丸干し・ちりめんじゃこなどの小魚，わかめ・ひじきなどの海草，ごまなど，低カロリーで栄養価の高い物を積極的に摂るよう指導する。

カルシウムや鉄分を多く摂り（**表1，2**），よく噛んで食べる。無理な減塩は必要な

表1 ▶ カルシウム（Ca）の多い食品とその常用量中のカルシウム含量

食品名	100g中の Ca含量（mg）	1日分の常用量		
		分量（g）	目安量	Ca含量（mg）
牛乳	110	200	1本	220
スキムミルク	1,100	20	大さじ3杯	220
プロセスチーズ	830	25	固形1個	208
さくらエビ（干）	2,000	10	大さじ2杯弱	200
ハゼ佃煮	1,200	15	中1本	180
木綿豆腐	120	150	1/2丁	180
アイスクリーム	140	100	1個	140
青菜類	170	80	小鉢1杯	135
煮干し	2,200	6	3本	132
ヨーグルト	120	100	1本	120
ウルメイワシ	570	20	2尾	114
凍り豆腐	660	15	1枚	99
ヒジキ（干）	1,400	7	小鉢1杯	98
油揚げ	300	25	1枚	75
ゴマ（乾）	1,200	5	大さじ1/2杯	60
あみ佃煮	490	10	大さじ1杯	49
納豆	90	50	1パック	45
シジミ	130	30	殻ごと1/2カップ	39
わかめ（素干）	780	5	戻して小皿1	39
昆布（素干）	710	5	10cmくらい	36
しらす干し	210	10	大さじ2杯	21
アサリ	66	30	10個	20

進純郎他：助産外来の健診技術―根拠にもとづく診察とセルフケア指導，P.102，103，医学書院，2010．

いが，塩分の多い食品の食べ過ぎに注意する。

▶ 安産の勧め

非妊時のBMIを基に，体重コントロールをする。

身長が150cm以下の妊婦には夫の身長も聞くようにする。夫の身長が20cm以上高ければ，比較的児が大きい可能性がある。また，夫の頭が大きい場合も児の頭が大きい場合があるため，児頭骨盤不均衡（CPD）に気をつける。

早産徴候がなければ，家事などこまめに体を動かすようにする。スクワット・あぐら組みをするのもよい。

▶ 母性を育む援助・メンタルケア

妊婦は妊娠を喜ぶ一方，「元気な子どもが産めるのか」「よい母親になれるのか」という不安を感じ，相反する感情が同時に存在するアンビバレンスな状態にいる。

まず，妊婦が妊娠・出産をどのようにとらえているか見ていこう。妊婦が「感じたこと」「思ったこと」を言葉で表現できるようなかかわりが必要である。

また，超音波検査を受けている時の妊婦の表情や視線，言動に注意する。健診時に

表2 ▶ 鉄の多い食品とその常用量中の鉄含量

食品名	100g中の鉄含量（mg）	1日分の常用量		
		分量（g）	目安量	鉄含量（mg）
鶏肝臓	9.0	50	1羽分	4.5
ヒジキ（干）	55.0	30	小鉢1杯	3.9
なまり節	5.0	50	1/2切れ	2.5
小松菜	2.8	80	小鉢1杯	2.2
大豆（干）	9.4	20	大さじ山1杯	1.9
納豆	3.3	50	1パック	1.7
オートミール	3.9	40	大さじ7杯	1.6
マグロ赤味	2.0	80	1切れ	1.6
カツオ	1.9	80	1切れ	1.5
そば（乾）	0.8	190	1玉	1.5
豆腐	0.9	150	1/2丁	1.4
ワカサギ佃煮	2.6	50	中3本	1.3
シジミ	5.5	30	殻ごと1/2カップ	1.2
煮干	18.0	6	3本	1.1
卵黄	6.0	18	1個	1.1
アサリ	3.8	30	10個	1.1
凍り豆腐	6.8	15	1枚	1.0
牛肉（もも）	0.9	80	厚切り1枚	0.7
豚肉（もも）	0.7	80	厚切り1枚	0.6
ハマグリ	2.1	30	4個	0.6
カキ	1.9	30	3個	0.6
ゴマ（乾）	9.6	5	大さじ1/2杯	0.5
鶏肉（もも）	0.4	80	厚切り1枚	0.3

進純郎他：助産外来の健診技術—根拠にもとづく診察とセルフケア指導, P.102, 103, 医学書院, 2010.

は児の画像を通し，週数に応じて確認できる成長発達を伝えていく。この時，「耳が聞こえるようになってお母さんやお父さんの声を聞いているよ」「羊水の温かさが分かっているよ」「まばたきをするよ」など，週数に応じて成長する胎児の機能を話すとよい。

パートナーに対しても，超音波画像を媒体にした胎児への愛着形成を支援する。

▶家族関係と準備

妊娠・出産は家族の形が大きく変わる時期となる。パートナーの役割獲得状況を見ていきながら，妊娠・出産・子育てに一緒に取り組んでいただける環境づくりをする。

上の子どもがいる場合，妊婦が安心して入院生活を送れるように，妊娠中からお世話をしてもらう人を具体的に決めておく必要がある。

新しい家族を迎える産後の生活をイメージしていけるような支援が必要である。

▶社会福祉制社会福祉制度の利用

予定日が決まったら，親子手帳をもらう手続きについて説明する。親子手帳は妊娠経過・分娩時の状態・産後の経過と子どもの成長を見ることができる。また，感染症や子どもの予防接種の記録などを残せるため，成長してからの情報源として活用でき

図1 ▶ 余分な腹圧がかからない休み方

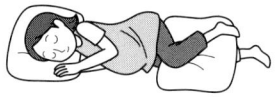
シムス位

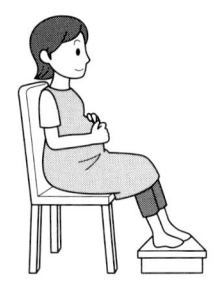
座位では，足台を利用する

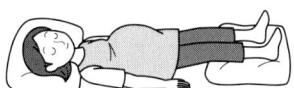
下肢を挙上し，血液の循環を促す

立岡弓子編著：周産期ケアマニュアル，第2版，P.69，サイオ出版，2014.

る。さらに，親子手帳交付により，要支援母児を地域で把握し，継続的な支援につなぐことができる。

そして，妊婦健診補助券の使用で健診料が低額になること，健診の必要性を伝える。そのほか，出産手当金・出産育児一時金や産休・育児休暇の活用について説明する。

▶早産の予防

妊娠24〜30週の安定期と言われる時期に起こりやすいので注意する。また，妊娠24週での頸管の長さ（CL）が3cm以下で3.8倍，2.6cm以下で6.2倍の早産の危険率があるため，頸管長とfunneling（内子宮口の開大）に注意する。さらに，感染から起こる切迫早産，PROMにも注意する。特に前回の妊娠で早産やPROMの既往がある人は注意が必要である。

日常生活では，夫婦生活の時にはコンドームを使用し，おなかをいたわる動作をすることが大切である（**図1, 2**）。

▶妊娠高血圧症候群の予防

妊娠高血圧症候群の予防には，定期的な健診を受けることがまず大切である。BMIを基準とした適切な体重増加管理が予防となる。軽度の運動が推奨され，塩分は摂りすぎない程度がよい。

妊娠高血圧症候群の症状や悪化を見逃さないよう注意しなければならない。

引用・参考文献
1）進純郎他：助産外来の健診技術―根拠にもとづく診察とセルフケア指導，P.102, 103, 医学書院，2010.
2）立岡弓子編著：周産期ケアマニュアル，第2版，P.69，サイオ出版，2014.
3）堀内成子：産む力をはぐくむ助産ケア，メディカ出版，2012.
4）ペリネイタルケア，Vol.32, No.12, P.14〜64, 2013.
5）母性看護学各論，医学書院，2006.

図2 ▶ 身体に負担の少ない姿勢・日常動作

かがんで,ものを持ち上げるとき

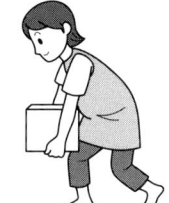
膝を曲げてから持ち上げる

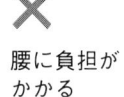
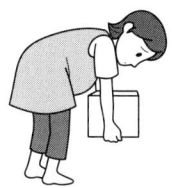
腰に負担がかかる

ものを持ち上げるとき

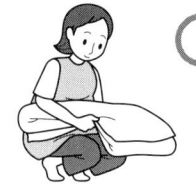
一度,しゃがんでから持ち上げる

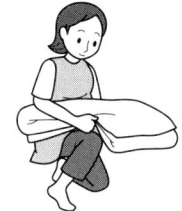
腰に負担がかかる

ものを持ち上げるとき

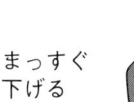
頭を下げる
まっすぐ下げる
背筋を伸ばす

料理をするとき

膝を軽く曲げる

掃除をするとき

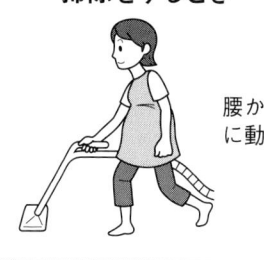
腰から前後に動かす

立岡弓子編著:周産期ケアマニュアル,第2版,P.69,サイオ出版,2014.

えくに ひふみ
岡山大学病院周産母子センター副看護師長・助産師。1985年3月岡山大学医学部附属助産婦学校卒業。同年岡山大学病院に入職。産科病棟,産婦人科外来,不妊外来などを経て,現在に至る。

確認テスト

1 以下の( )を埋めよ。

a. 身長163cm,非妊時体重63kgの妊婦のBMIを基準とする妊娠中の適切な体重増加は(　　　)kgである。

b. 間食を中心とした不規則な食生活を続ける妊婦の体重増加が不十分である場合,(　　　)のリスクが高くなる。

c. 非妊時BMI25以上の人は(①　　　)・(②　　　)・微弱陣痛のリスクが高くなる。

d. パートナーや家族関係など背景やサポート体制を把握し,(①　　　)や(②　　　)のハイリスク状態でないかを注意する。

答え 1 a. 7〜12　b. FGR　c. ①妊娠高血圧症候群 ②妊娠糖尿病　d. ①DV ②児童虐待

❷ 分娩期

岡山大学病院 周産母子センター
副師長／助産師　鶴嶌知香

▶入院時期の判断

　正期産の入院時期は，初産婦では6～8分ごとの陣痛が見られた時，経産婦では10分ごとの陣痛が見られた時もしくは陣痛開始時である。ただし，自宅から病院までの距離や移動手段，前回の分娩所要時間，最終内診所見，胎児の大きさによって検討が必要である。

　電話相談があった場合は，産婦と直接話す。単に情報の把握だけでなく，声の感じや会話中に陣痛が来た時の様子から，陣痛の強さが判断できる。

　また，陣痛発来がなくとも，破水（卵膜が破れて羊水が漏出した状態），異常出血，激痛，胎動消失がある場合は連絡が必要であり，緊急入院となる。

　胎児は破水することにより，外界との隔たりを失い，腟から上向性に感染する可能性がある。自宅で破水した場合は，清潔なパッドを当て，速やかに連絡，受診してもらうよう促す。高位破水の場合，破水しているのか，尿漏れ，帯下が多い場合などと区別がつきにくいため，産婦から連絡があった場合は必ず受診してもらい，破水の診断を行う。

　さらに，羊水が流出することにより子宮内圧の変化が生じ，胎児にストレスがかかる可能性があるので，入院後は胎児心拍数モニタリングや感染予防のための抗生剤投与など，適切な処置やケアを行っていく必要がある。

　入院時期の判断は，経験を積み，熟達した助産師でなければ難しいだろう。初産婦であれば自宅でできるだけリラックスした状態で過ごす，経産婦であれば病院での分娩に間に合うよう，適切な時期に入院を促す判断力が必要となってくる。悩ましい場合は，先輩助産師に相談するとよい。

▶分娩開始

　規則正しく発来し，胎児娩出まで続く陣痛で，周期が約10分以内，または1時間に6回の頻度になった時点とあるが，分娩開始の判断は難しい。

　産婦が訴える痛みは個人差があるため，有効陣痛で分娩に結びつくか，前駆陣痛かを主訴だけで判断することは難しい。そのため，入院時には知識と感覚を使って観察することが大切である。そして，分娩第1期をいかに上手に乗り切るかが安産の鍵となる。感覚をフルに使って，分娩三要素（**図1**）を考慮した上で分娩進行を予測し（**図2**），適切なケアを行うことが大切である。産婦，家族と共に，母児が安心・安全・安楽な

出産を目指し，主体的に出産に臨めるよう導くことが，助産師の最も重要な役割と言えるだろう。

●分娩進行に合わせたケア

・視診

動作，姿勢，表情などを観察する。入院してくる時の歩き方はどうか，緊張や不安で硬くなっていないか，痛みで動きづらくなっていないかなどの動きを観察する。痛みは静かに深呼吸することで和らぐか，苦痛の表情を見せているかなど表情も大切な観察項目である。

・問診

陣痛開始の時期，陣痛の間歇と発作時間，主観的な強弱，産痛の部位，胎動，産徴があれば時間，性状を聞き，異常出血との鑑別を行う。睡眠がとれているか，食事や飲水ができているか，便意の有無，排泄状況を確認する。

・触診

レオポルド触診法により胎位，胎向，胎勢，骨盤内進入状態を確認する。陣痛発作と間歇の両方の腹壁の緊満度や持続時間などを観察する。

・聴診

分娩監視装置による胎児心拍数と子宮収縮のモニターで，胎児の健康状態を判断する。

・内診

子宮口開大度，展退度，子宮口の硬さ，児頭の位置，児頭の高さ，胎胞・破水の有無を確認する。

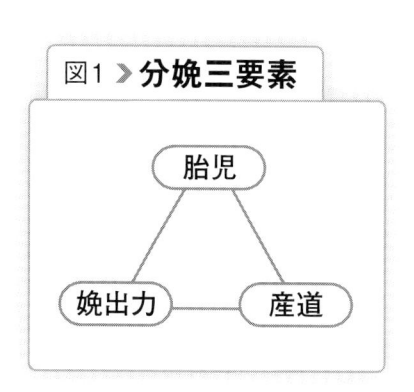

図1 ▶ **分娩三要素**

胎児 — 娩出力 — 産道

図2 ▶ **フリードマン頸管開大度曲線**

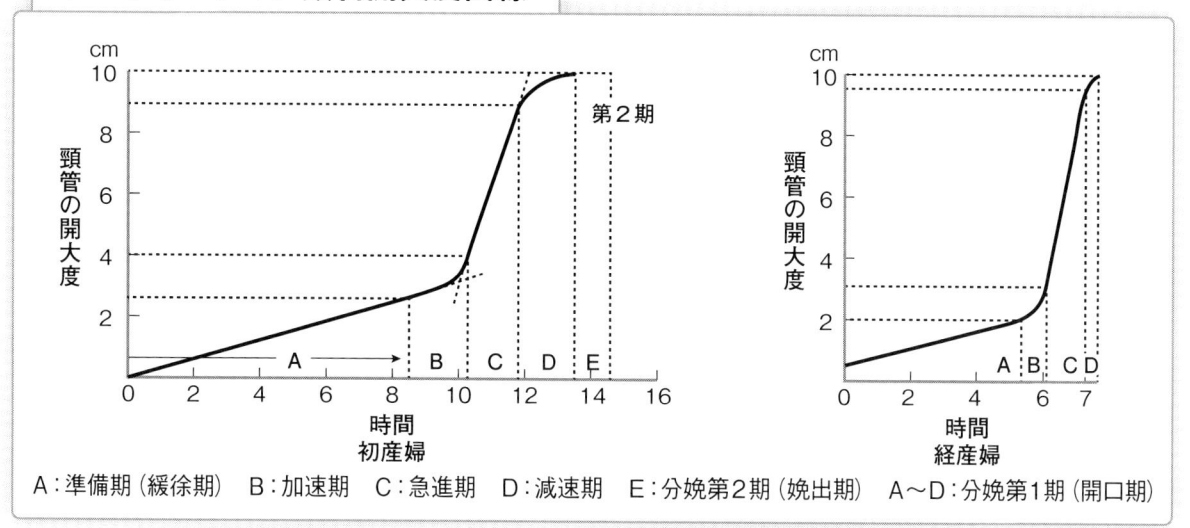

初産婦 / 経産婦

A：準備期（緩徐期）　B：加速期　C：急進期　D：減速期　E：分娩第2期（娩出期）　A〜D：分娩第1期（開口期）

武谷雄二，前原澄子編：助産学講座6 助産診断・技術学Ⅱ，P.34，医学書院，2002．

▶産痛緩和・精神的ケア・分娩進行促進へのケア

●リラックス・温める・マッサージ

　痛みの感じ方には個人差があり，精神的な不安や疲労などによっても閾値が変化する。産痛による不安や恐怖は身体を緊張させ，さらに痛みを強く感じさせる。この悪循環が子宮頸管開大や陣痛に影響して分娩進行を妨げる。

　そこで，不安や緊張を和らげリラックスできるよう，環境（室温，音楽，アロマ，照明）を整え，終始そばに付き添い，産婦に安心感を与える。身体に触れて緊張をほぐす，腰部のマッサージ，温罨法や入浴，足浴などで体を温めることも身体の力を抜くためには効果的であり，陣痛促進や産痛緩和にもつながる。

　産痛といっても，回旋異常の場合には強い腰痛，常位胎盤早期剝離の場合には持続的な腹部の痛みを産婦は訴える。分娩経過と見合わせながら，産婦の訴える産痛が正常経過のものであるか，正常を逸脱したものなのかを判断していくことも大切である。

●体位の工夫

　分娩の進行を促進させるには，横になっているよりも身体を起こしている方が有効であり，産痛緩和にも効果的である。散歩やスクワット，座位や四つん這いなど安楽な体位を提案する。

●水分栄養補給・排泄・休息

　水分や食べやすい食物をこまめに摂取してもらい，エネルギー補給を心がける。夜間は陣痛の合間にできるだけ休むなど休息をうまくとり，体力維持と回復に努める。また，膀胱，直腸充満にも注意し，排泄状況を確認する。産婦は，陣痛や児頭圧迫により尿閉に陥りやすく，それが分娩停滞にもつながるため，導尿や浣腸などの処置も考慮する。

▶分娩介助

　介助のポイントは，母児の安全を守ることを最優先に，自然の流れを助長するようケアし，不要な手技は避けることである。

　児頭は第1回旋で屈位となり，第2回旋で屈位を保ちながら内回旋を行い，骨盤を下降する。恥骨弓下で第3回旋を行い，胎児娩出となる（**図3**）。

　児頭は屈位で最小周囲径となる。そのため，後頭結節が恥骨弓下を滑脱するまでは，会陰に当てない方の手で第3回旋を抑制して，児頭が最小周囲径で骨盤腔を通過できるようにする。

　胎児モニタリングに問題がなければ，自然に児頭が下降してくるのを待つ。初産婦

図3 ▶ **分娩の流れ**

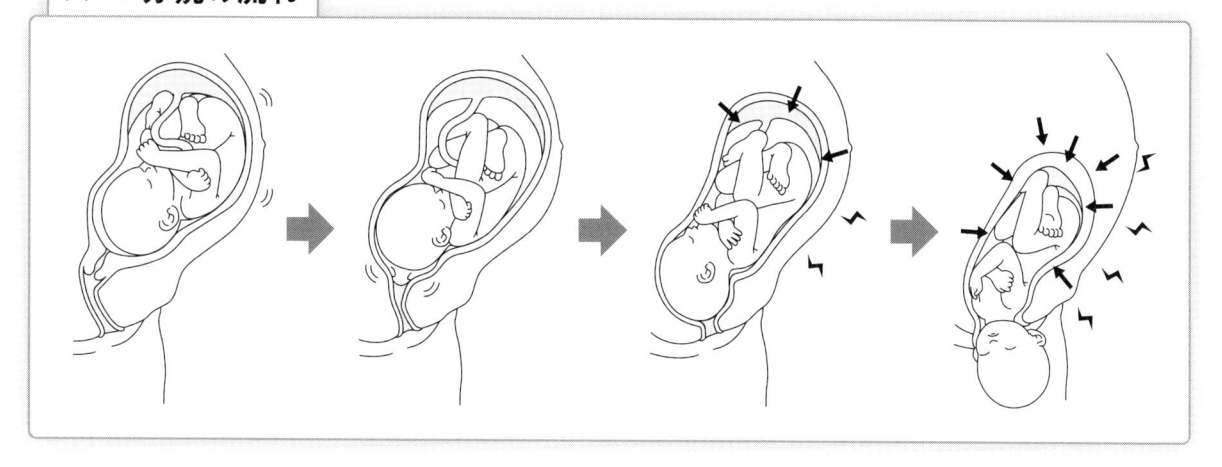

の場合，会陰部が厚く硬い状態の時，無理に怒責をかけても進むものではない。急いで分娩させようと膣壁や陰唇を指で押し広げるような行為は，細かい傷や筋の断裂を招くだけなので避ける。

会陰は時間をかけて伸展していくので，会陰が伸展する前に急速に児頭の娩出が進むと裂傷が生じやすい。そのため，腹圧をコントロールし，できるだけゆっくりと通過させる。左右の手の力を調整して，娩出速度を適切にする。

児頭が娩出したら，会陰に当てた手は離さず，反対の手で臍帯巻絡を確認し，自然な第4回旋を待つ。肩甲は片方ずつ娩出させることにより最小周囲径で娩出できるので，第4回旋が終了したら，前在肩甲，後在肩甲の順に娩出する。後在肩甲娩出時には，会陰裂傷が起こりやすいので，会陰をよく見て娩出させる。躯幹は児の左右の腋窩を両側から支え，骨盤誘導線に沿って娩出させる。

▶出生直後の新生児のケア・観察ポイント

出生直後の新生児は，出生という大きな変化を乗り越え，胎外の環境に適応していかなくてはならない。環境への適応を助ける処置として，皮膚の羊水を拭き取り，低体温防止に努めながら，気道を開通する体位をとらせる。

活気があり呼吸に問題のない新生児には，蘇生処置は必要としない。鼻や口の分泌物はガーゼやタオルでぬぐえばよく，必ずしも吸引は必要でない。

口腔・鼻腔吸引は咽頭痙攣や，迷走神経反射による徐脈や自発呼吸の遅延をもたらすことがあるので，吸引操作は，口腔内と鼻腔内を5秒程度にとどめ，激しくあるいは深く吸引しないように注意する。全出産の約10％で呼吸循環動態の移行がスムーズに進行しない新生児が見られることを念頭に置き，妊娠経過，分娩経過は順調かなどのリスク要因を把握した上で必要な蘇生の準備を行い，新生児科医との連携も大切である。

出生直後に「正期産児か？　呼吸や啼泣は良好か？　筋緊張は良好か？」を評価し，

図4 ▶ 新生児の全身の観察ポイント

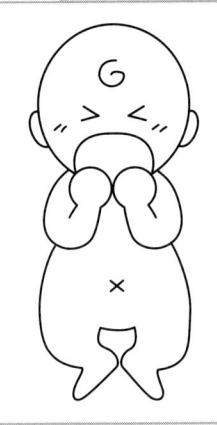

- 頭部損傷，産瘤，頭血腫の有無
- 口唇裂，口蓋裂の有無
- 呼吸が確立しているか，陥没呼吸，呻吟の有無
- 髄膜瘤，鎖肛の有無
- 外表奇形，分娩損傷の有無
- 股関節，鼠径ヘルニア，性器の確認，陰囊水腫，停留精巣の有無

蘇生の必要性を判断する。アプガースコアの判定を1分後，5分後に採点し，胎外環境への適応を評価する。全身の計測をしながら，頭部から足先まで観察し，異常の有無を確認する（**図4**）。奇形や異常がある場合は，産婦に不安を与えないように注意を払う。

呼吸状態が安定していれば，できるだけ早期にカンガルーケア，初回直接授乳を行い，母子の愛着形成を促す。

引用・参考文献
1）村上睦子編著：助産の力を伸ばそう！臨床助産技術ベーシック＆ステップアップテキスト，ペリネイタルケア2010年夏季増刊，P.92～132，メディカ出版，2010.
2）田村正徳監修：改訂第2版 日本版救急蘇生ガイドライン2010に基づく新生児蘇生法テキスト，P.50～55，メジカルビュー社，2012.
3）武谷雄二，前原澄子編：助産学講座6 助産診断・技術学Ⅱ，P.34，医学書院，2002.

つるしま ちか
2001年岡山大学病院産科病棟に入職。子育てをしながら，すべての妊産褥婦さんが健やかに，楽しく子育てできるようにを目標に，日々頑張っている。

確認テスト

1 以下の（　）を埋めよ。

a．分娩三要素は，（①　　），（②　　），（③　　）である。

b．初産婦の平均分娩所要時間は（①　　時間），
　経産婦は（②　　時間）である。

c．アプガースコアの5項目は，
　心拍数，呼吸，（①　　），（②　　），（③　　）である。

答え **1** a.①胎児 ②娩出力 ③産道　b.①12～15 ②6～8　c.①筋緊張 ②反射 ③皮膚色

❸ 産褥期

岡山大学病院 周産母子センター
助産師 藤岡まゆみ

　産褥期とは，妊娠・分娩により変化した体が非妊時の状態に戻るまでの期間，分娩後6〜8週間までを言う。妊娠中に増加したエストロゲン・プロゲステロンが分娩を機に急激に減少するため，一時的に更年期様の変調を来す（発汗増加，体温上昇，体重減少，マタニティーブルーズ，乳汁分泌開始，子宮復古など）。

　産褥期のケアの目標は，次のとおりである。

- 褥婦に生じる生理的変化が正常に行われる。　　　・母子関係の円滑化
- 育児を中心とした母親役割行動を遂行することができる。
- 新しい環境への適応がスムーズに行われる。

▶子宮復古

●特徴

　子宮底は一度上昇してから下降する（胎盤娩出後には臍下2〜3指の高さにあるが，弛緩した骨盤底筋群の回復と膀胱の充満によって徐々に上昇し，分娩後12時間で臍高まで上がる。その後は徐々に下がり，6〜8週間で非妊時に戻る）。

　帝王切開の場合には切開創があるため，経腟分娩時の経過よりは緩やかなことが多いが，子宮底が通常より高い場合には腹腔・子宮内血液貯留の可能性もあるため，悪露の排出やバイタルサインに注意し経過を見る。

　多産や多胎，羊水過多，子宮筋腫合併妊娠，遷延分娩などの場合には子宮収縮が正常に起こりにくく，後陣痛も強く，産後の出血につながりやすい。分娩時は産後出血を考慮し，末梢ルートの追加確保をしておく。

　子宮内に胎盤や卵膜の一部が残存していることが原因で子宮復古不全になる場合があるため，子宮収縮や悪露の正常・臭気，バイタルサインス，分娩経過などについて情報収集を行う。

●復古促進へのケア

薬剤投与

　アトニンなどの薬剤は医師の指示に従う（内服薬メテルギンは脳血管収縮作用があるため，高血圧患者には慎重に投与する）。

子宮体部冷罨法

　アイスノンを腹部に置き，子宮収縮を促す。

骨盤ベルト

胎盤娩出後から恥骨・大転子周囲をベルトで固定し，骨盤・子宮を正しい位置へ固定することで子宮が正常に収縮し，産後の出血量を減少させる効果がある。帝王切開で疼痛が強く，本人が拒否した場合には創部痛軽減後に使用する。

輪状マッサージ

子宮底が触れにくい時や，軟らかい時に行う。

直接授乳

オキシトシンを分泌させ子宮筋収縮を促進させる。アイスノン使用中は，児の体温低下に注意する。

早期離床

全身状態が安定している場合には早期離床を促すが，出血量が多い場合には血管確保をした状態で十分注意して行う。また，後陣痛や創部痛が強く，離床が進まない場合には，適切な疼痛コントロールを行い離床を促す。

離床は食事摂取後に行うと，貧血などによる転倒のリスクが少ない。

帝王切開や肥満・PIHなどDVT（深部静脈血栓症）のリスクのある場合にはモニターを装着した状態で離床を行い，患者のそばから離れず観察する。周りのスタッフに離床することを伝えておく。

排尿・排便コントロール

全身状態が安定している場合にはトイレ歩行を促すが，全身状態が不安定な場合には導尿を行う。また，排便は水分摂取を促し，軟便剤などの使用について判断する。

産褥体操

産褥体操には，DVTのリスクを減少させる効果があり，骨盤底筋トレーニングは腹圧性・切迫性尿失禁を予防する効果がある。ただし，高度の腟・会陰裂傷のある場合には，疼痛が軽減してから行う。

❯乳汁分泌

●特徴

通常，乳汁分泌は産後2～3日目から開始されるが，個人差がある。

母体がフェンタニル静脈投与，抗がん剤，免疫抑制剤，多剤向精神薬投与，造影剤投与をされた場合，その後24時間以内は母乳は中止している。

母体がATL陽性の場合には母親の希望に添い，直接授乳か搾母乳を冷凍（－30度，12時間以上）してから投与している。退院後は家庭用冷蔵庫で12時間冷凍すればよいとしている。

●乳汁分泌促進へのケア
授乳介助方法

　授乳前に乳頭チェックを行う。乳頭突出状態や乳頭亀裂・汚れなどの確認を行い，必要なら乳頭突出器や乳頭保護クリームの使用などを検討する。乳頭・乳輪部マッサージを指導し，汚れが激しい場合にはオイルラッピングで取り除いてから授乳を行う。

　また，早期から回数や時間制限のない児の要求に応じた頻回授乳を行う。母児同室で行うのが効果的だが，適切に行えているか観察し，アドバイスをする必要がある。児の体重減少が10％以上見られる場合や低血糖などの症状があれば，医師の指示に従う。

　児が乳首に吸い着きやすくするためのポジショニング・ラッチオンについては，児の下顎が乳房に付くような位置に来るようにする。授乳クッションやバスタオルなどを利用して母児がリラックスできるような姿勢をつくり，うまくできない場合には人形を用いて実際に隣で行い，見ながら行ってもらう。

　最初に母親に乳房の生理的な変化について説明し，イメージとのギャップがないようにする。

　スタッフは基本的に統一したかかわりを行う。「あの人はこう言った」「この人はこう言った」など，スタッフのケアの方向性がばらばらにならないようにしていくことが大切である。母親が主体的に行える授乳方法を指導するよう心がける。

乳頭トラブル時の対応

　乳頭トラブル時には，母親自らが乳頭や乳房の状態を観察できる視点を情報提供する。そして，原因を検索し，正しいポジショニング・ラッチオンができるようかかわる。

　乳頭損傷のある場合には，無添加のクリーム塗布やクリーム塗布後にラッピングを行うなどで保湿に努める。授乳時には乳頭・乳輪部を柔らかくし，損傷部位が児の口角にくるように抱き方を指導する。乳頭亀裂の程度によっては創部の治癒を早めるため，医師に薬剤を処方してもらうこともあるが，授乳前に薬剤を拭き取る必要がある。

　白斑ができた場合には切開排膿せず，自然破裂を待つ。白斑は脂肪分の多い食事摂取などによっても誘発される場合があるため，食事内容も確認し，指導していく。

　乳頭保護器は最終的な手段として使用し，安易に使用しない。直接授乳ができない場合には搾乳を行う。

➤ マタニティーブルーズ・産後うつ

● 特徴

マタニティーブルーズの症状は，産後10日までに出現する。産後うつは産後2〜3週間以降に2週間以上症状が続く。

● マタニティーブルーズ・産後うつへのケア

生活指導などで産後の精神的変化の特徴について説明し，理解を促す。

うつなどの既往のある人は症状が出現しやすいので，注意して見守る。退院後の家族などの育児支援者を確認する。退院前にエジンバラ産後うつ病質問票（EPDS, P.145参照）をして9点以上の高得点の場合は，1カ月健診でもチェックし，産後うつへの移行の有無を確認する。産後うつなどの可能性があれば，本人・家族の了承を得て地域の保健師へ連絡する。

引用・参考文献
1）原田麻衣，岡未奈：子宮復古の確認・促進，悪露の交換・観察，ペリネイタルケア，Vol.28, No.5, P.10〜13, 2009.
2）掛谷由美，甚野花奈，長田加洋子：授乳介助，ペリネイタルケア，Vol.28, No.5, P.14〜16, 2009.
3）中西寛子，朴明美，花田早苗：産褥期の乳房ケア，ペリネイタルケア，Vol.28, No.5, P.17〜22, 2009.
4）池田愛美，山地由希子：産褥期に起こるトラブルのケア，リネイタルケア，Vol.28, No.5, P.23〜25, 2009.

ふじおか まゆみ
1998年岡山大学病院産科病棟に助産師として就職。2006年から2年間，同病院CICUで看護師として勤務し，再び助産師として周産母子センターで現在まで勤務。母性・小児領域での経験を生かし，岡山県の周産期医療を守るため日々努力している。

確認テスト

1 以下の（　）を埋めよ。

a. 分娩後，子宮は産褥（　　　）日以降より腹壁から触れなくなる。

b. 乳頭痛の予防として，適切な（①　　　）と（②　　　）を母親に伝え習得してもらえるよう援助することが必要である。

c. 乳頭損傷のケアでは創部の（①　　　）が効果的であり（②　　　）に留意が必要になる。

答え **1** a. 10　b. ①ポジショニング（姿勢）　②ラッチ・オン（吸着）　c. ①保湿　②感染予防

3章

妊婦健診で役立つ知識

❶ 妊婦健診の進め方

岡山大学大学院 保健学研究科 教授　中塚幹也

▶妊娠の診断

　自身の最終月経がいつであったかを覚えていない女性も多い。月経の遅延は，妊娠を推測する契機になるのみではなく，ホルモン異常やがんによる出血を見つける契機にもなる。まずは，月経の開始日をメモしておくことを性教育などで伝える必要がある。

　月経の予定日が1〜2日遅れたり，基礎体温で高温期が14〜15日間続いたりした場合は，妊娠反応が陽性になる可能性がある（**図1**）。ヒト絨毛性ゴナドトロピン（human chorionic gonadotropin：hCG）検出用キットを用いると，妊娠4週の前半で尿中hCG25IU/L陽性となる。妊娠反応が陰性であっても基礎体温をつけてもらい，高温が続いている場合は，再び妊娠反応を行う。

図1 ▶ 基礎体温からの妊娠週数確定

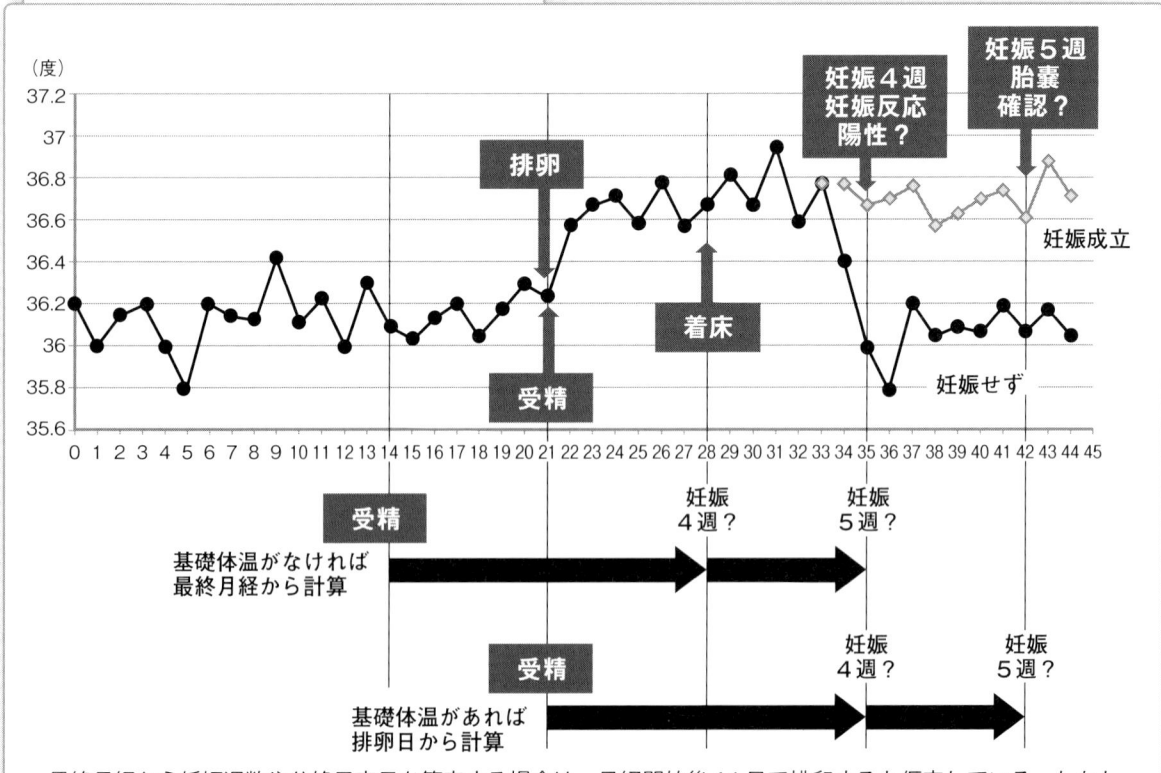

最終月経から妊娠週数や分娩予定日を算定する場合は，月経開始後14日で排卵すると仮定している。しかし，基礎体温を測定していれば，排卵日を妊娠2週0日として妊娠週数や分娩予定日を算定する。

▶妊娠週数・分娩予定日の確定

　妊娠初期に正確な妊娠週数を確定しないと，その後の胎児発育の評価が困難になる。最終月経初日を0日として，満280日（40週0日）を分娩予定日とする。この時，排卵日（≒受精日）を14日目として計算していることになる。しかし，月経開始日から排卵日（≒受精日）までの日数には個人差があり，1週間遅れて排卵したとすると基礎体温の低温相最終日を排卵日（14日）とし，266日を加えて分娩予定日を算定した方が正確である。実際には，岡林式妊娠暦（**写真**）や妊娠暦計算機を利用して算出する。また，目安として，妊娠4週で妊娠反応が陽性となりはじめ，妊娠5週で超音波検査により小さな胎嚢（gestational sac：GS）が見えはじめる。

　妊娠週数を確定する場合，妊娠8〜11週（頭殿長〈crown rump length：CRL〉が14〜35mmの頃）にCRL値から算定した妊娠週数や分娩予定日は，基礎体温で決定した場合と同程度に信頼性が高い。妊娠12〜20週に初めて受診した場合は，児頭大横径（biparietal diameter：BPD）値から算定するが精度は低くなる。

▶妊婦健康診査（妊婦健診）

　厚生省児童家庭局長通知により，正常妊婦の妊婦健診は，妊娠23週までは4週間ごと，妊娠24〜35週は2週間ごと，妊娠36週以降は1週間ごとに行われる（計14回程度）。妊婦健診時の体重，血圧，尿蛋白・糖，浮腫，腹囲，子宮底長などは母子健康手帳に記載される（**図2**）。また，胎児心音の聴取，妊娠中期以降はレオポルド（Leopold）手技による4段の触診法で胎位，胎向，胎勢を把握する。妊娠36週頃からは，子宮口の開大，展退度，硬さ，児頭下降度なども診察する。

　しかし，日本では近年，毎回の健診時に超音波検査を行うことが多く，胎位や胎向を確認すると共に胎児の計測，羊水量などの計測を行い，腹囲，子宮底長の測定を省略する施設も見られる。反対に，子宮頸管長の短縮や内子宮口の開大を発見するため，毎回の健診時に経腟超音波検査を行う施設が増加している。

写真 ▶ 岡林式妊娠暦による妊娠週数，分娩予定日の算定

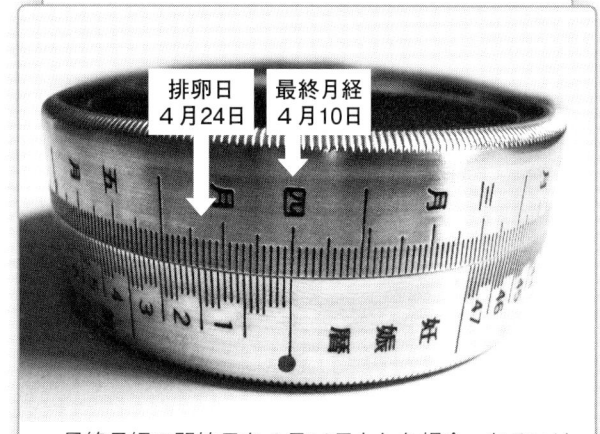

最終月経の開始日を4月10日とした場合，あるいは排卵日を4月24日とした場合には，このように合わせて現在の妊娠週数を算定する。また，40週0日の日付が分娩予定日となる。

妊産婦に関連する法律

母子保健法（1965年制定）

母子保健に関する知識の普及，妊産婦と乳幼児を対象とした保健指導と健康診査，妊娠の届出と母子健康手帳の配布，妊産婦および新生児や未熟児への訪問指導，低出生体重児の届出，養育医療，母子保健センターの設置が定められている。

労働基準法（1947年制定）

生理日休暇などの母性保護，妊産婦の危険有害業務制限，産前産後休業，時間外労働制限，育児時間などの事項が定められている。

雇用の分野における男女の均等な機会及び待遇の確保等に関する法律（1972年制定）

雇用における男女の平等に加え，女性労働者の母性専重として，婚姻や妊娠，出産を理由とする解雇の禁止，再就職の援助，妊娠中・出産後の保健指導や健康診査の時間確保が定められている。

母体保護法（1996年優生保護法から改正）

改正により，「不良な子孫の出生を防止する」という文言が削除され，胎児側の理由による人工妊娠中絶は認められなくなっている。不妊手術や人工妊娠中絶の実施・届出，受胎調節，受胎調節実地指導員制度，受胎調節指導のために必要な医薬品の販売が定められている。

戸籍法（1947年制定）

出生後14日以内での出生地の市町村長への届出義務が記されている。

死産の届出に関する規程（1946年制定）

妊娠満12週以後のすべての死産の届出義務が記されている。

妊娠の届出，母子健康手帳の交付

市町村長（政令指定都市の場合は保健所長を経由して市長）に妊娠の届出をすることが義務づけられており，市町村からは母子健康手帳が交付される。母子健康手帳（一部の市町村では親子手帳）は，母子の健康と成長の記録，妊娠と育児に関する指導書，児の予防接種の記録でもある。

▶妊婦健診での留意点

妊娠初期に行う各種の検査には，潜在的なリスク因子を見逃さないようにする目的がある（**表1**）。出血性素因や糖尿病などの未発見の疾患があれば内科への紹介，Rh（－）であれば血液型不適合妊娠に留意，風疹抗体が低ければ妊娠中の感染予防のための指導（夫のワクチン接種など），子宮頸管の性器クラミジアDNA陽性なら治療を開始するなどの対応を行う。

妊婦健診では，胎児発育や妊婦の生理的変化の観察，偶発合併症や産科異常の早期発見，分娩方法の選択などが行われる。また，妊婦の医学的，社会的リスク因子の把握は重要であり，リスクスコアが提案されている（**表2, 3**）。これらのスコアは，安全性と医療効率とを確保するために作成されており，ハイリスク妊婦はNICUなどの

図2 ▶ 妊娠中の検査

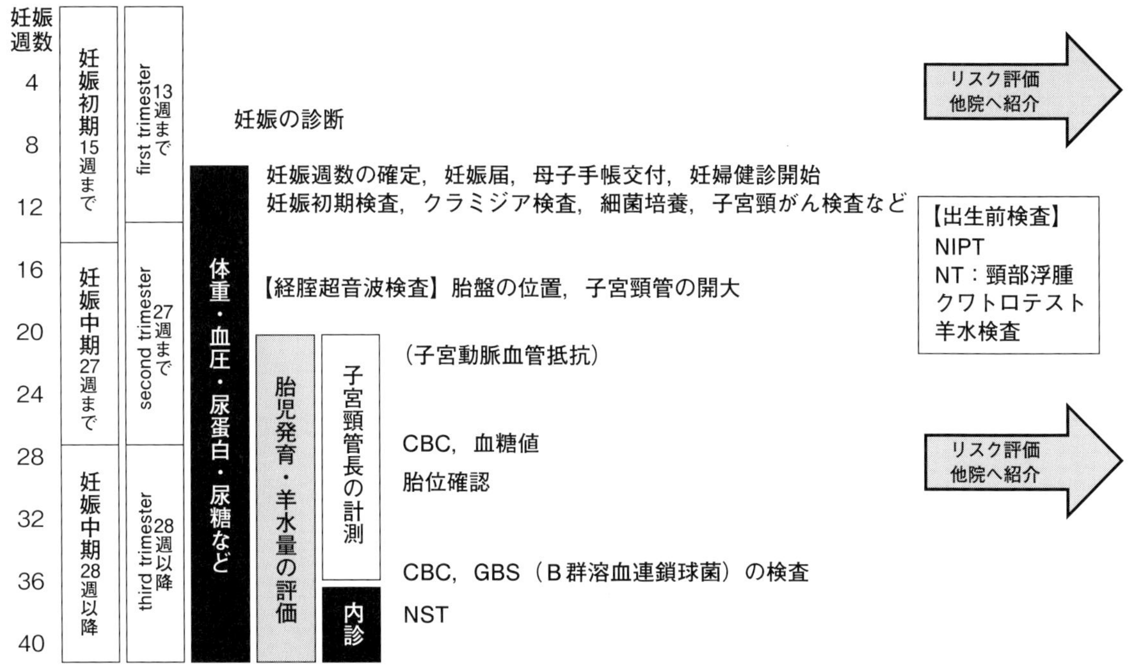

妊娠週数						
4	妊娠初期 15週まで	first trimester 13週まで	体重・血圧・尿蛋白・尿糖など			妊娠の診断
8						妊娠週数の確定，妊娠届，母子手帳交付，妊婦健診開始
12						妊娠初期検査，クラミジア検査，細菌培養，子宮頸がん検査など
16	妊娠中期 27週まで	second trimester 27週まで		胎児発育・羊水量の評価		【経腟超音波検査】胎盤の位置，子宮頸管の開大
20						（子宮動脈血管抵抗）
24					子宮頸管長の計測	CBC，血糖値
28	妊娠中期 28週以降	third trimester 28週以降				胎位確認
32						
36						CBC，GBS（B群溶血連鎖球菌）の検査
40					内診	NST

→ リスク評価 他院へ紹介

【出生前検査】
NIPT
NT：頸部浮腫
クワトロテスト
羊水検査

→ リスク評価 他院へ紹介

妊娠初期に，妊婦の背景（高齢，既往妊娠の異常など），基礎疾患，検査異常，多胎などのリスク因子が見られれば，2次施設，3次施設での妊婦健診を勧める。妊娠8週頃には分娩予定日を確定し，妊婦健診を開始する。妊娠10週頃からは，新型出生前検査（無侵襲的出生前遺伝学的検査〈non-invasive prenatal genetic testing：NIPT〉）などの出生前検査が可能になる。妊娠16週頃には前置胎盤や子宮頸管開大の有無を必ずチェックする。妊娠20週前後の子宮動脈血管抵抗値により，胎児発育不全（fetal growth restriction：FGR）や妊娠高血圧症候群が予測できるとの報告がある。妊娠27〜28週頃に骨盤位の場合は，逆子体操（胸膝位など）を指導する。

表1 ▶ 妊娠初期に施行される検査

実施すべき項目	血算（ヘモグロビン，ヘマトクリット，血小板数，白血球数）検査 ABO式血液型検査，Rh式血液型検査，間接クームス試験（不規則抗体スクリーニング） HBs抗原検査，HCV抗体検査，梅毒スクリーニング，風疹抗体（HI）検査
実施が勧められる項目	HIV（ヒト免疫不全ウイルス，エイズウイルス）抗体検査 血糖値検査
実施を考慮すべき項目	HTLV-1（成人型T細胞白血病ウイルス）抗体検査 トキソプラズマ抗体検査，サイトメガロウイルス抗体検査 出血時間，凝固系検査 子宮腟部細胞診，子宮頸管の性器クラミジア核酸検査，腟内や腟前庭の細菌培養検査

注）HIV抗体検査は，偽陽性や陽性の場合の説明ができる体制で，説明と同意の下，行われる。HTLV-1抗体検査は，保有者頻度の地域差（日本の南西部，離島などで高率）も考慮して対応されているが，地域差は少なくなっている。また，母乳による感染のため妊娠中期以降のスクリーニングでも可。

表2 ▶ 初期妊娠リスクスコア（妊娠判明時，初診時）

① 分娩時年齢（16〜34歳：0点，35〜39歳：1点，15歳以下：1点，40歳以上：5点）
② 分娩歴（経産：0点，初産婦：1点）　　③ 身長（150cm以上：0点，150cm未満：1点）
④ 妊娠前の体重（65kg未満：0点，65〜79kg：1点，80〜99kg：2点，100kg以上：5点）
⑤ 1日20本以上の喫煙（なし：0点，あり：1点）　　⑥ 毎日飲酒（なし：0点，あり：1点）
⑦ 向精神薬使用（なし：0点，あり：2点）

内科的既往歴
⑧ スコア1点（薬剤不要の高血圧，先天性股関節脱臼，子宮頸部細胞診クラスⅢb以上，肝炎，軽い運動は可能な心臓病，無症状の甲状腺疾患，薬剤治療不要の糖尿病，風疹抗体陰性）
⑨ スコア2点（管理不良の甲状腺疾患，SLE，慢性腎炎，精神神経疾患，気管支喘息，血液疾患，てんかん，Rh陰性）
⑩ スコア5点（薬剤治療中の高血圧，軽い運動の困難な心臓病，インスリンを使用している糖尿病，抗リン脂質抗体症候群，HIV抗体陽性）

産婦人科既往歴
⑪ スコア1点（子宮筋腫，子宮頸部円錐切除術後，前回妊娠時に軽症の妊娠高血圧症候群〈血圧140／90mmHg以上160／110mmHg未満〉，産後出血多量〈500mL以上〉，巨大児〈4kg以上〉）
⑫ スコア2点（巨大子宮筋腫，子宮手術後，2回以上の自然流産，帝王切開，早産，死産，新生児死亡，児の大きな奇形，低出生体重児〈2,500g未満〉）
⑬ スコア5点（前回妊娠時に妊娠高血圧症候群重症〈血圧が160／110mmHg以上〉，常位胎盤早期剥離）
⑭ 今回が不妊治療による妊娠（なし：9点，排卵誘発剤注射：1点，体外受精：2点）
⑮ 今回の妊娠が（予定日不明妊娠：1点，減数手術を受けた：1点，長期不妊治療後の妊娠：2点）
⑯ 今回の妊婦健診（28週以後の初診：1点，分娩時が初診：2点）
⑰ 今回の妊娠で胎児染色体異常（なし：0点，疑いがある：1点，異常が確定している：2点）
⑱ 妊娠初期検査（B型肝炎陽性：1点，性感染症〈梅毒，淋病，外陰ヘルペス，クラミジア〉治療中：2点）

①〜⑱の合計スコア（低リスク群0〜1点，中等度リスク群2〜3点，ハイリスク群4点以上）
ハイリスク群は，対応可能な病院での妊婦健診・分娩すべき，中等度リスク群は，対応可能な病院との連携施設で妊婦健診・分娩を考慮すべき

中林正雄：産科領域における医療事故の解析と予防対策，厚生労働科学研究費補助金医療技術評価総合研究事業平成17年度総括・分担研究報告，P.1〜5，2005.

表3 ▶ 後半期妊娠リスクスコア（妊娠20〜36週）

① 妊婦健診（定期的に受診：0点，2回以下：1点）
② Rh血液型不適合があった方（抗体上昇なし：0点，抗体上昇で胎児に影響あり：5点）
③ 多胎の方（2卵性双胎：1点，胎児の推定体重の差が25％以上ある2卵性双胎：2点，1卵性双胎：5点，3胎以上の多胎：5点）
④ 妊娠糖尿病の方（食事療法のみで可：1点，インスリン注射が必要：5点）
　（65kg未満：0点，65〜79kg：1点，80〜99kg：2点，100kg以上：5点）
⑤ 妊娠中の出血（なし：0点，20週未満にあり：1点，20週以後にあり：2点）
⑥ 破水，切迫早産での入院（なし：0点，34週以後にあり：1点，33週以前にあり：2点）
⑦ 妊娠高血圧症候群（なし：0点，軽症〈血圧が140／90mmHg以上160／110mmHg未満〉：1点，重症〈血圧が160／110mmHg以上〉：5点）
⑧ 羊水量の異常（なし：0点，羊水過少：2点，羊水過多：5点）
⑨ 胎盤位置の異常（なし：0点，低位胎盤：1点，前置胎盤：2点，前回帝切で前置胎盤：5点）
⑩ 胎児発育の異常（なし：0点，異常に大きい：1点，異常に小さい：2点）
⑪ 妊娠36週以降の方の胎児の位置の異常（なし：0点，初産で下がってこない：1点，逆子あるいは横位：2点）

①〜⑪の合計スコア（低リスク群0〜1点，中等度リスク群2〜3点，ハイリスク群4点以上）
ハイリスク群は，対応可能な病院での妊婦健診・分娩すべき，中等度リスク群は，対応可能な病院との連携施設で妊婦健診・分娩を考慮すべき

中林正雄：産科領域における医療事故の解析と予防対策，厚生労働科学研究費補助金医療技術評価総合研究事業平成17年度総括・分担研究報告，P.1〜5，2005.

ある中核病院で，低リスク妊婦は周辺の診療所で管理するなど，周産期オープンシステムなどで利用されている。

▶従来の妊婦健診に追加されつつある項目

妊婦健診では，妊娠16週頃から経腟超音波検査による子宮頸管の短縮・開大，前置胎盤や低位胎盤の有無の確認を行う施設が多く，妊娠34〜36週には腟，会陰，肛門内のB群溶血連鎖球菌（GBS）の検査，妊娠36週頃からはNSTによる胎児well-beingの評価を行う施設が多くなっている。また，日本人妊婦の糖尿病合併率が上昇していることもあり，血糖値の測定などを妊娠中期に加える施設も多い。

引用・参考文献
1）中塚幹也：妊産褥婦の診察と検査／妊娠の診断と妊婦管理，石原理，柴原浩章，三上幹男，板倉敦夫監修：講義録 産科婦人科学，P.134〜137，メジカルビュー社，2010.
2）中林正雄：産科領域における医療事故の解析と予防対策，厚生労働科学研究費補助金医療技術評価総合研究事業平成17年度総括・分担研究報告，P.1〜5，2005.

確認テスト

1 妊娠初期検査に含まれることの多い感染症の検査は何か。9つ挙げよ。

（　　　　　）（　　　　　）（　　　　　）
（　　　　　）（　　　　　）（　　　　　）
（　　　　　）（　　　　　）（　　　　　）

2 以下の（　）を埋めよ。

a．超音波検査で妊娠週数を正確に推定するには，
　　妊娠（①　　　）〜（②　　　）週にCRLを測定する。

b．骨盤位や横位に対して逆子体操を行う時期は，
　　妊娠（①　　　）週頃から（②　　　）週頃までである。

答え **1** B型肝炎，C型肝炎，梅毒，風疹，HIV，HTLV-1，トキソプラズマ，サイトメガロウイルス，性器クラミジア
2 a．①8　②11　　b．①27　②33

❷ 妊婦の喫煙の害と禁煙指導

岡山県健康づくり財団附属病院 院長　西井研治

　日本たばこ産業の「平成25年全国たばこ喫煙者率調査」によると，成人女性の平均喫煙率は10.5％と発表されているが，都市部の30代では30％を超えるとの報告もある。また，2014年1月の環境省の「エコチル調査」によれば，妊娠が分かった時に喫煙していた女性は全体の18％で，13％は判明後に禁煙したが，5％は妊娠中期になっても吸い続けていた。

　このような現状を見ると，喫煙が妊婦および胎児に与える害の認識がまだまだ低いと思われる。実際の禁煙指導の場でも，女性の喫煙者に対する支援策が不十分であるとの指摘を受けることが多いため，妊産婦に接する助産師が喫煙の害の知識や禁煙指導のスキルを身につけることは重要なことである。

▶妊婦の喫煙の影響

●流産（早産）および周産期死亡の増加

　喫煙量に相関して自然流産の発生率が高くなる。平均すると1日20本以上の喫煙で，自然流産のリスクは1.7倍と言われている。特に影響が大きいのは，20歳以下と40歳以上の妊婦である[1]。厚生省編『喫煙と健康』[2]によれば，妊娠中の喫煙群では，非喫煙群に比し約1.2～3倍近く早産が多いことが示されている。また，本人が喫煙しなくても，家庭や職場で重度の受動喫煙にさらされている女性は早産リスクが高くなるとも指摘されている[3]。

　妊婦の喫煙と胎盤早期剥離，前置胎盤，出血，前期破水などの妊娠合併症および周産期死亡の増加についても関連が示唆されており，喫煙量との間に正の量－反応関係が成立することも報告されている。さらに，前期破水の原因について検討したCase-Control Studyによれば，現喫煙群で有意に前期破水が多く，禁煙により前期破水のリスクが減少することが指摘されている[4]。図1に，我が国の調査による喫煙群の非喫煙群に対する因子別相対危険度を示す。

●胎児への影響

　妊婦の喫煙と胎児の発育障害に関する研究は，数多く存在する。妊婦が喫煙すると胎児の発育が障害されることに関して，アメリカの調査では，喫煙本数の増加に伴って出生時体重が96～200g低下すると報告されている[5]。また，Roquerら[6]は，受動喫煙でも180gの低下が認められ，1日10本以上の喫煙では520gもの低下が見ら

| 図1 | 喫煙群の非喫煙群に対する因子別相対危険度 |

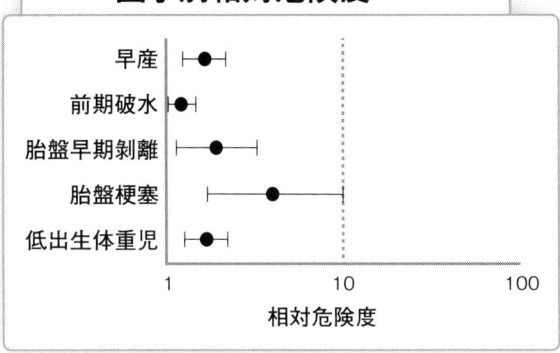

（早産、前期破水、胎盤早期剥離、胎盤梗塞、低出生体重児）

中村敬：妊娠中の喫煙と周産期異常，愛育ねっと，2002.より一部改変

| 図2 | 出生時体重 |

受動喫煙なし：3,400 g／受動喫煙あり：3,220 g／1日1〜9本：3,210 g／1日10本以上：2,880 g

Roquer JM et al.：Influence on fetal growth of exposure to tobacco smoke during pregnancy. Acta Paediatr. 1995 Feb；84（2）：118-21.より一部改変

れたと報告している（**図2**）。

　妊婦の喫煙による児の出生体重の減少は200g程度であるが，本来低出生体重児にならないで生まれてきたはずの新生児を低出生体重児にし，もともと低出生体重児で生まれてくる新生児をさらに低体重に追い込むことになる。また，体重のみでなく，喫煙により胎児の身長も低下することが示唆されている[7]。

　妊婦の喫煙と胎児の奇形との関連については多数の研究があり，水頭症，二分脊椎，口唇・口蓋裂，心室中隔欠損，尿路奇形などへの影響があり得る。妊婦の喫煙量と出生時の先天異常のリスクは相関し，21本以上の喫煙ではリスク比は1.6倍になる[8]。さらに，ダウン症候群の染色体異常の中には妊婦の喫煙により発症リスクが高まるものもあると言われている。

　このような事実に鑑み，1990年にはアメリカ厚生局長から次の勧告[9]が出されている。

　女性が妊娠前，または妊娠3〜4カ月までに禁煙すれば，非喫煙者に比して高い低体重児出産のリスクを低下させることができる。しかし，禁煙する代わりに毎日の喫煙量を減らしても出生時体重に対する影響はほとんど見られない。妊娠30週までのどの時点での禁煙も，出生時体重に影響する。

●出生後の影響

　妊娠中の能動喫煙および間接喫煙が，出生後の児の成長に影響を与えること，成人してからの生活習慣病につながることは意外に知られていない。妊婦の喫煙が非常に大きな健康被害を起こしていることが危惧される。

　母親の喫煙が乳幼児突然死症候群（Sudden Infant Death Syndrome：SIDS）の原因の一つであることについて，さまざまな検証が行われている[10]。もちろんSIDSの原因としては，喫煙以外にうつぶせ寝，添い寝，人工哺乳などが挙げられているが，喫煙の影響を無視することはできない[11]。授乳中の母親の喫煙は母乳への有害物質の移行のみでなく，乳児が高濃度の受動喫煙の害にさらされることを認識すべきである。

図3 ▶ 妊婦の喫煙と子どもの身長

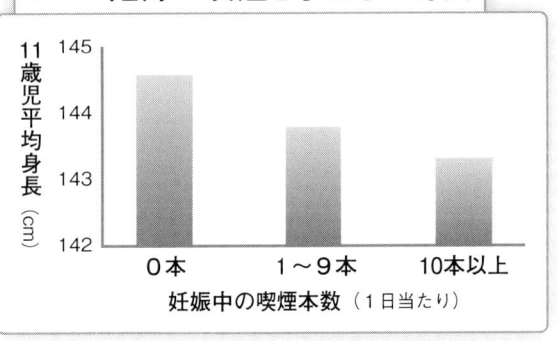

11歳児平均身長（cm）

妊娠中の喫煙本数（1日当たり）：0本、1〜9本、10本以上

Butler NR, et al：Smoking in Pregnancy and Subsequent Child Development. Br Med J. 1973 December 8；4（5892）：573-575.より一部改変

図4 ▶ 妊娠中の喫煙状態と児の33年後の糖尿病リスク

33歳時糖尿病リスク

母親の妊娠中1日喫煙本数：非喫煙、1〜9本、10本、11本〜

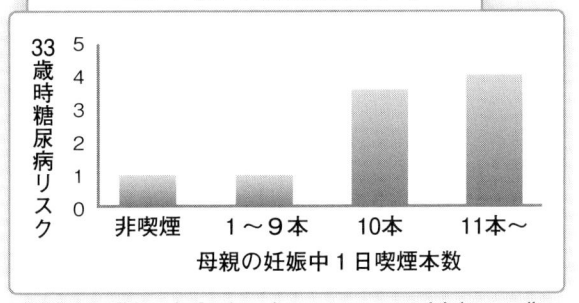

Montgomery SM, et al：Smoking during pregnancy and diabetes mellitus in a British longitudinal birth cohort. BMJ, 324：26, 2002.より一部改変

　また，妊婦の喫煙により子どもの心身両面での成長が阻害されることも指摘されている。小学校高学年児童の身長差および知的発育に，母親の妊娠中の喫煙の関与を調べたイギリスブリストル王立小児病院の17,000人の調査[12]によれば，喫煙本数に比例して，11歳児の身長に1.5〜2.0cmの差が，知能指数にも6〜7ポイント程度の差が出ることが報告されている（**図3**）。さらに，喫煙妊婦から生まれた児童は問題行動を起こしやすく，注意欠陥多動性障害（ADHD）を起こす率が高くなると言われている。Milbergerらの調査[13]によれば，ADHD症例の母親が妊娠中喫煙していたものが22％に対して，喫煙していなかったものが8％という結果であった。ADHD発症には妊娠初期の喫煙が特に影響する。

　その他，小児期の悪性腫瘍や小児喘息の発症との関与も示唆されており，喫煙妊婦から生まれた女児は，成長してからの妊娠率が低くなるとの報告もある[14]。

　イギリスで1958年に出生した17,000児を調査した研究[15]によれば，妊娠中の喫煙状態と児の33年後の糖尿病リスクには明らかな関連が認められている。妊婦の1日9本以下の喫煙と10本以上の喫煙習慣を比較すると，後者から生まれた児の方が明らかに33歳時の糖尿病リスクが高かった（**図4**）。同様に，この研究からBMI30以上の肥満に関しても喫煙との関連が示唆された。

▶妊婦の禁煙指導

　我が国では，妊婦は喫煙しないことが当然と考えられていることもあり，産科スタッフの間では禁煙指導に消極的な傾向が認められる。しかし，現実には妊婦の喫煙率はかなり高く，胎児や出生後の小児に対する大きな影響を考えると，診療時の問診で喫煙状況（夫も含めて）を把握することは重要なことである。妊娠中の不快な気分を紛らわすために喫煙を続ける女性もいるが，多くの喫煙妊婦は喫煙の害については認識しており，禁煙の動機づけとして，妊娠はチャンスであるとも言える。

表	喫煙に影響する心理社会的要因

①ストレスやマイナスの感情などの消極的な要因（女性に多い）
- 喫煙が孤独，悲しみ，嘆き，怒り，欲求不満などに対応するのを助ける
- 喫煙は慰めを与え，時には唯一の支えとなるので，何かが失われた時に続けるに値するものである

②楽しみを得るための積極的な要因

WHO "WOMAN and TOBACCO" より

●女性の喫煙動機

喫煙を継続する理由として，**表**のような心理社会的な要因が挙げられている。女性の場合，①の理由によるものが多いと言われており，男性に多い②に比べて禁煙を困難にしている理由の一つと考えられている。

●禁煙指導に当たる産科スタッフに期待される役割

看護師・助産師は，禁煙指導を効果的に行うために，自身の喫煙に疑問を持たなければならない。我が国の看護師の喫煙率は種々の調査から一般女性に比べて高く，スタッフ自身の禁煙がぜひとも必要である。

栄養士に期待される役割としては，禁煙して体重が増えることに対する妊婦の不安を和らげるために，禁煙後の体重管理や食事について，フィットネスや運動と一緒に指導することが期待される。

歯科衛生士は，口腔衛生指導の中で，禁煙指導を必ず含めるべきである。

医師は最も大きな力を発揮する立場にあるが，往々にして積極的に禁煙指導をしたがらないことが多い。その理由として，①医師は患者が禁煙をしたがらないと信じ込んでいる，②呼吸器疾患のない若い女性は指導がしづらい，③指導は自分たちの仕事ではない，④自信がない，⑤禁煙支援の知識や準備が足りないという気持ちがある，⑥時間や報酬があまりない，⑦医師からの簡単な助言が有効なことを理解していない，などが考えられる。

●禁煙指導のポイント

妊婦への指導機会としては，妊婦健診などの個別指導と母親教室などの集団指導がある。

一般に禁煙外来で使用している呼気一酸化炭素濃度測定は，妊婦の指導でも動機づけに利用できる。喫煙者は常時 8 ppm を超えていることが多く，喫煙依存の状態を数値で示せることの意義は大きい（**写真**）。また，尿中のニコチン代謝産物を半定量する試験紙を用いる方法もある（NicCheck）。さらに，教材の使用も知識の定着に役立つと思われる。市販のものも多数あるが，独自に作成するのも効果的である。

妊婦への禁煙指導において，一般の禁煙外来で行っている認知行動療法などの禁煙支援と大きく異なる点はないが，ニコチン依存症に対するニコチンパッチやバレニクリンなどの薬物の使用は禁忌である。禁煙指導の概要を列挙すると，次のとおりである。

写真▶呼気一酸化炭素濃度測定

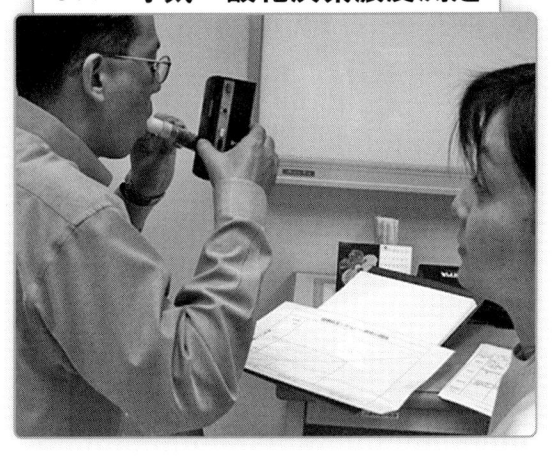

喫煙妊婦の背景・状況の把握
ニコチン依存度，妊婦の学歴，学力，性格などの情報を把握する。

信頼関係の構築
敵対的に非難せず，共感的同情的に対応する。

禁煙のためのモチベーションの形成
喫煙による胎児への影響を理解してもらう（妊婦の知識レベルに合わせることが大事である）。

出産後の再喫煙防止
喫煙の害についての知識が不十分なまま，漠然と妊娠中は禁煙している場合が多い。禁煙した妊婦に対しても，知識の再確認など働きかけを続けると共に，家族や育児支援者の理解を得るようにする。

▶妊娠は禁煙の大きなチャンス

若い女性の喫煙率上昇に伴って，妊婦の喫煙も減ってはいない。妊娠すれば禁煙するという安易な考えは間違いであることを，あらゆる機会に発信していかなければならない。見方を変えれば，妊娠は禁煙の大きなチャンスであり，妊娠のどの時期であっても禁煙のメリットはあることを強く訴えていくべきである。妊婦の喫煙と出産後の再喫煙を防ぐためにも，産科スタッフは熱意を持って妊婦の家族や周囲の人への理解を得る努力を続ける必要がある。

【謝辞】本稿の執筆に当たって，岡山済生会病院がん化学療法センター長川井治之先生にご協力いただいたことに対して，深甚なる謝意を表します。

引用・参考文献
1) Himmelberger DU, Brown BW Jr and Cohen EN : Cigarette smoking during pregnancy and the occurrence of spontaneous abortion and congenital abnormality. Am J Epidemiol. 1978 Dec；108（6）：470-9.
2) 厚生省編：喫煙と健康，第5章 女性・妊婦および青少年の喫煙，P.125〜138，保健同人社，1997.
3) Jaakkola JJ, Jaakkola N and Zahlsen K : Fetal growth and length of gestation in relation to prenatal exposure to environmental tobacco smoke assessed by hair nicotine concentration. Environ Health Perspect. 2001 Jun；109（6）：557-61.
4) Harger JH et al. : Risk factors for preterm premature rupture of fetal membranes : a multicenter case-control study. Am J Obstet Gynecol. 1990 Jul；163（1 Pt 1）：130-7.
5) Abell TD et al. : The effects of maternal smoking on infant birth weight. Fam Med 1991. 23：103-107.
6) Roquer JM et al. : Influence on fetal growth of exposure to tobacco smoke during pregnancy. Acta Paediatr. 1995 Feb；84（2）：118-21.
7) Roquer JM, et al. : Influence on fetal growth of exposure to tobacco smoke during pregnancy. Acta Paediatr. 1995 Feb；84（2）：118-21.
8) Kelsey JL, et al. : Maternal smoking and congenital malformations : an epidemiological study. J Epidemiol Community Health. 1978 Jun；32（2）：102-7.
9) The 1990 Report of the Surgeon General : The Health Benefits of Smoking Cessation. Am Rev Respir Dis. 1990 Nov；142（5）993-4.
10) Hunt CE, et al. : Sudden infant death syndrome. CMAJ 2006. 174：1861-1869.
11) Scraqq R, et al : Bed sharing, smoking, and alchol in the sudden infant death syndrome. New Zealand Cot Death Study Group. BMJ 1993. 307：1312-1318.
12) Butler NR, et al : Smoking in Pregnancy and Subsequent Child Development. Br Med J. 1973 December 8；4（5892）：573-575.

13) Milberger S, et al：Is maternal smoking during pregnancy a risk factor for attention deficit hyperactivity disorder in children？ Am J Psychiatry. 1996 Sep；153（9）：1138-42.
14) Weinberg C R, et al：Reduced fecund ability in women with prenatal exposure to cigarette smoking. Am J Epidemiol.1989 May；129（5）：10728.
15) Montgomery SM, et al：Smoking during pregnancy and diabetes mellitus in a British longitudinal birth cohort. BMJ, 2002. 324：26.
16) 中村敬：妊娠中の喫煙と周産期異常，愛育ねっと，2002.
http://www.aiikunet.jp/exposion/manuscript/11168.html（2014年3月閲覧）

にしい けんじ
1981年岡山大学医学部卒業。1992年4月岡山県健康づくり財団厚生町クリニック所長。2002年4月岡山大学医学部非常勤講師。同6月岡山県健康づくり財団附属病院長。専門領域：肺癌診断，呼吸器内視鏡検査，肺結核の予防・診断および治療，禁煙指導。

確認テスト

1 以下の（　）を埋めよ。

a. 我が国の女性の喫煙率は約（　　）%である。
しかし，妊娠・出産機会の多い都市部の30代女性では（　　）%を超えるとの報告もある。

b. 妊婦の喫煙率は（　　）%で，
妊娠が分かっても禁煙しない妊婦が（　　）%も存在している。

c. 女性の喫煙者はストレス解消など（　　）的な要因が多い。

d. 禁煙指導で利用するのは（　　）療法である。

2 正しいものを選択せよ。

a. 妊婦の妊娠前喫煙率は（**10代**，30代）が多い。

b. 妊婦の喫煙による児の出生時体重の減少は平均すると（**200g**，20g，50g）程度であるが，500gとの報告もある。

c. 妊婦の喫煙率は上昇傾向で，
低出生児発症率は（**上昇**，下降）傾向である。

d. 女性が妊娠前，または妊娠（**3～4カ月**，5～6カ月）までに禁煙すれば，低体重発生リスクを低減できる。

e. 重喫煙妊婦と児のAD/HD発生リスクの関与は，
（**妊娠初期**，妊娠後期，出生後）が最も高い。

答え
1 a. 10　b. 30　c. 18　d. 認知行動
2 a. 10代　b. 200g　c. 上昇　d. 3～4カ月　e. 妊娠初期

❸ 妊娠中のサプリメント・健康食品

岡山大学大学院 保健学研究科 准教授　柴倉美砂子

▶保健機能食品制度の創設と健康食品の分類

　近年，サプリメント・健康食品の利用は，著しく増加している。サプリメント・健康食品の日本国内における定義は法的に定められていないが，一般的に健康の保持・増進のために摂取するものと認識されている。2001年に創設された保健機能食品制度では，国への許可などの必要性や食品の目的・機能の違いによって，保健機能食品を特定保健用食品（トクホ）と栄養機能食品に分類している（**図1**）。この制度によって分類することのできないサプリメント・健康食品を，「いわゆる健康食品」に分類する。

●特定保健用食品（トクホ）

　トクホは，個別に審査を受け，関与成分について表示する保健の用途の有効性や安全性が科学的に証明されており，食品としての基準を満たしていることなどを審査し，国の許可を得なければならず，許可された食品にはトクホマークが付けられる。現在では，表示される保健の用途は，大きく5つに分類され，次のような表示が許可されており，主に生活習慣病に罹患するまでの人やメタボリックシンドロームの人を対象としている。

- ・血糖値の気になる方へ
- ・血圧の気になる方へ
- ・おなかの調子を整えたい方へ
- ・骨や歯の健康のため
- ・体脂肪が気になる方へ

●栄養機能食品

　栄養機能食品は，ビタミン12種類（ナイアシン，パントテン酸，ビオチン，ビタ

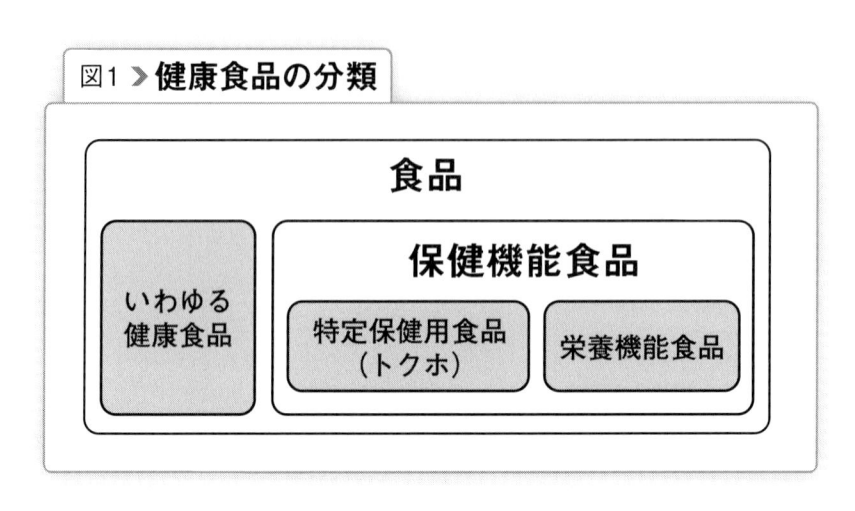

図1 ▶健康食品の分類

ミンA，ビタミンB_1，ビタミンB_2，ビタミンB_6，ビタミンB_{12}，ビタミンC，ビタミンD，ビタミンE，葉酸）とミネラル5種類（亜鉛，カルシウム，鉄，銅，マグネシウム）であり，これらの成分を既定の範囲内で含有していれば個々に国へ申請する必要はない。ただし，食品に栄養機能食品であることを表示する必要がある。栄養機能食品の機能表示の根拠は，これまでの研究により科学的に十分確立され，その機能表示は広く認知されている内容であり，厚生労働省によって基準が定められている。

栄養機能食品の目的は，足りない栄養素の補充である。現代の日本では，普通の食事をしていれば，これらの栄養素が不足することはまずない。多忙のため栄養に偏りがあると感じている人や，高齢のため食事が十分取れない人を対象としている。栄養機能食品は，利用しやすい形状をしているため，つい過剰摂取しがちであるが，記載されている1日当たりの摂取目安量は守るようにする。

● **いわゆる健康食品**

前述の2つに分類されないものが「いわゆる健康食品」に当たり，最も種類が多く，利用の目的も多様である。そのため，サプリメント利用による健康被害などの問題も，この「いわゆる健康食品」で生じている。このような被害を避けるためにも，「いわゆる健康食品」を利用する際には，GMPマークを目安にするとよい。

GMPとは，製品の安全性と一定の品質が確保されるようにするための製造工程や品質管理の基準である。「いわゆる健康食品」で多く見られるように，食品から成分を抽出・濃縮している場合には，原材料の品質や，抽出・濃縮の過程での成分の偏りが生じる可能性がある。継続して長期間利用する場合が多いため，健康を害さないためにも安全性や品質の確保は重要な問題である。現在，国内の健康食品のGMP認証機関は，一般社団法人日本健康食品規格協会（JIHFS）と公益財団法人日本健康・栄養食品協会の2つである。

▶妊娠とサプリメント

妊娠時には，母体の維持と胎児の成長のために栄養素が必要である。通常の食事からこれらの栄養素を補うのが最も理想的であるが，それぞれの事情によりサプリメントを利用する際には，サプリメントの分類や成分を十分に理解して利用しなければならない。

特に，妊娠中で注意が必要なのはビタミンAの過剰摂取である。ビタミンAの栄養機能食品には，栄養機能表示に加えて，注意喚起表示として妊娠初期（3カ月以内）や妊娠を希望する女性は過剰摂取にならないようにとの表示がある。ビタミンAは，胎児の発育には必須の栄養素であるが，過剰になると奇形を生じさせてしまう危険性がある。ただし，ビタミンA源の栄養機能食品として認められているβ-カロテンは，

体内で必要なだけビタミンAに変換されるため，過剰摂取による催奇形の危険性はなく，妊婦への注意喚起表示はない。

●葉酸摂取の重要性

葉酸は，テトラヒドロ葉酸に変換された後，DNA合成のための補酵素として働き，細胞分裂の盛んな胎児や骨髄，消化管組織での需要が高い。無脳症や二分脊椎といった神経管閉塞障害は，妊娠6週ごろまでに形成される神経管の融合不全により生じる奇形である。原因はさまざまであるが，葉酸の摂取不足などの栄養的因子，糖尿病や肥満，てんかん薬の服用などの環境的因子，そして遺伝的因子など，多数の因子が関与している。

研究報告や諸外国の使用例を基に，我が国では2000年に旧厚生省から葉酸摂取に関する情報提供についての通知が出された。妊娠を計画している女性は，妊娠の1カ月以上前から妊娠3カ月までの間，通常の食品からの葉酸摂取に加えて，サプリメントなどの栄養補助食品から1日0.4mgの葉酸を摂取すれば，神経管閉塞障害の発症リスクを集団として見た場合に低減させることが期待できる。3カ月を超えての利用も問題ないが，摂取量の増加に伴う神経管閉塞障害発生低減の関係性は認められてはいない。

ただし，5mgを超えるような葉酸の過剰摂取はビタミンB_{12}欠乏による巨赤芽球性貧血の神経学的徴候を見逃し病状を進行させる可能性や，亜鉛の吸収抑制の可能性もある。1日1mgまでの摂取であればこのような危険性はないと考えられ，葉酸摂取は1日1mgを超えないとされた。なお，神経管閉塞障害児を出産した経験のある女性の葉酸摂取は医師の管理下で行われる必要があり，産婦人科診療ガイドライン（産科編2011）では，1日4～5mgの葉酸摂取を妊娠前から妊娠3カ月まで勧めるのが妥当としている。

食品中の葉酸（プテロイルグルタミン酸）は，大部分がポリグルタミン酸型で存在し，体内でモノグルタミン酸型に分解されて吸収される。また，葉酸は水溶性で熱に弱く，調理により食品中のおおよそ半分は喪失される。このような性質のため，食事性葉酸の利用効率はサプリメントに比べて低く，おおよそ50％程度と見積もられている。一方，サプリメントの葉酸はモノグルタミン酸型であり，利用効率は85％程度と見積もられている。日本人の食事摂取基準に示されている葉酸の推奨量0.24mg/日は，食事性葉酸の生体内利用率を考慮して記載されている。妊娠を計画している女性は，妊娠の1カ月以上前から妊娠3カ月まで，サプリメントなどから0.4mgの葉酸を付加する。

健康日本21では，バランスのよいビタミン・ミネラルの適量摂取には1日350g程度の野菜摂取が必要とされており，おおよそ0.4mgの葉酸が摂取可能である。野菜を350g程度とる食事にサプリメントから葉酸0.4mgを摂取していれば，葉酸が欠乏

図2 ▶ 1日に摂取する葉酸量

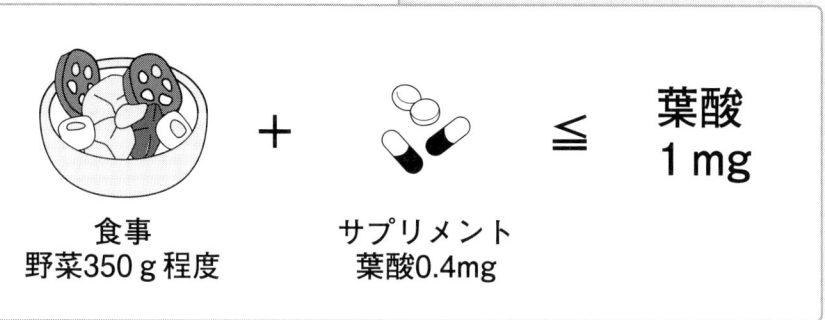

食事　　　　　　＋　　サプリメント　　　≦　　葉酸 1 mg
野菜350 g程度　　　　　葉酸0.4mg

する心配はない（**図2**）。妊娠3カ月以降の妊婦は0.24mgの葉酸を付加する。

▶ 1日当たりの摂取目安量を守る

　神経管閉鎖障害の発症リスクを低減させるという理由のみならず，妊娠中には，葉酸も含めたバランスのよいビタミンやミネラルの摂取が必要である。食事から十分な栄養摂取が難しい場合には，各種ビタミンやミネラルの含まれたサプリメントの利用は有効である。しかし，手軽に利用でき摂取しやすいサプリメントを用いた自己流の栄養管理は，持続的な過剰摂取になりやすく，栄養素の競合による吸収阻害が生じる可能性もあるため，1日当たりの摂取目安量を守るようにすることが大切である。

参考文献
1) 厚生労働省：保健機能食品制度の創設について
　http://www.mhlw.go.jp/topics/2002/03/tp0313-2a.html（2014年4月閲覧）
2) 一般社団法人日本食品安全協会：健康食品学，第4版，2012.
3) 厚生労働省：食品安全関係のパンフレット
　http://www.mhlw.go.jp/topics/bukyoku/iyaku/syoku-anzen/pamph.html（2014年4月閲覧）
4) Andrew J Copp* and Nicholas DE Greene. Genetics and development of neural tube defects. J Pathol 2010 ; 220 : 217-230.
5) 厚生労働省：神経管閉鎖障害の発症リスク低減のための妊娠可能な年齢の女性等に対する葉酸の摂取に係る適切な情報提供の推進について　http://www1.mhlw.go.jp/houdou/1212/h1228-1_18.html（2014年4月閲覧）
6) ジョン・ハズコック著，橋詰直孝監訳：ビタミン・ミネラルの安全性，第2版，第一出版，2007.
7) 日本産婦人科学会，日本産婦人科医会：産科婦人科診療ガイドライン―産科2011
　http://www.jsog.or.jp/activity/pdf/gl_sanka_2011.pdf（2014年4月閲覧）
8) 厚生労働省：「日本人の食事摂取基準」策定検討会報告書，日本人の食事摂取基準2010年版，第一出版，2009.
9) 厚生労働省：健康日本21（栄養・食生活）
　http://www1.mhlw.go.jp/topics/kenko21_11/b1f.html（2014年4月閲覧）
10) 厚生労働省：「健康食品」のホームページ
　http://www.mhlw.go.jp/stf/seisakunitsuite/bunya/kenkou_iryou/shokuhin/hokenkinou/index.html（2014年4月閲覧）

しばくら みさこ
臨床検査技師教育や健康食品管理士の育成に従事。健康食品やアロマセラピーの安全な利用方法について，ホームページや講習会などを開き情報発信している。また，アロマセラピーに用いられる精油の作用機序について研究を行っている。

確認テスト

1 以下の（　）を埋めよ。

a. 保健機能食品には（①　　　）と（②　　　）がある。

b. 保健機能食品の中で，国の審査を受けるのは（　　　）である。

c. サプリメントを利用する時，妊娠を計画している人や妊婦が摂取量に特に注意を払うビタミンは（①　　　）と（②　　　）である。

d. サプリメントの品質を知るには，（　　　）マークが参考になる。

2 正しいものを選択せよ。

a. 神経管閉塞障害の発症リスクを低減させるには妊娠（1カ月・6カ月）以上前から妊娠（3カ月・6カ月）まで通常の食事から得られる葉酸に加えて1日（0.2・0.4・0.6）mgの葉酸を付加する。

b. 日本人の食事摂取基準に示されている妊婦の葉酸摂取推奨量の付加量は1日（0.2・0.24・0.3）mgである。

c. 妊婦の葉酸摂取は（1.0・2.0・4.0）mgを超えないようにする。

d. 食事性葉酸の体内利用率はおおよそ（30・50・85）％程度と見積もられている。

e. 健康日本21では一日（250・350・500）g程度の野菜を摂取を推奨している。

答え　**1** a. ①特定保健用食品　②栄養機能食品　b. 特定保健用食品　c. ①ビタミンA　②葉酸　d. GMP
2 a. 1カ月　3カ月　0.4　b. 0.24　c. 1.0　d. 50　e. 350

❹ 妊産婦と薬・放射線

総合病院玉野市立玉野市民病院 産婦人科部長兼診療部長　岸本廉夫

　妊娠中の無用な薬剤投与や放射線の被曝は避けるべきであることは言うまでもないが，多くの妊婦が妊娠中の薬剤や放射線に対し，過剰に恐れを抱いていることは否定できない。

　近年，妊娠年齢の高齢化が進み，種々の合併症を持つ婦人の妊娠，いわゆる合併症妊娠が増加しており，この場合は妊娠経過と妊娠前より有する疾患をよりよき状態にするために，あるいは悪化させないために，薬剤を投与する必要性が高くなる。例えば，高血圧症合併妊娠では，必要に応じて適切に降圧薬投与を行わなければ加重型妊娠高血圧腎症を発症し，母児の予後が悪化するリスクが高いことが容易に理解されよう。これはほんの一例であるが，適切な診断のための放射線検査でも同様のことが言える。**表1**に，妊娠中を含め妊娠可能年齢婦人への薬剤投与と放射線検査，特に薬剤投与の基本原則を示した。

　なお，ここでは図，表に重要事項のポイントをまとめ，本文は必要な図・表の追加解説あるいは図・表にない重点事項の説明や考え方を記した。

表1 ▶ 女性に投薬する際の注意

①生殖可能年齢では，まず妊娠の可能性を念頭に置く。

②月経開始日から10日間はまず妊娠はあり得ないので，薬剤も放射線も安全であるが，それ以降は注意する。

③特に最終月経開始日から28日以降の婦人では注意する（医師は妊娠の可能性を考えて，安全性を確認する→必要なら妊娠反応の施行。また，患者の自己申告の最終月経期間は盲信してはならない）。

④慢性疾患婦人で妊娠を考慮している場合は，妊娠前より胎児に対しより安全性の高いとされる薬剤に変更しておく（妊娠を考慮に入れた治療計画と計画的妊娠）。

⑤薬剤は必要性があって投与するものであり，安全だから投与するものではないことを常に患者に説明しておく。

⑥母体に投与したほとんどの薬剤は，胎盤を通過して胎児体内に入る。

胎児は薬剤から守られていない

▶妊産婦と薬剤：基礎編 ～薬剤投与の原則と考え方

妊娠中に投与する薬剤の児への影響は**表2**に示すように，各種のものがある。催奇形性が最も問題となるが，ほかの障害も念頭に置いておく必要がある。ここでは，催奇形性に重点を置いて述べる。

●妊娠週数と催奇形性

図1に，妊娠経過と薬剤の影響を示したが，妊娠4～7週末の間は薬剤や放射線の影響により奇形発生が特に起こりやすい時期で，これを絶対過敏期「奇形発生臨界期」と言う。

出生時の先天異常の頻度は約3％とされ，決してまれなのもではない。**表3**に，先

表2 ▶ 母体に投与された薬剤の胎児・新生児への作用

①催奇形性	②代謝障害（機能障害）	③子宮内胎児発育遅延
④精神運動発達遅延	⑤胎児死亡	⑥性腺機能障害
⑦血液障害・出血傾向	⑧甲状腺機能低下	⑨腎機能障害
⑩中枢神経系機能抑制	⑪新生児離脱症候群	⑫発がん性

図1 ▶ 妊娠の経過と薬剤の影響

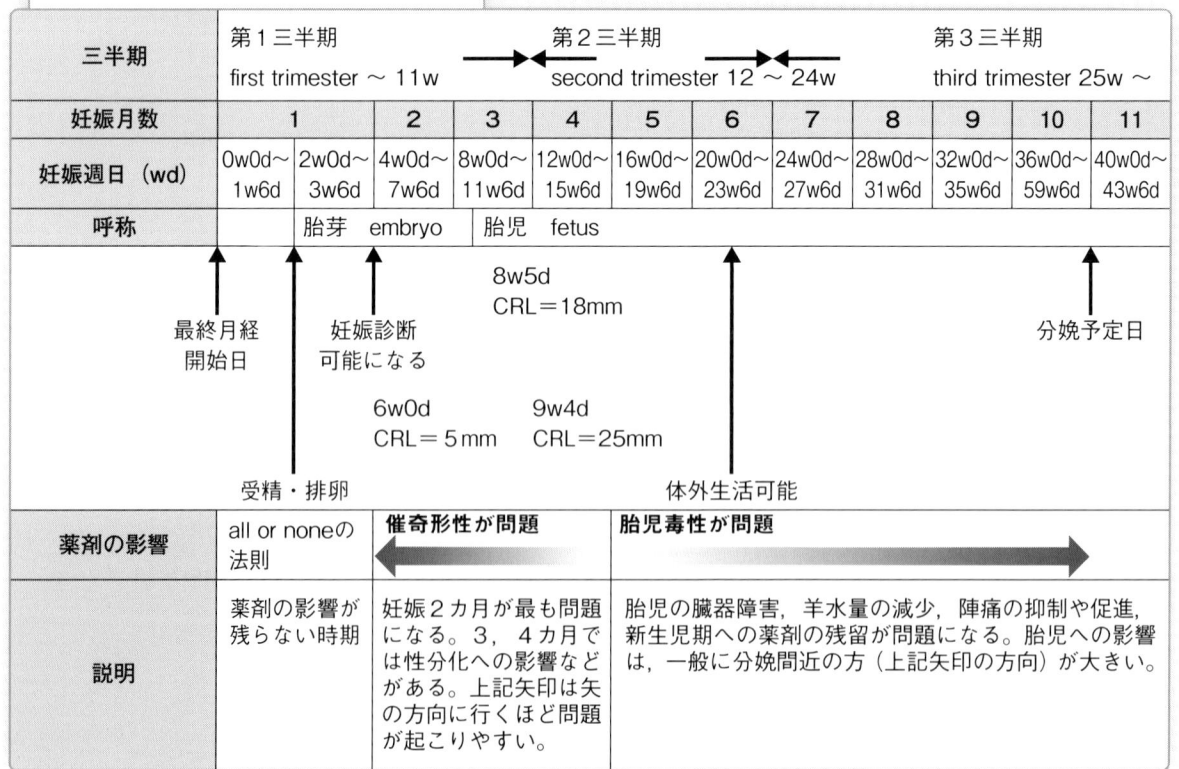

三半期	第1三半期 first trimester ～ 11w				第2三半期 second trimester 12～24w				第3三半期 third trimester 25w～			
妊娠月数	1	2	3	4	5	6	7	8	9	10	11	
妊娠週日（wd）	0w0d～ 1w6d	2w0d～ 3w6d	4w0d～ 7w6d	8w0d～ 11w6d	12w0d～ 15w6d	16w0d～ 19w6d	20w0d～ 23w6d	24w0d～ 27w6d	28w0d～ 31w6d	32w0d～ 35w6d	36w0d～ 59w6d	40w0d～ 43w6d
呼称		胎芽 embryo			胎児 fetus							
薬剤の影響	all or noneの法則	催奇形性が問題			胎児毒性が問題							
説明	薬剤の影響が残らない時期	妊娠2カ月が最も問題になる。3，4カ月では性分化への影響などがある。上記矢印は矢の方向に行くほど問題が起こりやすい。			胎児の臓器障害，羊水量の減少，陣痛の抑制や促進，新生児期への薬剤の残留が問題になる。胎児への影響は，一般に分娩間近の方（上記矢印の方向）が大きい。							

主要イベント：
- 最終月経開始日（0w0d付近）
- 妊娠診断可能になる
- 受精・排卵
- 6w0d CRL=5mm
- 8w5d CRL=18mm
- 9w4d CRL=25mm
- 体外生活可能
- 分娩予定日

林昌洋，佐藤孝道，北川浩明編：実践 妊娠と薬（第2版），P.3，じほう，2010．より一部改変

天異常の頻度と原因を示したが，大部分は原因不明や遺伝性疾患であり，薬剤や放射線によるものは1％程度と考えられている。しかし，妊娠中に薬剤や放射線の暴露を受けた妊婦が先天異常（奇形）児を出産した場合，産婦やその家族は奇形の原因を薬剤・放射線に求めることが多いことは否めない。そのため，医療者は薬剤投与を行う際には，薬剤の安全性と危険性を説明するのみならず，先天異常（奇形）の発生率と原因にも，**表3**などの資料を見せながら必ず言及しておくべきである。

次に，妊娠各時期の薬剤投与について述べる。

受精前～妊娠3週末（表4）

この時期の胎児に及ぼす薬剤の影響（催奇形性）は，基本的に考慮する必要はない。**表4**に示した"all or none"の法則は，次項で述べるサリドマイド奇形調査で実証されたエビデンスレベルの高い法則である。受精前～妊娠3週末は，婦人は妊娠を認識していない時期であり，月経遅延で産科を受診し妊娠が判明した時に，「この時期に薬や放射線検査を受けたので，胎児に悪影響がないか心配です」との質問を受けた経験がある医療者は多いと思う。

回答としては"all or none"の法則に則り，「薬剤の影響による奇形発生の心配はない」と述べればよい。なお，この"all or none"の法則を，受精卵に何ら悪影響を

表3 ▶ 先天異常の頻度と原因

［発生頻度］ 3％（2～4％）
［発生原因］ 65～70％：原因不明
　　　　　　 25％：遺伝性疾患（遺伝子の異常）
　　　　　　　4％：母体疾患（糖尿病，アルコール中毒など）
　　　　　　　3％：染色体異常
　　　　　　　3％：母体感染症
　　　　　　　1％：**薬剤**，**放射線**，化学物質，高体温など

Willson, 1993，および他のデータより

表4 ▶ 受精前～妊娠3週末の薬剤投与

①理論的には，受精前に薬剤の影響を受けた卵子は受精能力を失うか，受精しても着床しなかったり妊娠早期に流産したりして消失する。
②受精後19日以前に影響を受けた場合は，着床しなかったり流産したりして消失するか，あるいは完全に修復されて健児を出産する。
　＝all or noneの法則

ただし，一部の体内長期間蓄積薬剤には注意：高用量のVit.A，角化症治療薬（Vit.A誘導体：チガソン®），C型肝炎治療用抗ウイルス薬（レベトール®，リバピリン®）など

> **表5 ▶ 妊娠４～７週末（妊娠２カ月）の薬剤投与**
>
> ①胎児の中枢神経，心臓，消化器，四肢など重要臓器が発生・分化する時期（器官形成期）で，催奇形性という意味で最も敏感な時期。
> **絶対過敏期（奇形発生臨界期）：受精後20～37日目（妊娠４週６日～７週２日）**
> （Evidence：サリドマイド奇形調査より）
> ②妊娠と気づかず薬剤投与が行われることが最も多い時期であり，そのような場合は十分なデータに基づいて適切なカウンセリングを行う必要がある。

及ぼさないと，誤った説明をしている医療者が意外に多い。着床障害や微小流産（化学流産）などの悪影響はあるが，妊娠が継続した場合は胎児奇形は生じないという法則であることは銘記しておく必要がある。

妊娠４～７週末（妊娠２カ月）（表５）

　この時期は，各種の重要臓器が形成される器官形成期であり，前述のように薬剤による奇形発生が特に起こりやすい時期で，注意を要す。1960年代に欧米を中心に，妊娠初期の嘔気・嘔吐や不眠にサリドマイドを投与された妊婦が，四肢が欠損した「あざらし症児」（いわゆるサリドマイドベビー）を出産し，世界的大問題となった。サリドマイドベビーの詳細な大規模調査により，絶対過敏期（奇形発生臨界期）は受精後20～37日（妊娠４週６日～７週２日）との結論が得られた。不幸な経験から得られた信頼性の高いエビデンスである。

　臨床実践編で後述するが，薬剤投与が必要な場合は，奇形発生臨界期であるが故により安全な薬剤を慎重に選択し，妊婦に十分な説明をした後に投薬しなければならない。また，産科初診前のこの時期に内服した薬剤の児に及ぼす影響について相談を受けることも多いが，内服薬剤名・内服日数・時期を問診し，文献的事実に基づいて回答する必要がある。不明な点があれば，「妊娠と薬情報センター」を利用するべきである。

妊娠８～15週末（妊娠３～４カ月）

　催奇形性の相対過敏期と言われている。すなわち，催奇形性という意味では，薬剤に対する胎児の感受性は次第に低下する。しかし，**表６**に示す注意はなお必要である。

妊娠16～分娩（表７）

　奇形は惹起されないが，胎児毒性（身体的発育：子宮内胎児発育遅延）や機能的発育（胎児動脈管閉鎖：後述），適応障害（呼吸障害）などに及ぼす影響が問題となる時期である。

　また，分娩直前まで母体が長期間内服していた薬剤，特に向精神薬，抗うつ薬（後述）では，出生後は胎盤を介した児への薬剤移行が途絶することにより，「新生児薬

表6 ▶ 妊娠8〜15週末（妊娠3〜4カ月）の薬剤投与

薬剤の胎児催奇形性の感受性は次第に低下する（相対過敏期）。
① しかし，催奇形性のある薬剤についてはなお慎重に投与する。発生・分化には相当な個体差があり，胎児によっては重要な器官の形成中であることも考えられる。
② 口蓋の閉鎖（12〜16週頃）や性器の分化（12週過ぎまで）などが問題となる時期。
　例）男性ホルモン作用を有する薬剤（ボンゾール®など）による，女児の外陰部の男性化

表7 ▶ 妊娠16週〜分娩の薬剤投与

・胎児の毒性，身体的・機能的発育に及ぼす影響（発育の抑制）が問題となる。
・分娩直前では，新生児の適応障害（呼吸抑制など）や薬剤の離脱障害（新生児薬物離脱症候群）を起こすことがある。

① 奇形のような胎児形態異常は誘起されない。
② 母体に投与された薬剤のほとんどは，胎盤を通過（大部分は単純拡散）して胎児に到達する。
③ 胎児肝臓機能も薬剤を代謝する能力を持っている可能性があるが，胎児の脳・血液関門は未発達であり，胎児脳は薬剤の影響を受けやすい。

物離脱症候群」が発生することがある。症状としては，出生後しばらくして振戦，易刺激性，興奮状態などの神経症状が見られるが，重篤例では痙攣や無呼吸発作が出現する。多くは一過性であるが，慎重な観察や治療を要す児であるので，当症候群を起こす可能性がある症例では，分娩前に新生児担当医に情報を提供しておく必要がある。

▶妊産婦と薬剤：臨床実践編

　薬剤を処方・投与するのは医師であるが，産科臨床現場の最前線にいる助産師にも知っておいてもらいたい基本的事項を解説する。なお，薬剤名は原則としてよく知られている商品名で記載する。

●投与薬剤の選択方法・基準

　表8に，妊娠中に使用する薬剤の選択基準を示した。当然のことながら，ヒト胎児に及ぼす影響の臨床試験はできないので，動物実験結果を参考にするしかない。新薬の発売に際して，薬剤添付文書（薬事法規定）には，動物実験成績に基づいた妊産褥婦への投与の注意が記載されているが，「投与禁忌」あるいは「治療上の有益性が危険性を上回ると判断された場合のみ投与すること」（以下，「有益性投与」）となっている薬剤がほとんどである。この判断根拠については，厚生労働省の指針（通達）は

あるものの，厳格な統一基準はない。いささか仔細になるが，**図2**のような流れで決定されているものの，科学的合理性のあるエビデンスに基づいて決定されているとは言い難く，投与基準の記載理由は各種薬剤でまちまちであることを理解されたい（**表9，10**）。

表8 ▶ 妊娠中に使用する薬剤の選択の順序
ヒト胎児に対して安全な薬 ↓ 動物胎仔に対して安全な薬 ↓ 類似の薬の安全性を参考にして安全と考えられる薬

　薬剤投与に際しては，薬剤添付文書に従って判断するのが原則であるが，極めて限られた薬剤しか安全性は担保されておらず，実地臨床上問題がある。現実には，「有益性投与」と記載されている薬剤のうち，発売後長年を経てヒトでの使用症例が豊富と考えられるもので，催奇形性などの有害事象の報告がない薬剤を選択して投与せざるを得ない。また，米国FDA（食品医薬品局）の注意文書を参考にすることも有用である。

　なお**表11**に示すように，「有益性投与」とされている薬剤の中で，現時点で奇形発生率の明らかな増加が立証されているものはごく一部に限られている。

　また，薬剤の胎盤通過性も薬剤選択の重要な因子である。**表12**に例を挙げたが，胎盤通過性のより少ない（不良な）薬剤を選択すべきである。本稿の主題ではないので詳しくは触れないが，経母体的に胎児治療を施行する場合は（例えば胎児肺成熟促進），胎盤通過性の良好な薬剤を選択するのは当然である。

●薬剤投与の実際

　表13に，虎の門病院の「妊娠と薬相談外来」における妊婦が服用した薬剤を，薬効別に上位22位まで示した[1]。上位から総合的に見ると，上気道炎などの炎症や感染に対する薬剤，妊娠に伴う消化器系症状に対する薬剤，神経精神系薬剤，抗アレルギー薬剤が大多数を占めている。ここでは，これらの薬剤と共に助産師に知っておいてほしいと産科医が思う薬剤について実践的に述べる。

抗生剤の使い方

　非常に特殊な感染症でない限り，**表14**に示したペニシリン系およびセフェム系抗生剤を投与する。また，クラミジア感染症に第一選択で用いられるマクロライド系のジスロマック®も，非妊時と同様に投与してよい。これらの薬剤は，添付文書では「有益性投与」の薬剤であるが，胎児・新生児における有害事象は報告されておらず，非妊婦に対する投与と同様の注意を払いながら投与可能である。

　逆に，禁忌抗生剤を覚えておけば有用である。アミノグリコシド系，テトラサイクリン系，クロラムフェニコール系は絶対禁忌である。また，非妊時にはよく用いられ

図2 ▶「薬剤添付文書」における妊産婦・授乳婦への薬剤投与に関する表現

A（データ）	B（理由）	C（注意対象期間）	D（措置）
1. 本剤によると思われるヒトの奇形の症例報告がある場合	→ 1. 催奇形性を疑う症例報告があるので，	1. 妊婦または妊娠している可能性のある婦人には	1. 投与しないこと
2. 奇形児を調査したところ，母親が妊娠中に本剤を投与された症例が対照群と比較して有意に多いとの報告がある場合	→ 2. 奇形児を出産した母親の中に本剤を妊娠中に投与された例が対照群と比較して有意に多いとの疫学的調査報告があるので，	2. 妊婦（〜カ月以内）または妊娠している可能性のある婦人には	2. 投与しないことが望ましい
3. 妊娠中に本剤を投与された母親を調査したところ，奇形児出産例が対照群と比較して有意に多いとの報告がある場合	→ 3. 本剤を妊娠中に投与された患者の中に奇形児を出産した例が対照群と比較して有意に多いとの疫学的調査報告があるので，	3. 妊娠後半期には	3. 治療上の有益性が危険を上回ると判断される場合にのみ投与すること
4. 妊娠中に本剤を投与された母親から生まれた新生児に奇形以外の異常が認められたとする報告がある場合	→ 4. 新生児に〜を起こすことがあるので，	4. 妊娠末期には	4. 減量または休薬すること
5. 母体には障害はないが胎児に影響を及ぼすとの報告がある場合	→ 5. 胎児に〜を起こすことがあるので，	5. 授乳中の婦人には	5. 大量投与を避けること
6. 妊婦への投与は非妊婦への投与と異なった危険性がある場合	→ 6. 〜を起こすことがあるので，		6. 長期投与を避けること
7. 妊娠中に使用した経験がないかまたは不十分である場合	→ 7. 妊娠中の投与に関する安全性は確立していないので，		7. 本剤投与中は授乳を避けさせること
8. 薬物がヒトの乳汁に移行し，乳児に対し有害作用を起こすとのデータがある場合	→ 8. ヒト母乳中へ移行する（移行し〜を起こす）ことがあるので，		8. 授乳を中止させること
9. 動物実験で乳汁中に移行するとのデータがある場合	→ 9. 動物実験で乳汁中に移行することが報告されているので，		
10. 動物実験で催奇形性作用が認められている場合	→ 10. 動物実験で催奇形性作用が報告されているので，		
11. 動物実験で催奇形成以外の胎仔（新生仔）に対する有害作用が認められている場合	→ 11. 動物実験で胎仔毒性（胎仔吸収…）が報告されているので，		

平成9年4月25日薬発第607号「医薬用医薬品の使用上の注意記載要領について」より

表9 ▶ 薬剤添付文書で"投与しないことが望ましい"あるいは"投与しないこと"となっている薬剤の，その記載理由

以下のように，まちまちである。
①催奇形性を疑う症例報告がある。　　②妊娠中の投与に関する安全性は確立していない。
③他に替わるべきより安全な薬剤がある。　　④メーカーが妊婦への投与を希望していない。
　　　　　　　　　　　　　　　　　　　　　　　　　　　　　　　　　　　など

表10 ▶ 日本における薬剤添付文書中の妊産婦への投与に関する表現法の例

商品名	クラビット®（キノロン系抗菌薬）	ペントシリン®（ペニシリン系抗生剤）
データ	ヒト胎児でのデータ未確認 ラットでは催奇形性認めず ↓	ヒト胎児でのデータ未確認 動物で催奇形性認めず ↓
理由	安全性が確立していない ↓	安全性が確立していない ↓
措置	投与禁忌	治療上の有益性が危険性を上回ると判断される場合のみ投与

表11 ▶ 「有益性投与」薬剤で催奇形性が立証されている薬剤

『妊婦または妊娠している可能性のある婦人には』
↓
『治療上の有益性が危険性を上回ると判断される場合のみ投与すること』

となっている薬剤（薬剤の大部分）は，抗てんかん薬，抗甲状腺薬のメルカゾール®を除いて，催奇形性の明らかな確証が得られていない（抗うつ薬のパキシル®については最終結論は出ていない）。

・抗てんかん薬の催奇形性：OR3.26　evidence level Ⅰa
　　　　　　　　→可能な限り最少量の単剤投与を
・バセドウ病の治療：妊娠を計画している患者には，これまでに催奇形性の報告があるメルカゾール®は避け，プロパジール®を選択する方が無難

バセドウ病薬物治療のガイドライン，2006

表12 ▶ 胎盤の通過性は薬剤選択の重要な因子

ほとんどの薬剤は単純拡散により胎盤を通過するが，薬剤により胎盤通過性は異なる。
例）

	通過性良	通過性不良
抗凝固薬	ワーファリン	ヘパリン
副腎皮質ホルモン	ベタメタゾン，デキサメタゾン	プレドニゾロン
糖尿病薬	経口薬	インスリン

表13 ▶ 薬剤の薬効別使用頻度（虎の門病院，2007年）

順位	薬効名	件数	順位	薬効名	件数
1	解熱鎮痛消炎剤	4,743	12	ビタミン	1,128
2	消化性潰瘍用剤	2,986	13	消炎酵素製剤	1,112
3	総合感冒薬	2,857	14	気管支拡張薬	1,073
4	神経精神用剤	2,742	15	止しゃ整腸薬	1,039
5	催眠鎮静剤，抗不安剤	2,680	16	合成抗菌薬	1,010
6	抗生物質	2,534	17	健胃消化薬	999
7	アレルギー薬	1,634	18	去痰薬	929
8	漢方製剤	1,434	19	鎮咳去痰薬	824
9	制吐剤	1,343	20	副腎ホルモン剤	798
10	鎮咳薬	1,230	21	便秘治療薬	622
11	抗ヒスタミン剤	1,203	22	制酸薬	441

林昌洋，佐藤孝道，北川浩明編：実践 妊娠と薬（第2版），じほう，2010.

表14 ▶ 抗生剤の使い方

妊娠中の全期間にわたり，比較的安全に使用可能な抗生物質を〇で示す。

これらは有益性が上回れば投与可の薬剤であるが，実地臨床上，非妊婦に投与する場合と同じ注意を払いながら投与してもよいものであり，ヒトでの使用経験で胎児や哺乳中の新生児に対する副作用が報告されていない薬剤。

〇	・ペニシリン系　・セフェム系　・マクロライド系　・リンコマイシン系

特殊な感染症でない限り，ペニシリン系かセフェム系を第一選択とし，妊婦への使用実績がまだ短期間である第四世代セフェム系は，できるだけ第一選択薬剤とはしない。

投与不可の薬剤は×で示す。

×	・アミノグルコシド系：第8脳神経障害（聴覚障害） ・テトラサイクリン系：歯や骨への色素沈着，骨形成不全 ・クロラムフェニコール系：妊娠末期の投与による新生児gray syndrome（児死亡率：40％）

参考［抗菌剤：キノロン系は×；理由…安全性が確立していないため］

るキノロン系のクラビット®も，前述のように添付文書で投与禁忌になっているので，あえて投与することは控える。

なお，非妊時でも同様であるが，抗生剤のみならずいかなる薬剤でも漫然と長期間投与するものではない。

解熱（消炎）鎮痛薬，総合感冒薬・鎮咳去痰薬

非妊婦では上気道炎などで使用頻度の高い薬剤であるが，表15に妊婦における投

表15 ▶ 解熱（消炎）鎮痛薬投与の実際

①特に胎児動脈管収縮作用が問題となるので，解熱鎮痛薬の使用は原因除去が不可能な場合に限るべきである。

②比較的安全に使用可能なものは，NSAIDs（非ステロイド性抗炎症薬）に分類されない非ピリン系解熱鎮痛薬のうち，下記の薬剤である。
・アセトアミノフェン（カロナール®，ナパ®，ピリナジン®）
ただし，近年，胎児動脈管収縮が報告され，2012年4月から添付文書に「有益性投与」が追加されたが，エビデンスレベルは低い。

③NSAIDsに分類されないピリン系（メチロン®）は，動物実験で催奇形性があるので安易に使用しない。

表16 ▶ 非ステロイド性抗炎症薬（nonsteroidal anti-inflammatory drugs：NSAIDs）の使用上の注意と副作用

副作用（胎児への影響）：ほとんどはプロスタグランディン系の合成抑制による。

①胎児動脈管の収縮，閉鎖→胎児肺高血圧→持続肺高血圧症→新生児における胎児循環持続症（persistent fetal circulation：PFC）：児死亡率20〜40％
インドメタシンについては32週以降は特に危険であり，使用は控えるのが原則（本邦では妊娠中の使用は禁忌。ボルタレン®も禁忌）

②子宮収縮の抑制：陣痛抑制への臨床応用が行われることもある（インドメタシン）

③胎児腎血流量やGFRの抑制：以前は羊水過多への臨床応用が行われていたインドメタシンの投与により胎児尿産生が減少し，羊水が少なくなる（羊水過小）

④新生児壊死性腸炎

⑤母体血小板凝集の抑制：習慣性流産への臨床応用（アスピリン）
抗リン脂質抗体陽性のために流産や子宮内胎児死亡を繰り返す妊婦では，血小板凝集の抑制を目的として，微量（1日60〜100mg）のアスピリンを低分画ヘパリンと併用し，持続的に投与する（妊娠28週で中止）

与の実際を示した。

　NSAIDs（非ステロイド性抗炎症薬）は一般臨床で広く用いられている薬剤であるので，ここで妊婦投与における問題点を学んでおきたい。いささか専門的になることを了承いただきたいが，重要な事項である。

　表16に示すように，多岐にわたる注意と副作用があり，中でも胎児動脈管の収縮・閉鎖による新生児死亡率は看過できない高率である。NSAIDsの安易な使用は控えるべきであることが容易に理解される。しかし，抗リン脂質抗体症候群による習慣性流産におけるアスピリンの使用は有益で治療効果が認められており，投与すべきであるが，妊娠後半期の投与は控える必要があり，分娩予定日12週前（妊娠28週）に投与

表17	妊婦におけるNSAIDsの使用の現段階における結論

断定的，明快に言えば，
①可能ならば（母体の状況が許せば），妊娠中，特に妊娠後期の使用は避けるべきである。
②母体慢性疾患のためどうしても長期投与が不可避ならば，NSAIDsではないアセトアミノフェン（カロナール®など）を選択する。

を終了する必要がある。一般に，妊娠後半期には慎重投与・禁忌と記載されているNSAIDsについては，十分な説明と同意の下に投与することは当然であるが，現時点における妊娠時のNSAIDs使用の考え方を**表17**に記した。

総合感冒薬・鎮咳去痰薬も妊婦が投与を希望することが多い薬剤である。非妊婦での処方が比較的多いPL顆粒はアセトアミノフェンを含有しているので，アセトアミノフェン単独投与時と同様の注意を払う必要がある。一般に，過去の使用経験から妊娠中投与が比較的安全と考えられている薬剤の例（次項に述べる薬剤を含む）を**表18**に挙げたが，妊婦の軽度な各種疾患・症状に対してはあえて薬剤を投与しないと十分説明して対応することも必要である（**表19**）。

消化器製剤・制吐薬（妊娠に伴う消化器症状に対する薬剤）・痔核症

表18のように，悪阻に対してプリンペランの投与は許容されるが，本項に含まれる多くの薬剤は生活指導や食事指導を優先すべきであり，それなしに漫然と投与すべきではないことは銘記していただきたい。

喘息治療薬・抗アレルギー薬

妊娠中の気管支喘息発作は，胎児の低酸素症を惹起し胎児予後に悪影響を与えるので，妊娠中でも喘息治療薬，特に発作時の薬剤は必要である。薬剤は呼吸器内科医と相談して適切に選択する必要があり，専門的になるので割愛する。

第一，第二世代の抗ヒスタミン薬の多く（レスタミン®，ポララミン®，ドララミン®，ザジテン®など）は有益性投与となっているが，胎児にとって安全な薬と考えてよい。しかし，一般的に，アレルギー性鼻炎や気管支喘息などで薬剤の投与が必要不可欠の場合は，胎児への影響を最低限に抑えるために，点鼻薬，スプレー薬，吸入薬などの局所投与を考慮することが原則である。

降圧薬

妊娠を希望している薬剤投与が必要な高血圧症婦人には，妊娠前より，催奇形性のない降圧薬を投与するのが原則である。**表20**の○の薬剤で適切な血圧にコントロールすることが肝心である。いずれの疾患でも言えることであるが，妊娠が判明してから妊娠中禁忌薬剤を○の薬剤に変更することがないよう，助産師も指導・相談の機会があればこの知識を生かしていただきたい。

表18 ▶ 妊娠中に比較的安全とされている薬剤

1. **解熱鎮痛薬：有益性投与**
①アセトアミノフェン（カロナール®，ナパ®，ピリナジン®）
②イブプロフェン（ブルフェン®）

2. **鎮咳去痰薬，風邪全般**
①デキストロメトルファン（メジコン®）：有益性投与
②麦門冬湯　　③葛根湯　　④小青龍湯

3. **便秘薬，整腸薬，胃炎・健胃消化薬・消化性潰瘍薬，痔疾**
①センノシド（プルゼニド®）：有益性投与
②ピコスルファートナトリウム（ラキソベロン®）：有益性投与
③整腸薬，健胃消化薬には妊婦投与に危険性のある薬剤はない
④消化性潰瘍薬
　・H_2受容体拮抗薬：ガスター®など　　・プロトンポンプ阻害薬：オメプラール®など
⑤強力ポステリザン軟膏

4. **制吐薬**
　メトクロプラミド（プリンペラン®）：有益性投与
　注）ナウゼリン®：動物実験結果より禁忌となっているので投与しない

5. **抗ヒスタミン薬**
①クロルフェニラミン（ポララミン®）：有益性投与　　②タベジール®：有益性投与
③レスタミンコーワ®
　注）アタラックス-P®：催奇形性報告があり禁忌（催奇形性を否定した調査もある）

表19 ▶ 妊婦への薬剤投与の必要性の判断と説明・指導

　時には母体の疾患（症状）をあえて薬によって治療しない方がよいというインフォメーションを与えて同意を得ることも必要。
　例）感冒による軽度の咳や38℃以下程度の発熱に対し，安静や頭部冷罨などの一般療法で対応するように指導する。

　また，降圧目的での安易な利尿薬の使用はかえって病状を悪化させるので，使用すべきでないことも知っておくと有用である。

抗うつ薬，抗不安薬・眠剤，抗てんかん薬など（表21）

　近年，生殖可能年齢婦人のうつ状態，うつ病は増加傾向にある。また，月経前症候群の治療で，抗うつ薬であるSSRI（選択的セロトニン再取り込み阻害薬），SNRI（セロトニン・ノルアドレナリン再取り込み阻害薬）などの新しい薬剤が投与されることも多い。さらに，抗不安薬・眠剤であるベンゾジアゼピン系薬剤の服用例も多い。こ

表20 ▶ 降圧薬の選択

妊娠時の高血圧に比較的安全に使用可能な降圧薬を○で示す。

○
- α-メチルドパ（アルドメット®）：有益性投与
- 塩酸ヒドララジン（アプレゾリン®）：有益性投与
- ニフェジピン（アダラート®）：20週未満禁忌，20週以後有益性投与
- ニカルジピン（ペルジピン®）：有益性投与

投与不可の薬剤は×で示す。

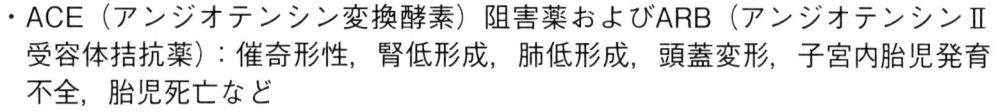

×
- ACE（アンジオテンシン変換酵素）阻害薬およびARB（アンジオテンシンⅡ受容体拮抗薬）：催奇形性，腎低形成，肺低形成，頭蓋変形，子宮内胎児発育不全，胎児死亡など
- 自律神経節遮断薬：新生児麻痺性イレウス
- ラウオルフィア製剤（アポプロン®）：催奇形性，胎児交感神経・副腎髄質抑制，胎児発育遅延，胎児死亡

その他，上記以外の薬剤：妊娠中投与のデータが不足しているため投与不可

表21 ▶ 抗うつ薬, 抗不安薬・眠剤, 抗てんかん薬について

1．抗うつ薬
①SSRI：パロキセチン（パキシル®）：有益性投与
- 先天性心疾患が1.6倍増加
- 新生児遷延性肺高血圧症の増加が報告（NEJM, JAMA）されているが，最終結論は出ていない
  →もしも可能ならば投与を控えるべき
  他のSSRI（ルボックス®，ジェイゾロフト®）では，催奇形性の報告は現時点ではない。
②SNRI：トレドミン®，サインバルタ®：有益性投与
  催奇形性の疫学研究報告なし
③三環系抗うつ薬（トリプタノール®，トフラニール®など）：有益性投与
  明らかな催奇形性の報告なし。妊娠中の抗うつ薬の第一選択薬である
④四環系抗うつ薬（テトラミド®など）：有益性投与
  明らかな催奇形性の報告なし

2．抗不安薬・眠剤：ベンゾジアゼピン系薬剤（セルシン®, デパス®など）
  有益性投与の薬剤であるが，明らかな催奇形性の報告なし

3．抗てんかん薬：いずれの薬剤も催奇形性（二分脊椎を含む）あり
①カルバマゼピン（テグレトール®）
②パルプロ酸ナトリウム（デパケン®）：テグレトール®より催奇形性が強いので，可能であれば他の抗てんかん薬に変更する

4．新生児薬物離脱症候群：特にSSRI, ベンゾジアゼピン系薬剤では注意
  出生後しばらくしての新生児振戦，易刺激性，興奮状態，重篤例では痙攣や無呼吸発作。多くは一過性

表22 妊婦へのワクチン接種の適否

妊婦への接種	ワクチンの種類
推奨	インフルエンザ
有益性投与	BCG, 日本脳炎, DPT/DT, B型肝炎, 肺炎球菌, インフルエンザ菌b型, A型肝炎, 狂犬病, 黄熱病, コレラ
推奨せず	ヒトパピローマウイルス
禁忌	麻しん, 風しん, おたふくかぜ, 水痘, ポリオ

DPT：ジフテリア・百日せき・破傷風混合ワクチン　　日本産婦人科医会：研修ノートNo87.「ワクチンのすべて」, 2011.

表23 授乳婦へのワクチン接種の適否

授乳婦への接種	ワクチンの種類	備考
有益性投与	おたふくかぜ, BCG, 日本脳炎, ポリオ, DPT/DT, B型肝炎, インフルエンザ, 肺炎球菌, インフルエンザ菌b型, ヒトパピローマウイルス, A型肝炎, 狂犬病, 黄熱病, コレラ	
推奨	風しん, 麻しん, 水痘	感受性のある女性に対して

日本産婦人科医会：研修ノートNo87.「ワクチンのすべて」, 2011.

れらの薬剤は必要性があって投与されているものであり，産婦人科医が治療する月経前症候群を除き，安易な薬剤の中止（特にSSRIのパキシル®）は疾患の悪化や離脱症状を招来するリスクがあるので，治療専門医と密接に連携をとった上で，薬剤の変更，減量などを行う必要がある。

また，抗てんかん薬は前述のように明らかに催奇形性を有するが，てんかん発作（失神・無呼吸状態）による妊婦の危険性と胎児低酸素症を回避するために，内服を中断してはならない。専門医と相談して可能な限り最少量の単剤投与を継続すべきである。

ここで述べた事項は，専門性が高いので仔細を学習する必要性は乏しいが，一般概念は知っておいてほしい。

ワクチン（表22, 23）

妊娠中は風疹ワクチンなどの弱毒生ワクチンは禁忌であり，不活化ワクチン，トキソイドは有益性投与と覚えておいてほしい。授乳中はすべてのワクチンが安全に投与可能である。

特に，妊婦がインフルエンザに罹患すると重症化しやすいので，妊娠時期を問わず流行期前のワクチン接種を推奨すべきである。なお，妊婦がインフルエンザに罹患した時は，抗インフルエンザ薬（有益性投与）の催奇形性，胎児毒性の報告はないので，

表24 ▶ 妊婦への薬剤投与のまとめ

①胎児は薬剤から守られていない。
　母体に投与したほとんどすべての薬剤は胎盤を通過して胎児体内に入る。
②胎児の薬剤感受性は母体とは異なる。
　例えば，母体の呼吸抑制を来さない濃度のセルシン®でも，出生直後の新生児呼吸抑制を起こす。
③薬剤が間接的に胎児に及ぼす影響も考えなければならない（薬剤移行性のみが問題となるのではない）。
　例えば，降圧薬による子宮胎盤血流量の減少による胎児死亡。

　しかし，過去に妊娠時の薬剤投与のマイナス面を強調しすぎた傾向があり，妊産褥婦は妊娠中，授乳中のいかなる薬物療法にも恐れを感じ，過剰防御に走る傾向が強い。したがって，正確な情報に基づいて説明と指導を行うことが重要である。また，一般的な感冒薬や胃腸薬を標準的（常用量を1週間程度）に内服した程度であれば，「妊娠のどの時期であっても問題ない」などの説明を行い，不安を払拭することが望まれる。

直ちに抗インフルエンザ薬の投与を開始することが肝要である。
　最後に，妊産婦と薬剤の項を終えるに当たり，**表24**にまとめを示した。

▶授乳と薬剤

　母体に投与したほとんどの薬剤は乳汁中に移行するので，前項で述べた妊娠中投与禁忌薬剤の一部は，新生児毒性の観点からなお注意を要する。それ以外の薬剤についても，薬剤添付文書では，大多数が「乳汁中へ移行することが報告されているので，投与中は授乳を避ける」となっているが，投与中の母乳栄養によって児に大きな悪影響を及ぼす明確なエビデンスはない。したがって，褥婦が母乳栄養を拒んだり，逆に必要な薬物の服用を中止したりすることがないよう，適切な情報に基づいた指導が必要である。例えば，慎重投与薬剤では授乳後服薬，可能であれば児の血中薬物濃度測定を行い危険な濃度ではないことを確認するなどの方策があるが，授乳時間や哺乳量がまちまちであるなどの点から，実行と解釈が困難な場合も多い。いずれにしても，正確な情報提供の上で，褥婦が人工栄養を選択した際は，その自己決定を尊重すべきである。

　表25に，授乳婦における投与禁忌，慎重投与薬剤の一例を示したが，その他の薬剤については次項で述べる情報センターのサイトには，「安全に使用できると思われる薬」99薬剤，「授乳中の治療に適さないと判断される薬」4薬剤（抗がん剤を除く）が掲載され，常に最新情報がアップされているので参照されたい。

　なお，助産師は褥婦より産後の避妊についての相談を受けることが多いので，**表26**に示す低用量経口避妊薬の知識を得ていれば有用である。

表25 ▶ 授乳婦への投与に際し注意を要する薬剤

1. 禁忌薬剤
①抗がん剤（明確なデータは極めて少ない）　②放射性ヨード剤　③コカイン
④アミオダロン（アンカロン®：抗不整脈薬）

2. 慎重投与薬剤
①抗てんかん薬
②抗うつ薬：SSRI，三環系薬剤では児への大きな悪影響は見込まれない
③リチウム
④抗不安薬：児の傾眠傾向，体重増加不良，離脱症候群が生じる可能性あり
⑤鎮咳薬：リン酸コデイン®，リン酸ジヒドロコデイン®

伊藤真也，島村温子編：薬物治療コンサルテーション　妊娠と授乳，南山堂，2010．

表26 ▶ 褥婦における低用量経口避妊薬の使用

①授乳の有無にかかわらず分娩後21日以内は禁忌
②非授乳婦では分娩後21日以上経過してから開始
③授乳婦では　・分娩後6週間以内は禁忌
　　　　　　　・分娩後6週間から6カ月以内は慎重投与
　　　　　　　・分娩後6カ月経過後は月経の有無にかかわらず投与可

日本産科婦人科学会編：低用量経口避妊薬の使用に関するガイドライン（改訂版），2005．

▶薬剤相談窓口

　妊娠と知らずに，あるいは妊娠中に服用した薬剤の胎児への影響について質問されたら，薬剤の種類・投与時期・期間などを十分問診し，ここまでに述べた事項に基づいて成書[1,3]や薬剤添付文書，インターネットの専門サイト（下記）なども参考にしてコンサルテーションを行う必要がある。授乳中も同様であり，これは産婦人科医師の責務である。妊産褥婦の不安が払拭できない時や，より詳細な情報に基づいて回答しなければならない薬剤については，国立成育医療研究センター内に開設されている「妊娠と薬情報センター」（http://www.ncchd.go.jp/kusuri/）に相談する（**図3，4，5**）。患者が相談手続きを自ら行う必要があるが，まず患者に同センターの存在を教えたり（母子手帳にも記載されている），発行パンフレットを渡したりすることからスタートする。なお，国立成育医療研究センターと連携して，全国の28病院で「妊娠と薬外来」が開設されている。これらの情報や，国内外の最新情報は上記のホームページで得られるので，助産師も積極的に活用すべきである。

　いずれの方法をとるにしても，現段階で得られる最新情報に基づいて，適切な回答をすることが重要である。安易で不正確な回答をすることは妊産褥婦の不安を増幅さ

図3 ▶ 国立成育医療研究センター内「妊娠と薬情報センター」

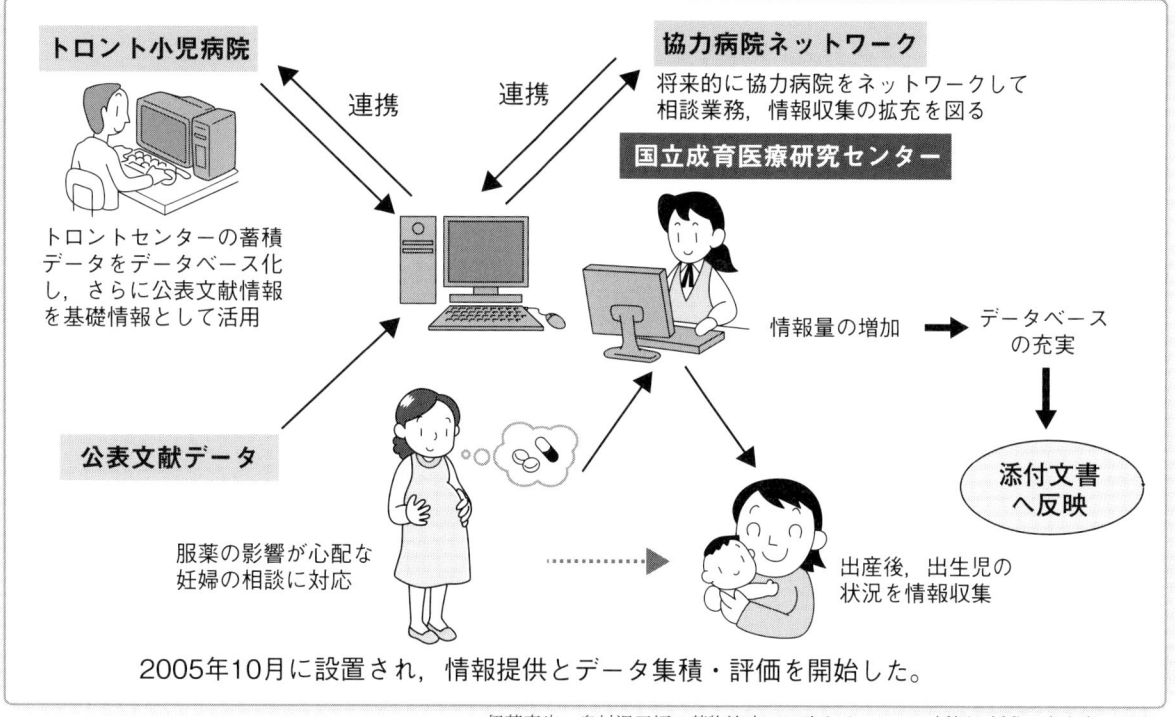

トロント小児病院
トロントセンターの蓄積データをデータベース化し，さらに公表文献情報を基礎情報として活用

協力病院ネットワーク
将来的に協力病院をネットワークして相談業務，情報収集の拡充を図る

国立成育医療研究センター

連携

公表文献データ

服薬の影響が心配な妊婦の相談に対応

出産後，出生児の状況を情報収集

情報量の増加 → データベースの充実 → 添付文書へ反映

2005年10月に設置され，情報提供とデータ集積・評価を開始した。

伊藤真也，島村温子編：薬物治療コンサルテーション 妊娠と授乳，南山堂，2010.

せかねず，中には妊娠初期では人工妊娠中絶を考える妊婦もいることは銘記していただきたい。

▶妊娠と放射線

妊娠中の放射線被曝では，胎児被曝時期と被曝線量を考えなければならず，①催奇形性と中枢神経障害，②発がん性，③遺伝的影響が問題となる。

●催奇形性と中枢神経障害

薬剤の項で述べた "all or none" の法則は放射線被曝にも適応され，その時期は受精後10日目までである。受精後11日～妊娠10週の間は，胎児被曝線量50mGy（ミリグレイ）未満は催奇形性については安全とされ，また，妊娠10～27週，特に17週までの胎児中枢神経系は細胞分裂が盛んであり，被曝による精神発育遅滞を惹起する

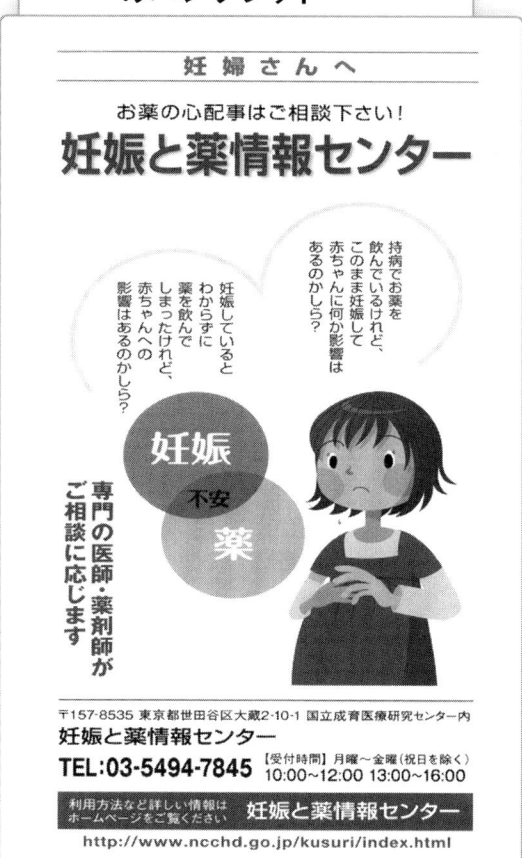

図4 ▶「妊娠と薬情報センター」のパンフレット

妊婦さんへ

お薬の心配事はご相談下さい！

妊娠と薬情報センター

持病でお薬を飲んでいるけれど，このまま妊娠して赤ちゃんに何か影響はあるのかしら？

妊娠しているとわからずに薬を飲んでしまったけれど，赤ちゃんへの影響はあるのかしら？

妊娠 不安 薬

専門の医師・薬剤師がご相談に応じます

〒157-8535 東京都世田谷区大蔵2-10-1 国立成育医療研究センター内
妊娠と薬情報センター
TEL：03-5494-7845
【受付時間】月曜～金曜（祝日を除く）
10:00～12:00 13:00～16:00

利用方法など詳しい情報はホームページをご覧ください　妊娠と薬情報センター
http://www.ncchd.go.jp/kusuri/index.html

図5 ▶「妊娠と薬情報センター」の相談までの流れ

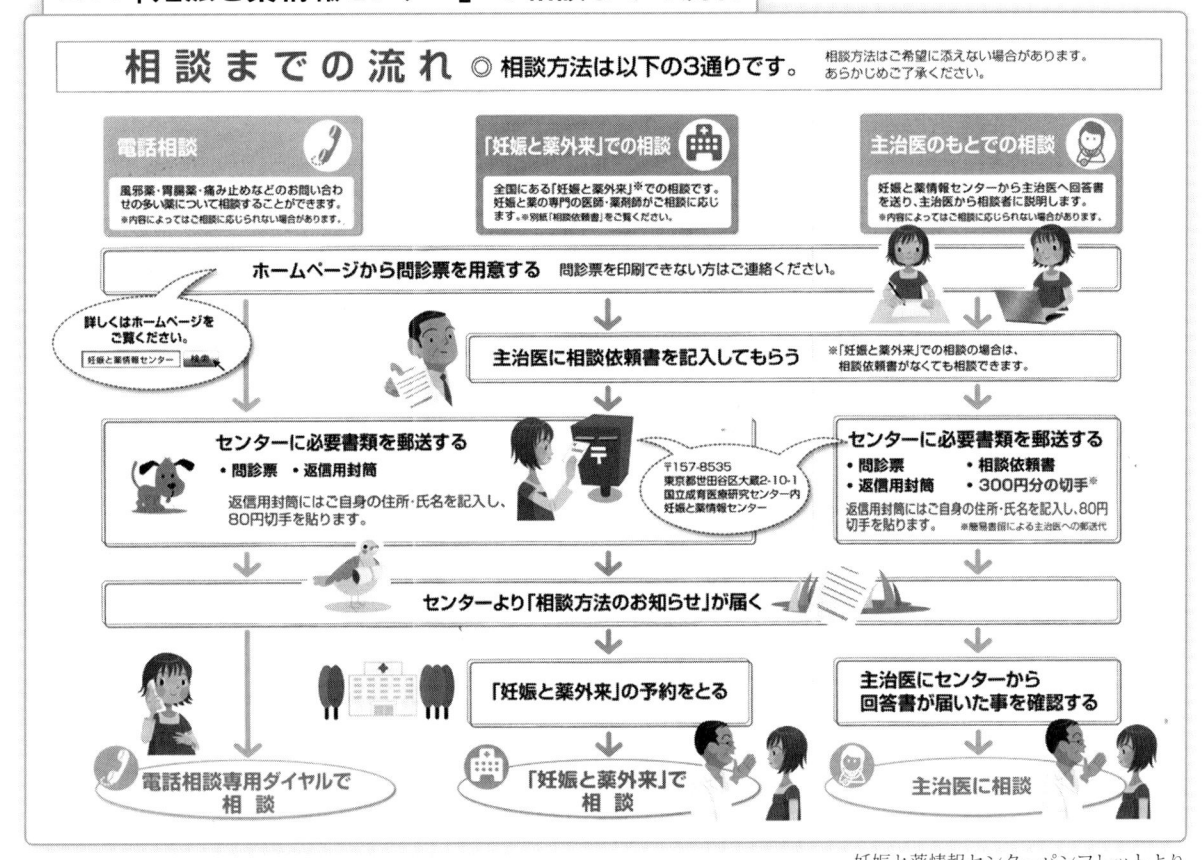

妊娠と薬情報センターパンフレットより

表27 ▶ 胎児被曝線量と催奇形性および中枢神経障害

①受精後10日までの被曝では奇形発生率の上昇はない。
②受精後11日〜妊娠10週では奇形を発生する可能性があるが，50mGy未満では発生率は増加しない。
③妊娠10〜27週では中枢神経系障害を起こす可能性があるが，100mGy未満では影響しない。

日本産科婦人科学会，日本産婦人科医会：産婦人科診療ガイドライン—産科編2011，2011．

可能性があるが，100mGy未満は中枢神経障害の危険性はないと考えられている（**表27**）。なお，妊娠28週以後は中枢神経系への影響はない[5]。

表28に放射線診断検査別の胎児被曝線量を示したが，一般臨床で通常行う検査では50mGy未満であり，例えば，胸部X線撮影を1回行っても全く問題ないことは知っておきたい。しかし，妊娠中の無用な放射線被曝はできるだけ避けるべきであり，検査に当たっては，その必要性と胎児被曝線量に基づいた胎児危険度を十分説明し，妊婦の了解を得た後に施行し，可能な限り妊娠子宮の放射線ブロックをして行うのが原則であることは言うまでもない。

表28 ▶ 放射線検査別の胎児被曝線量　　　　　　　　　　（ICRP2000：国際放射線防護委員会のデータ）

検査方法		平均被曝線量（mGy）	最大被曝線量（mGy）
単純撮影	頭部	0.01以下	0.01以下
	胸部	0.01以下	0.01以下
	腹部	1.4	4.2
	腰椎	1.7	10
	骨盤部	1.1	4
	排泄性尿路造影	1.7	10
消化管造影	上部消化管	1.1	5.8
	下部消化管	6.8	24
CT検査	頭部	0.005以下	0.005以下
	胸部	0.06	0.96
	腹部	8.0	49
	腰椎	2.4	8.6
	骨盤部	25	79

日本産科婦人科学会，日本産婦人科医会：産婦人科診療ガイドライン―産科編2011，2011.

●発がん性

　発がん性については，妊娠のいずれの時期においても影響がある。疫学的には10mGyの被曝は小児がんの発症頻度をわずかに上昇させ，妊娠後半期の被曝が最もリスクは高くなるが，個人レベルでの発がんリスクは低い。しかし，集団としての被曝による発がん率上昇は事実であり，計算上では，10mGyの胎児被曝は，被曝なしの児が20歳までに発癌する確率0.3％を0.4％に上昇させる[5]。

●遺伝的影響

　被曝による生殖細胞DNA損傷により，遺伝子変異が生じる可能性がある。動物実験では，単一遺伝子病の頻度が2倍になるには0.5～2.5Gyと極めて高い線量が必要との報告もあるが，ヒトでの線量閾値は未確定であり，通常の放射線診断検査による遺伝的影響の報告は見られない[5]。

＊　＊　＊

　ICRP（国際放射線防護委員会）は，「妊娠のどの時期であっても100mGy未満の胎児被曝は，妊娠中絶の理由と考えるべきでない」としている。なお，カウンセリングの際には**表28**の最大被曝線量を基に行うべきであるし，妊娠可能年齢婦人の放射線検査は，妊娠後に検査が必要になった場合を除き，妊娠の可能性のない月経開始から10日以内に施行するのが原則である。

引用・参考文献
1）林昌洋，佐藤孝道，北川浩明編：実践　妊娠と薬（第2版），じほう，2010.
2）日本産婦人科医会：研修ノートNo87.「ワクチンのすべて」，2011.
3）伊藤真也，島村温子編：薬物治療コンサルテーション　妊娠と授乳，南山堂，2010.
4）日本産科婦人科学会編：低用量経口避妊薬の使用に関するガイドライン（改訂版），2005.
http://www.jsog.or.jp/kaiin/pdf/guideline01feb2006.pdf（2014年4月閲覧）
5）日本産科婦人科学会，日本産婦人科医会：産婦人科診療ガイドライン―産科編2011，2011.
http://www.jsog.or.jp/activity/pdf/gl_sanka_2011.pdf（2014年4月閲覧）

きしもと　やすお
1975年鹿児島大学医学部卒業。1994年岡山大学医学部産婦人科講師。2001年岡山済生会総合病院産婦人科部長兼診療部長および岡山大学医学部臨床教授。2007年総合病院玉野市立玉野市民病院産婦人科部長兼診療部長。現在まで主に周産期医学の研究・臨床を行い，医学部学生・研修医，助産師・看護師の教育に力を注いできた。

確認テスト

1 以下の（　　）を埋めよ。

a. 月経正順な婦人が妊娠4週6日と診断されたが，その2週間前に膀胱炎で抗生剤を5日間内服しているので，胎児への悪影響を非常に心配している。
（①　　）の法則に従って，薬剤による胎児奇形発生の可能性は
（②　　）とカウンセリングした。

b. 妊娠中および授乳中に抗生剤を投与する場合は
（①　　）あるいは（②　　）をファーストチョイスとする。

c. 妊娠初期に比較的安全に使用可能な鎮痛解熱剤は（　　）である。

d. 妊婦指導時に妊婦から内服薬剤の安全性・危険性の質問を受けたが詳細に検討する必要があったので，国立成育医療研究センター内に開設されている（　　）の存在を教え，パンフレットを渡した。

e. 妊娠6週に胸部X線写真撮影を受けた妊婦が，X線の胎児に及ぼす影響を尋ねてきたので，催奇形性のリスクは（　　）と回答した。

答え **1** a. ①all or none　②ない　　b. ①ペニシリン系　②セフェム系
c. アセトアミノフェン　　d. 妊娠と薬情報センター　　e. ない

❺ 妊娠中の栄養

岡山大学病院 臨床栄養部 副部長
坂本八千代

妊娠中の栄養は，母親にも生まれてくる子どもにも大きく影響するので，極めて大切である．そのため，妊娠初期，中期，末期に特に多く必要になる栄養素は付加量が設定されている（**表1**）．母体に必要な栄養と子どもの成長に必要な栄養は，母親が摂取する食べ物で確保されるため，食習慣や嗜好品などに注意が必要である．

▶体重の変化と食生活指針

体格・肥満度は体格指数（body mass index：BMI＝体重kg／身長m^2）により，妊娠前に18.5kg/m^{2}未満をやせ，25kg/m^{2}以上を肥満，その中間を普通（標準）として区別している．やせ群では胎児の発育が抑制される傾向にあり，肥満群では妊娠中の体重増加に関係なく妊娠高血圧症候群，妊娠糖尿病などを発症しやすい．

2006年に妊産婦のための食生活指針が出され，妊娠前のBMIから3群に分けて妊娠中の体重増加を定めている（**表2**）．人それぞれ基礎代謝量およびエネルギー消費量は異なっており，体重増加量が食生活におけるエネルギーや栄養の過不足を判定する指標となっており，前述したように「日本人の食事摂取基準」において各妊娠時期に必要な付加量が設定されている．

妊娠中に蓄えられた脂肪は母乳として使用され，理想的なダイエットとなっているが，授乳中は1カ月に2kg以上減らすべきでない．

▶栄養摂取基準

●妊娠初期の栄養

エネルギー量は妊娠初期（16週未満）に50kcalが付加されているが（**表1**），エネルギー代謝に応じて必要となるビタミンB$_1$，ビタミンB$_2$やナイアシンは付加され

表1 ▶ **エネルギーの食事摂取基準：妊娠期および授乳期の付加量**

活動レベル	Ⅰ	Ⅱ	Ⅲ
妊婦（付加量）初期	50	50	50
中期	250	250	250
末期	450	450	450
授乳婦（付加量）	350	350	350

単位：kcal

厚生労働省：日本人の食事摂取基準（2010年版），P.61, 2009. より改変

表2 ▶ **BMI別推奨体重増加量**

BMI（kg/m^2）		推奨体重増加量（kg）
低体重	18.5未満	9～12
普通	18.5～25.0	7～12
肥満	25.0以上	個別対応

厚生労働省：妊産婦のための食生活指針，P.63, 2006.

ていない。妊娠前の栄養状態に問題がなければ，つわりによる一時的な摂取量の減少が胎児の発育に影響を及ぼすことはない。

妊娠初期に過不足に気をつけたい栄養

①ビタミンA

視覚，聴覚，生殖系などの機能維持，成長促進，皮膚や粘膜などの上皮細胞の機能保持，細胞分化などに関与しているが，レチノールやイソトレチノインの過剰摂取は胎児の顔面頭蓋と心血管系などの奇形や欠損症を引き起こす。β-カロテンの大量摂取による毒性は報告されていない。

②葉酸

2000年，当時の厚生省は，「妊娠を計画，あるいは妊娠の可能性がある女性が，妊娠1カ月以上前から妊娠3カ月まで通常の食事に加え栄養補助食品などから葉酸400μgを毎日摂取すると，神経管閉鎖障害の発生リスクを集団として低減化することが期待できる」と通達している。

国民健康・栄養調査によると，若い世代の葉酸摂取量は不足しており，緑黄色野菜などを積極的にとる必要がある。食事から摂取することが困難な場合は，栄養機能食品を利用することも必要である。ただし，葉酸の過剰摂取はビタミンB_{12}欠乏の診断を困難にするため，1,000μg/日が上限量と設定されており，含有量の不明な健康食品などの摂取は避けることが望ましい。

③ビタミンB_6とビタミンB_{12}

神経管閉鎖障害やダウン症など先天性代謝異常の発生リスクとして，血中ホモシステインの増大が挙げられる。ホモシステインを分解する2つの代謝経路において，葉酸，ビタミンB_6，ビタミンB_{12}は重要な補助因子であり，不足すると血中のホモシステイン濃度が増大するため，多く含まれる食品の摂取が望まれる。また，つわりの時期にも尿中に多く排泄され，ビタミンB_6の不足からつわりの原因の一つであるキサンツレン酸を生じることとなるため，表3を参考に季節に合った食品を摂取することが必要である。

●妊娠中期から末期の栄養

エネルギー量は，妊娠中期で250kcal，妊娠末期で450kcal付加される（**表1**）。たんぱく質は，妊娠中期で5g，妊娠末期では20gの付加量となっている。それに伴い，ビタミン・ミネラルも必要となっている。栄養の過不足は体重増加量で判定することができる（**表2**）。

厚生労働省は2006年，バランスのよい食事によって栄養状態を整えて妊婦となり，胎児の成長にふさわしい体重増加を経て，出産後母乳哺育を行える健康な女性づくり

表3 ▶ **妊産婦のための食生活指針**

- 妊娠前から，健康なからだづくりを
- 「主食」を中心に，エネルギーをしっかりと
- 不足しがちなビタミン・ミネラルを，「副菜」でたっぷりと
- からだづくりの基礎となる「主菜」は適量を
- 牛乳・乳製品などの多様な食品を組み合わせて，カルシウムを十分に
- 妊娠中の体重増加は，お母さんと赤ちゃんにとって望ましい量に
- 母乳育児も，バランスのよい食生活のなかで
- たばことお酒の害から赤ちゃんを守りましょう
- お母さんと赤ちゃんの健やかな毎日は，からだと心にゆとりのある生活から生まれます

厚生労働省：妊産婦のための食生活指針，P.9～37, 2006.

表4 ▶ **減塩のコツ**

- だしのうまみを利用する
- 天然の酸味を利用する
- できたてを食べる
- 表面に味をつける
- 香辛料を効果的に使う
- 新鮮な食材や旬のものを使う

を目標に「妊産婦のための食生活指針」（**表3**）を示している。

▶妊娠高血圧症候群の発生予防と重症化予防

　妊娠高血圧症候群の発症予防と重症化予防には，安静，薬物療法，食事療法が重要となる。食事療法としては，適正なエネルギー量の摂取による体重管理と食塩制限（**表4**），たんぱく質の適量摂取がポイントとなる。2009年の日本産科婦人科学会周産期委員会のガイドラインに，生活指導および栄養指導がグレードBで示されている。

①エネルギー摂取：理想体重に30kcalを乗じ，BMI24以下場合200kcal付加する。
②食塩摂取：極端な塩分制限は行わず，7～8g/日，予防としては1日10g以下にする。
③たんぱく質摂取：理想体重1kg当たり1gとする。

▶妊娠糖尿病

　母体の血糖コントロールと胎児の正常な発育を目指す目的で，食事療法を行う。基本的には糖尿病の食事療法を基本として，規則正しい食事の量と時間を確認する。エネルギーは健常な状態と同じ設定とし，身長から求められる理想体重に28～30kcal/kgを基準とする。

　血糖値は，食前が70～100mg/dL，食後2時間が120mg/dL以下に管理する。その

図 ▶ 分食の例

1日3食を5，6回に

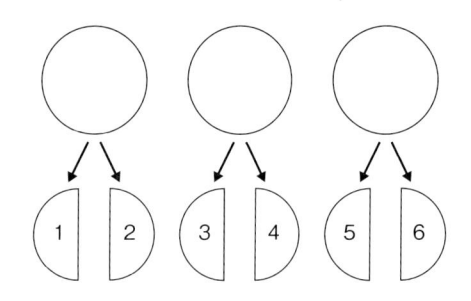

6回食の血糖値の動き

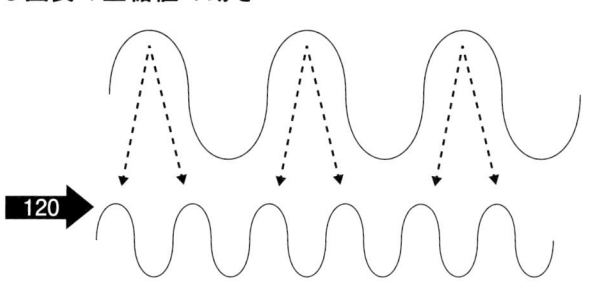

ため，1日3食で目標血糖値が達成できない場合は，6回に分けて食べる分食が勧められる（**図**）。その場合も血糖測定を行い，食事の調整が必要である。血糖測定の記録（SMBG）を参考に，コントロールが改善された食生活あるいは改善されない食生活について考えることが良好な結果につながる。血糖コントロールが困難であれば，インスリンによる治療が開始される。その場合にも血糖値を記録し，食生活を振り返ることが重要である。自己管理のための教育入院を行うことも必要である。

引用・参考文献
1）厚生労働省：日本人の食事摂取基準（2010年版），P.61，2009.
2）厚生労働省：妊産婦のための食生活指針，P.63，2006.
3）武田英二：臨床病態栄養学，文光堂，2006.

さかもと やちよ
ノートルダム清心女子大学家政学部食品栄養学科卒業。1998年岡山大学医学部附属病院栄養管理室入職。2000年岡山大学医学部附属病院栄養管理室室長。2006年臨床栄養部副部長。2011年山陽学園大学看護研修センター教育課程皮膚・排泄ケア分野非常勤講師。2011年岡山県立大学認定看護師教育センター非常勤講師。日本病態栄養学会：社員・学術評議員，日本静脈経腸栄養学会：代議員，学術評議員ほか。

確認テスト

1 以下の（　　）を埋めよ。

a. 授乳中は1カ月に（　　　）kg以上減らすべきではない。

b. 妊娠期に過不足に気をつけたい栄養は
　（①　　　），（②　　　），（③　　　），（④　　　）である。

答え　1　a. 2　　b. ①ビタミンA　②葉酸　③ビタミンB_6　④ビタミンB_{12}

❻妊婦健診未受診妊産婦への支援

就実短期大学 幼児教育学科 教授　笹倉千佳弘

　妊婦健診未受診妊産婦（以下，未受診妊産婦）の事例を紹介し，その上で彼女たちに求められる支援について述べる。なお以下では，未受診妊産婦を，「妊婦健診を受ける回数が極めて少ないため，かかりつけ医などを持たない状態で分娩前後に医療機関などを訪れる妊産婦」と定義している。

▶未受診妊産婦の典型事例

　未受診妊産婦の分娩にかかわった経験のある助産師に聞き取り調査を行い，収集したデータを分析した結果，未受診妊産婦は6つに分類できることが明らかになった。典型例の未受診妊産婦の属性，彼女たちが妊婦健診を受けなかった理由，および彼女たちが生きている，周りにいる人との関係状況については，**表**を参照されたい。紙幅の関係でそのうちの1つの典型事例を紹介する。なお，この事例は，複数のデータを基にして再構成したものであることをお断りしておく。

　朝7時前，Dさん（36歳，既婚）から，早朝4時頃から始まった陣痛の間隔がかなり狭くなったと告げる電話が病院にかかってきた。すぐに来院するように促すと，10分も経たないうちに入院準備を整えて夫が運転する自家用車で到着し，まもなく出産となった。ぽっちゃりとした体型で，おどおどした様子もなかった。Dさんは，上の2人の子どもの時は妊婦健診を受けていたらしい。なぜ，今回は妊婦健診を受けなかったのかと尋ねると，「もう3人目だし，お金もなかったので受けなかった」と語った。

　入院中，夫は2人の子どもを連れて頻繁に見舞いに訪れた。Dさん一家の近所に住んでいるという姑や舅も頻繁に見舞いに訪れ，そのたびに見舞品を持参するので，彼女のベッドの周りは花や果物などでいっぱいになった。退院時，Dさんは，赤ちゃんを抱いて病棟看護師らと一緒にスマートフォンで記念写真を撮り，みんなに笑顔で見送られながら赤ちゃんを連れて病院を後にした。

　ところが退院後，出産に係る費用が未払いであることが発覚した。入院時に夫から申告されていた連絡先に電話をかけたが，虚偽の電話番号であったため連絡がつかなかった。その後，乳幼児健診に来ることもなかった。

表 ▶ 未受診の理由・生きている関係状況

典型例の未受診妊産婦	理由・関係状況	未受診の理由	生きている関係状況
Aさん	未婚，高校生，妊娠相手社会人，初産婦，出生児乳児院措置，家族同居	妊娠を自覚していたが，妊娠に関して誰かに相談するなどの意思がなかった	妊娠・出産などの行為には援助が期待できないだけでなく，妊娠の事実が露見すると，周りにいる人から窮地に追い込まれると予感されるものである
Bさん	未婚，中学生，妊娠相手高校生，初産婦，出生児乳児院措置，家族同居	妊娠を自覚しておらず，出産に至るまで胎児にまったく気づかなかった	妊娠・出産などの行為に至っても，生命のぬくもりを伴うような対応が期待できず，周りにいる人と心が通い合わないと予感されるものである
Cさん	既婚，妊娠相手夫，6人目の出産，出生児養育，家族同居	妊娠を自覚していたが，自分にとって妊婦健診の費用は負担が大きすぎた	妊娠・出産にかかる費用を捻出したため生活が立ち行かなくなっても，窮状が分かってもらえず，周りにいる人から手を差しのべられることはないと予感されるものである
Dさん	既婚，妊娠相手夫，3人目の出産，出生児養育，家族同居	妊娠を自覚していたが，妊婦健診は必要がないと感じており，妊婦健診のために使うお金はなかった	妊娠・出産にかかる費用未払いなどの行為を行う限りにおいて，周りにいる人から積極的な同意が得られていると予感されるものである
Eさん	未婚，妊娠相手特定不能，経産婦・中絶経験有，出生児乳児院措置，単身	妊娠を自覚していたが，妊婦健診を受けようともせず投げやりになっていた	妊娠・出産など自分の身に何が起こっても，周りにいる人から関心を持たれることはないと予感されるものである
Fさん	未婚，妊娠相手特定不能（障害の影響），初産婦，出生児養育，家族同居	妊娠を自覚していたが，障害の影響により，なすすべがなかった	妊娠・出産にかかわって事態を好転させたくても，周りにいる人からの世話を諦めざるを得ないと予感されるものである

（作成：井上寿美，笹倉千佳弘）

▶未受診妊産婦への支援

　すべての未受診妊産婦に共通するのは，出産に至るまでに妊婦健診を受けた回数が極めて少ないということである。この事実は，言い換えれば，未受診妊産婦の周りにいる人は彼女たちの妊娠に気がつかなかった，あるいは気がついても妊婦健診を受けるよう勧めなかったということを意味していると言える。したがって，未受診妊産婦をめぐる問題を，彼女たち個人の問題として，あるいは彼女たちの家庭だけの問題としてとらえてはならない。大切なのは，未受診妊産婦をめぐる問題を，彼女たちが生きている多様な関係状況に注目してとらえるということである。

　以上を踏まえて，未受診妊産婦を支援する際に心に留めておきたい4つのポイントを挙げる。

①未受診妊産婦を生活者としてとらえる

　生活者としてとらえるというのは，患者としての側面も含めながら，親やパートナーとの関係，嗜好品や妊婦健診との関係など，多様な関係の中で暮らしている人としてとらえるということである。

②妊婦健診を受けないで出産に至らざるを得なかった，彼女たちが生きてきた多様な関係状況をできる限り丁寧に聞く

　未受診妊産婦が生きてきた多様な関係状況というのは，彼女たちがどのように育ってきたかということである。分からないことを聞くのであるから，未受診妊産婦から教えてもらうという姿勢が大切である。

③未受診妊産婦から話を聞く際，彼女たちの主観的事実を重視する

　妊婦健診を受けなかったDさんの理由である，「お金もなかったので」を取り上げて考えてみよう。この言葉に対して，お金のあるDさんが嘘をついているという理解がある。一方，同じ言葉に対して，"妊婦健診に使うお金はなかったのだ"という理解，すなわち，ほかのことに使うお金は持っていたとしても，そのお金を妊婦健診に使うことはないという理解もある。後者の理解が，Dさんの主観的事実を重視したものである。

④あくまでも未受診妊産婦の最善の利益の保障を目的とする

　そのためには，よかれと思った支援が，独りよがりなものになっていないか，未受診妊産婦への押しつけになっていないかなどについて常に振り返る必要がある。

　以上，述べてきたことは，すべて未受診妊産婦への支援についてであり，未受診妊産婦から生まれた子どもへの支援については触れていない。未受診妊産婦が出生児を

自宅で養育する場合，彼女たちによる子ども虐待の可能性は少なくない。したがって，未受診妊産婦への支援について考える際には，同時に出生児への支援についても十分配慮しなければならないだろう。

参考文献
1）井上寿美，笹倉千佳弘：子育てハイリスク群としての妊婦健診未受診妊産婦の実態，関西福祉大学社会福祉学部研究紀要，Vol.15, No.1, P.59〜66, 2011.

ささくら ちかひろ
専門分野は教育社会学。大学卒業後，10年間，公立高等学校で教鞭をとっていた。その後退職し，大学院に進学。不登校研究から出発したが，最近は社会福祉や医療の分野にも関心が広がっている。目の前の現実に立脚した研究や教育を心がけている。著書に『育つ・育てる・育ちあう─子どもとおとなの関係を問い直す』（共著，明石書店，2006）など。

確認テスト

1 以下の（　）を埋めよ。

a. 未受診妊産婦とは，妊婦健診を受ける回数が極めて少ないため，（　）などを持たない状態で分娩前後に医療機関などを訪れる妊産婦のことである。

b. 未受診妊産婦への支援で大切なことは，彼女たちを，患者という側面に加えて（　）としてとらえるということである。

c. また，未受診妊産婦から話を時は，聞き手の判断はいったん横において，あくまでも彼女たちの（　）を重視すべきである。

答え　**1** a. かかりつけ医　　b. 生活者　　c. 主観的事実

4章

ハイリスク妊産婦の管理とケア

❶ 切迫早産・前期破水

独立行政法人国立病院機構 岡山医療センター 産婦人科 医長　多田克彦

　我が国では総出生数が減少しているにもかかわらず，早産は増加傾向にあり，2009年の統計によると早産率は5.8％である[1]。中でも死亡率の高い出生時体重が1,000g未満の超低出生体重児は，1990年の2,050人に対し2005年には3,065人と1.5倍に増加しており[2]，周産期領域における早産管理の重要性はますます増している。

≫早産の原因と絨毛膜羊膜炎・細菌性腟症

　早産の約70％は切迫早産・前期破水が占め，残りの30％は妊娠高血圧症候群や胎児発育不全などに代表される母体・胎児疾患の治療で人工早産となったケースである[3]。切迫早産や前期破水の背景には絨毛膜羊膜炎が存在するが，絨毛膜羊膜炎の診断は，分娩後に胎盤を病理学的に検索することによって初めて診断がつく。この組織学的絨毛膜羊膜炎はBlancら[4]によりⅠ～Ⅲ度に分類されており，高度になるほど出生後の新生児合併症のリスクが上昇することが知られている。分娩時期との関係では，超早産ほど重度の組織学的絨毛膜羊膜炎が存在するとされている。

　我々の施設において，2005～2011年に出生した妊娠36週未満の125例の前期破水症例を対象に，種々の周産期因子について検討を行った（PROM調査05-11）。この検討において，胎盤のBlanc分類Ⅱ度以上の組織学的絨毛膜羊膜炎は妊娠30週未満の症例に極めて高率に認められた（図1）。

　細菌性腟症や頸管炎が絨毛膜羊膜炎のリスク因子になることは，最近の研究で明らかである。さらに，炎症性サイトカインは卵膜でプロスタグランジンの産生を促し，陣痛を起こす。この観点から，我が国では細菌性腟症の管理が重要視されており，実地臨床上我々が現時点で最も簡便にできる方策の一つであることも間違いない[5～6]。

　細菌性腟症は，正常細菌叢の常在菌で

図1 ▶ 前期破水症例における分娩週数と組織学的絨毛膜羊膜炎の陽性率

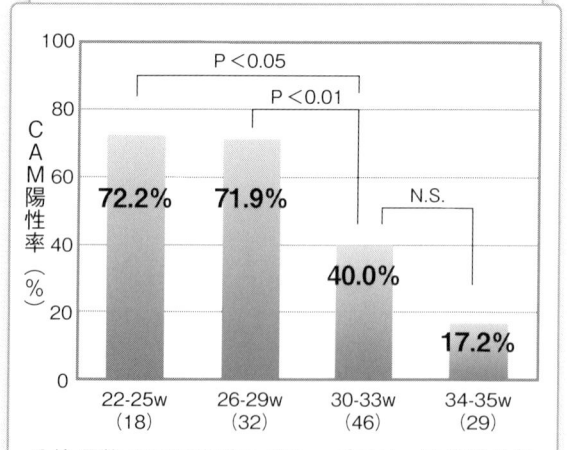

（棒グラフ：CAM陽性率（％））
- 22-25w (18): 72.2%
- 26-29w (32): 71.9%
- 30-33w (46): 40.0%
- 34-35w (29): 17.2%

P<0.05, P<0.01, N.S.

分娩週数が30週未満のグループでは，組織学的絨毛膜羊膜炎が70％以上に認められ，分娩週数が早いほど絨毛膜羊膜炎の発生率が高いことが確認された。Blanc分類Ⅱ度以上を組織学的絨毛膜羊膜炎陽性とした。CAM：絨毛膜羊膜炎

ある乳酸桿菌（Lactobacillus属）が減少し，嫌気性菌やGardnerella vaginalisなどのほかの細菌に置き換わった状態である[7]。細菌性腟症を起こす細菌は種々にわたり，一般培養では検出されないウレアプラズマ属やマイコプラズマ属なども検出される。さらに，菌自体にコラゲナーゼ産生能を有するB群溶血連鎖球菌や大腸菌などの細菌が，直接卵膜に作用することで卵膜の脆弱化の原因となることも知られている[8]。腟分泌物の細菌培養結果による細菌性腟症の診断基準はなく[9]，正確にはその診断にはNugentらの基準[10]を用いるべきであるが，乳酸桿菌が減少し上記の細菌に置き換わったものには注意が必要である。

▶前期破水の自然経過[11]

早産の約30％に前期破水が関係している。破水の発症から陣痛発来までの期間について知ることは，看護の立場からも重要である。妊娠28〜36週の前期破水では50％が24時間以内に，80〜90％が1週間以内に陣痛が発来する。妊娠26週未満では約50％が1週間以内に陣痛が発来する。前期破水症例の背景には絨毛膜羊膜炎などの炎症が存在することが多く（**図1**），炎症性サイトカインなどに誘導されたプロスタグランディン産生により，早期に陣痛が発来すると考えられる。背景に炎症が存在しない症例は，妊娠期間の延長が可能である。

▶破水の診断法

●視診

腟鏡を用いて，外子宮口からの羊水流出あるいは腟円蓋部への羊水貯留を視診にて確認することが，破水の診断の基本である。診断に迷う症例の場合は，以下の生化学的診断法を用いる。

●腟分泌物のpH測定

通常の腟分泌物は弱酸性であるが，羊水は弱アルカリ性であることを利用して診断する。BTB法やNitrazine法（エムニケーター®）がある。頸管粘液もアルカリ性なので，頸管粘液が多い症例では未破水例でも陽性となることがあるので注意を要する。

●生化学的診断法

早産時期の前期破水の診断には，生化学的診断法を用いることがある。これらは羊水中に特異的に存在する物質を検出しようとするものであり，ヒトインスリン様成長因子結合蛋白1型（IGFBP-1）を検出するチェックPROM®やアムニテスト®，ヒト癌胎児性フィブロネクチン（fFN）を検出するロムチェック®がある。α-フェトプロテインを検出するアムテック®は，2011年に製造中止となった。

これらの生化学的診断法の感度，特異度は高く，pH測定法と比べて臨床的な有用性が示されている（**表1**）[12]。しかし，IGFBP-1は脱落膜で，fFNは絨毛膜細胞で産生され羊水中に蓄積されるため，卵膜が障害される重症切迫早産例（胎胞膨隆など）では，未破水でも陽性化する場合があることを知っておく必要がある。

> 生化学的診断法を用いても破水の診断が難しい症例は存在する。あるいは生化学的診断法にも偽陽性が存在する。理学的所見なども含め，総合的な診断が必要な症例があるので，破水の機序やそれぞれの破水検査キットの特徴を知っておく必要がある。

▶前期破水の管理方法，分娩のターミネーションの時期

●基本的な考え方

感染症は，新生児死亡の重要な原因の一つである。前期破水患者にはすでに子宮内感染が存在することが多く，破水時に感染がなくても経過中に二次感染を起こすリスクも高い。ヒトは子宮内感染が起これば陣痛が発来するメカニズムを持っているため，ある程度良好な新生児予後が確保できる週数になれば，新生児感染症を防ぐ観点から陣痛抑制剤を使用せずに自然経過を見ることになる。新生児予後が不良な超早産の場合はその限りではなく，産科ガイドライン上は各施設の実情に合わせて対応することになっている。

我々の施設では，児の未熟性回避のため，妊娠26未満の破水例に対しては強力な陣痛抑制を行い，少しでも妊娠期間の延長を図ることにしている（後述）。

●早産児の短期予後

我が国の新生児医療の実情はどうであろうか。日本小児科学会新生児委員会により，超低出生体重児の死亡率に関する全国調査が1990年より行われている。2005年に出生した児を対象にした，在胎週数別の死亡率の変化を**図2**に示す[2]。在胎週数が

表1 ▶ 生化学的診断法の有用性

	IGFBP-1検出法	fFN検出法	pH測定法
有病正診率	94.7%（18/19）	84.2%（16/19）	73.7%（14/19）
無病正診率	93.1%（27/29）	82.8%（24/29）	72.4%（21/29）

各種生化学的診断法の臨床的有用性は，pH測定法と比べて良好であることが分かる。
IGFBP-1：ヒトインスリン様成長因子結合蛋白1型　fFN：ヒト癌胎児性フィブロネクチン

短いほど死亡率は高いことが分かる。在胎週数が進むにつれ有意に死亡率は低下するが，在胎26週以降は死亡率に有意差を認めておらず，在胎26週以降の新生児死亡率が有意に改善されることが示されている。

● 破水の時期と管理方針[13]

『産婦人科診療ガイドライン（産科編2011）』に記載されている破水の管理方針を次に示す。

図2 ▶ 在胎期間と新生児死亡率

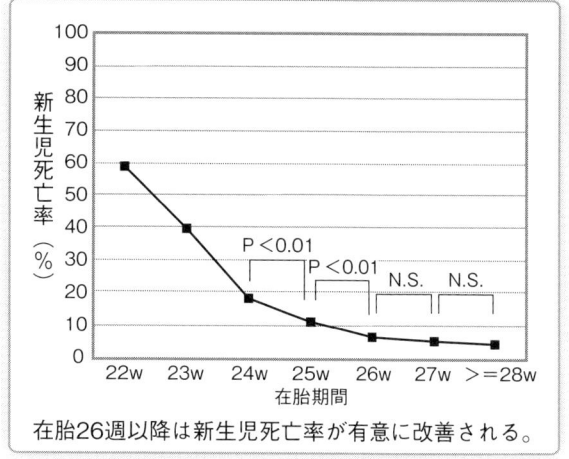

在胎26週以降は新生児死亡率が有意に改善される。

Itabashi K, Horiuchi T, Kusuda S, et al. Mortality rates for extremely low birth weight infants born in Japan in 2005. Pediatrics 2009；123：445-50

①妊娠37週以降：分娩誘発を行う。

②妊娠34〜36週：妊娠37週以降に準ずる。

③妊娠26〜33週：抗菌薬を投与し自然陣痛の発来を待つ。

④妊娠26週未満：個別に対応する。

各項目の解説

①感染予防の観点から，正期産の場合は積極的に分娩とする。24時間待機して，自然陣痛が発来しない場合に分娩誘発をする方法と，直ちに分娩誘発する方法とがある。

②妊娠34週を超えた場合は，正期産児と同等の臓器成熟があると考え積極的な分娩誘発を行う。

③妊娠26週以降は新生児死亡率が有意に減少するとはいえ，長期神経学的予後の観点からは，妊娠期間を延長することに意義はある。二次感染が起こらなければ，陣痛発来せずに妊娠期間が延長できる可能性があるので，抗菌薬を一定期間投与し自然陣痛の発来を待つ。妊娠26週以降で臨床的絨毛膜羊膜炎と診断した場合には，早期娩出を考慮する。子宮の圧痛，悪臭のする帯下，胎児の頻脈に加え，母体発熱（38℃以上），白血球増多（15,000/μL以上），CRP上昇（1.5mg/dL以上）を認めた場合に臨床的絨毛膜羊膜炎と診断する[14]。

④我々の施設では，児の未熟性を改善することを目的に，切迫早産治療薬を積極的に使用して，新生児死亡率が有意に減少する妊娠26週まで妊娠期間の延長を図る。妊娠26週に到達すれば，陣痛抑制を中止し自然陣痛の発来を待つ。

我々の施設において，2005〜2011年に出生した妊娠36週未満の125例の前期破水症例を対象に（PROM調査05-11），各破水時期における妊娠延長期間を調査した（**図3**）。妊娠34週以降破水群では，積極的に分娩を誘発するため，妊娠延長期間の

中央値は1日であった。陣痛抑制をせず自然経過を見る妊娠26～33週破水群の中央値は3日であった。このグループで1週間以上妊娠期間が延長できたのは20.5％（78例中16例）で，これも過去の報告と一致していた。妊娠26週未満破水群の妊娠延長期間の中央値は15日であった。このグループで1週間以内に分娩となったのは27.8％（18例中5例）であり，これは過去の報告（50％）より低率であった。

図3▶各破水時期における妊娠延長期間の違い

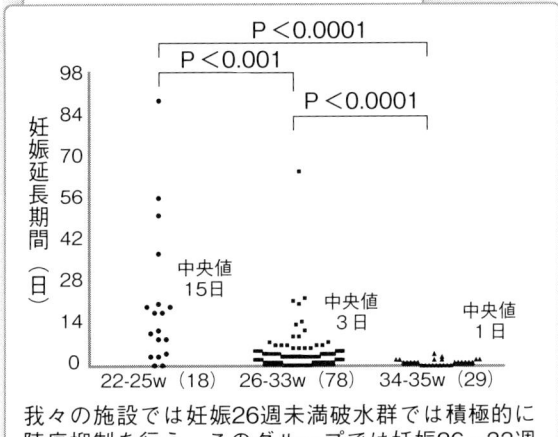

我々の施設では妊娠26週未満破水群では積極的に陣痛抑制を行う。このグループでは妊娠26～33週破水群より有意に妊娠期間が延長できた。

　我々の施設では，妊娠26週未満の破水群では，塩酸リトドリン（ウテメリン®など）と硫酸マグネシウム（マグセント®）を用いて強力な陣痛抑制を行っており，ある一定の妊娠延長効果があるのかもしれない。

● 胎児の臓器成熟

　妊娠32週未満の場合は，児の肺成熟や頭蓋内出血予防を目的として，母体にステロイド（我が国ではベタメタゾン〈リンデロン®〉が使用されることが多い）を投与する。

▶分娩方法

　低出生体重児の分娩方法に関しては，経腟分娩と帝王切開術で脳性麻痺，脳室内出血，脳室周囲白質軟化症などの未熟児の重篤な合併症の発生に差がない，とする報告と，経腟分娩で発生率が高いとする報告があり，明確な回答はない。骨盤位早産児の分娩方法に対しても，randomized control studyの報告はないが，1990年以降のいくつかの後方視的研究では，経腟分娩の可否についてはやはり議論の分かれるところであるようだ。しかし一般的には，脳室内出血の可能性があり，少なくとも妊娠32週未満の骨盤位に関しては帝王切開術を選択した方がよいようである。骨盤位経腟分娩の妊娠週数の必要条件については，34週以降とするものや36週以降とするものなどさまざまであるが，我々の施設では妊娠34週以降，2,000g以上を必要条件としている。

　我々の施設では，頭位は原則経腟分娩にトライ，骨盤位は前述のような条件で分娩に当たっている。2001年から2008年の間に前期破水を原因として早産となった，超低出生体重児30例と極低出生体重児24例を対象として，分娩方法の違いによる短期新生児予後の差について検討した。対象が1,500g未満であるので，経腟分娩例は全

表2 ▶ 極低出生体重児における分娩方法と合併症

	経腟分娩例 （n＝15）	帝王切開例 （n＝15）	P値
脳室内出血（Ⅲ-Ⅳ度）	0	0	—
脳室周囲白質軟化症	1	0	0.31
壊死性腸炎	1	0	0.31

例頭位で，帝王切開例は骨盤位か頭位で経腟トライ中に帝王切開に移行したものである。極低出生体重児では，この調査期間ではⅢ度以上の脳室内出血，脳室周囲白質軟化症，壊死性腸炎の発症はなかった。超低出生体重児では，経腟分娩例において，脳室周囲白質軟化症と壊死性腸炎をそれぞれ1例ずつ認めたが，帝王切開例と比べて差はなかった（**表2**）。頭位で分娩進行が順調であれば経腟分娩も可能である。

▶破水患者の看護 〜特に安静度に関して

破水患者の日常入院生活で最も問題になるのは，ベッド上安静を強いられることによる，基本的生活行動の抑制である。羊水流出の抑制と臍帯脱出を防ぐ目的で，ベッド上排泄を含むベッド上安静が必要との考えもある[15, 16]。この際，排泄への援助として，テレビのボリュームアップや水道水を流すことで防音をする，窓を開けたり消臭スプレーを使用したりすることで臭い対策をするなどが挙げられている。しかし，セルフケア能力のある者にとって，基本的生活行動を臥床のまま他者の手を借りて行うことは，相当な忍耐と羞恥を伴う生活であることは間違いない。

破水患者にとって，バルンカテーテル留置やベッド上排泄を強いてまでの安静は，本当に必要なのだろうか。2001〜2002年に我々の施設で行った看護研究データを紹介する。妊娠34週未満の前期破水患者を対象に，バルンカテーテル挿入群（6例）とトイレ歩行群（13例）に分けて周産期予後を比較した（**表3**）。安静度の決定は主治医の判断で行い，ランダム化はされてない。年齢，入院時週数，炎症所見（白血球数，CRP値）などのバックグラウンドに差はなかった。**表3**に示すように，分娩時週数，妊娠延長期間，Apgarスコアなどに差を認めず，破水患者の最も重大な合併症である臍帯脱出は，バルン群の1例に認めたのみであった。

2003年以降，前期破水患者は，分娩までトイレ歩行のみは許可するようにしているが，妊娠延長期間は過去の報告[11]と同じか，早い週数では長く延長できていた（**図3**，PROM調査05-11）。臍帯脱出に関しては，妊娠32週の症例で臍帯下垂例が1例あったのみで，緊急帝王切開を要したが新生児仮死はなかった。

表3 ▶ 前期破水患者におけるバルン挿入群と歩行群との周産期予後の比較

	バルン群 （n＝6）	歩行群 （n＝13）	P値
分娩時週数	28.3±4.5	29.9±3.5	N.S.
妊娠延長期間（日）	4.8±5.1	9.5±15.5	N.S.
帝王切開率（%）	16.7（1/6）	23.1（3/13）	N.S.
臍帯脱出の頻度（%）	16.7（1/6）	0.0（0/13）	N.S.
出生時体重（g）	1,176±554	1,409±575	N.S.
1分後Apgarスコア	5.2±2.5	5.2±3.1	N.S.
5分後Apgarスコア	6.4±1.9	6.5±2.9	N.S.
臍帯動脈血pH	7.28±0.10	7.31±0.11	N.S.

　当院の看護方針としては，できるだけ普段の生活と変わらないように，患者の基本的欲求が満たされるように援助している。排泄にいかに対処するかは破水患者にとって非常に重要な問題であり，患者のQOLを考えれば，ベッド上排泄やバルン挿入は不要な症例の方が多いのではないかと考えている。

▶助産師が行う超音波検査

　最近，助産師が妊婦健診をする助産師外来が注目されており，超音波検査を用いて胎児計測も行われている。当院には助産師外来はないが，入院患者を対象に，多胎妊娠の心拍聴取部位の確認などで助産師も超音波検査を行っている。

　また，当院では胎胞膨隆例において助産師も超音波検査を用いて分娩進行の評価を行っているので紹介する。胎胞膨隆例では分娩の進行を通常の内診で評価することは困難で，経腹超音波検査を用いれば，先進部の同定や下降程度を容易に評価することができる。

【症例】

　妊娠23週0日の胎胞膨隆例（写真1）で，当院に入院時に腹痛と外出血を認め，当院における緊急頸管縫縮術の適応を満たさなかったため[14]，子宮収縮抑制剤の投与で保存的治療となった。入院時の超音波検査で，胎胞内に足が脱出しているのが分かる（写真2－①）。

　妊娠23週2日に痛みを伴う定期的な子宮収縮を訴え，助産師が超音波検査を行っ

写真1 ▶ 胎胞膨隆例の経腟写真

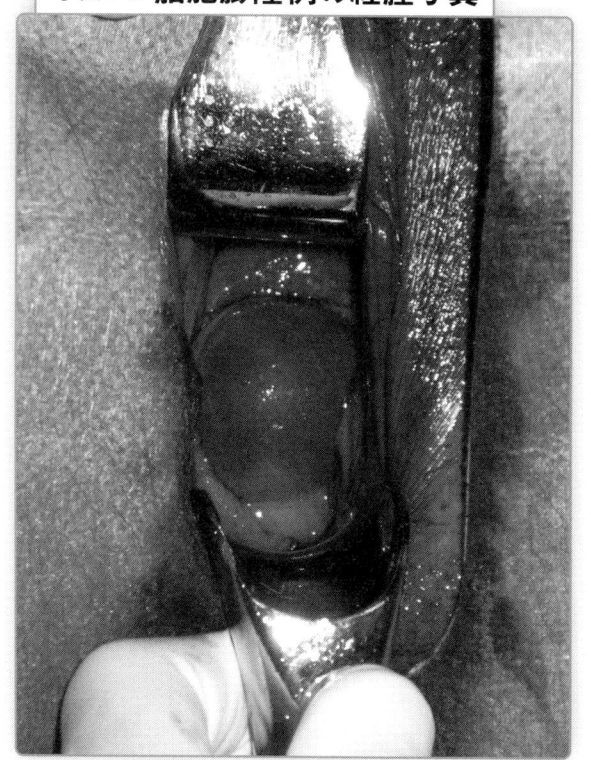

写真2 ▶ 胎胞膨隆例における超音波検査を用いた分娩進行の評価

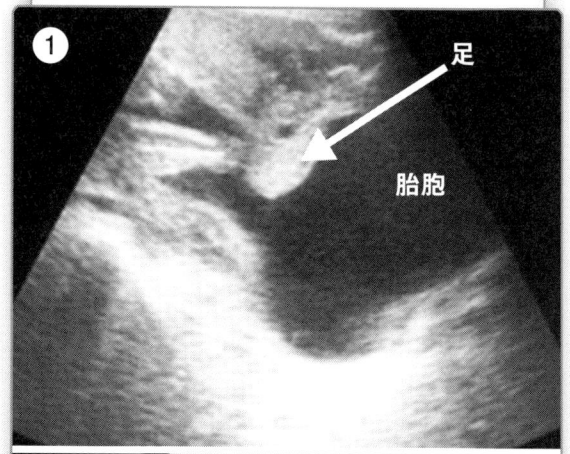

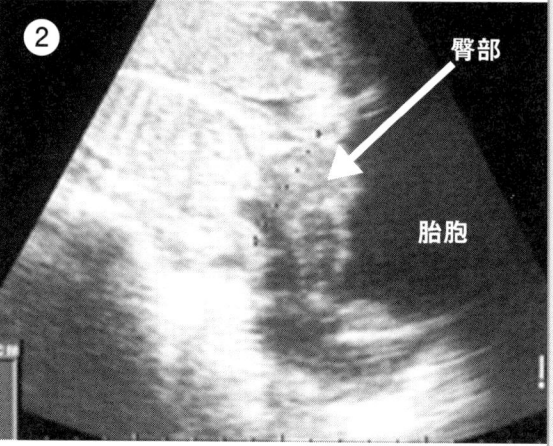

① 足 / 胎胞

② 臀部 / 胎胞

①胎胞内に児の足が侵入している。
②分娩が進行し臀部が胎胞内に脱出しようとしている。

た。胎胞内への臀部の脱出を認め，分娩の進行と判断し医師をコールした（**写真2－②**）。その後分娩が進行し，新生児科医立ち会いの下で骨盤位で分娩となった（当院では妊娠24週未満の分娩は帝王切開をせず経腟分娩としている）。

引用・参考文献
1）木村正，高木耕一郎他監修：産婦人科学レビュー〈2011〉，P.20〜25，2011.
2）Itabashi K, Horiuchi T, Kusuda S, et al. Mortality rates for extremely low birth weight infants born in Japan in 2005. Pediatrics 2009；123：445-50
3）MFICU連絡協議会編：MFICUマニュアル，P.152〜158，メディカ出版，2008.
4）Blanc WA. Pathology of the placenta, membranes and umbilical cord in bacterial, fungal, and viral infections in man. Naeye RL（ed）：Perinatal Disease, Williams & Wilkins, 1981；pp67-132
5）上田敏子，岩成治：細菌性腟症と早産，産科と婦人科，1，P.27〜31，2014.
6）福島明宗，海道善隆，金杉知宣，岩手県早産予防対策委員会：地域の早産予防対策，産科と婦人科，1，P.81〜86，2014.
7）Vaginitis. Bacterial vaginosis. In：Cunningham FG, Leveno KJ, Bloom SL et al（eds）Williams Obstetrics. 23rd ed. McGraw-Hill, 2010；p1246
8）岸田達朗他：Preterm PROMの発生機序と予知，産科治療，81，P.248〜255，2000.
9）吉田幸洋：細菌性腟症の診断，岩下光利監修：切迫早産の診断と治療，P.89〜97，メディカルレビュー社，2008.
10）Nugent RP et al. Reliability of diagnosing bacterial vaginosis is improved by a standardized method of gram stain interpretation. J Clin Microbiol 1991；29：297-301
11）古山将康：Preterm PROMの管理方針，日産婦誌，58，N155〜160，2006.
12）久保田武美他：Insulin-like growth factor binding protein-1（IGFBP-1）検出試薬の破水診断における臨床的検討，産婦人科の世界，50，P.633〜636，1998.
13）日本産科婦人科学会，日本産婦人科医会編集・監修：産婦人科診療ガイドライン―産科編2011，P.100〜103，2011.
14）多田克彦，立石洋子，渋川昇平他：胎胞膨隆例の頸管縫縮術，産婦人科の実際，61，P.591〜597，2012.
15）宮川祐三子，押谷文子，岡本喜代子：私はこのような方針でPROM（前期破水）を管理している，周産期医学，24，P.423〜427，1994.
16）福島恭子，石川紀子：preterm PROM（前期破水）の看護，周産期医学，31，P.1065〜1068，2001.

> ただ かつひこ
> 1983年3月岡山大学医学部医学科卒業。同年4月岡山大学医学部附属病院産科婦人科学教室入局，以後，研修病院，関連病院にて勤務。1991年5月〜2001年3月まで岡山大学医学部附属病院産科婦人科学教室にて勤務。2001年4月〜2003年3月まで国立病院岡山医療センター産婦人科勤務。2003年4月〜2004年4月まで川崎医科大学附属病院産婦人科講師。2004年5月より現職。

確認テスト

1 以下の（　）を埋めよ。

a．前期破水は早産の主な原因である。
　早産の（　　）％を前期破水が占める。

b．上行性感染は前期破水の原因として重要である。
　破水の予防の観点から（　　）の重要性を認識する。

2 正しいものを選択せよ。

a．破水の原因菌として重要と考えられる細菌はどれか？（いくつでも）
　Gardnerella vaginalis　大腸菌　B群溶血連鎖球菌　乳酸菌

b．新生児死亡率が有意に改善される妊娠週数はどれか？
　22週〜　24週〜　26週〜　28週〜

3 前期破水で新生児予後を悪化させる最も注意すべき合併症は何か？2つ挙げよ。
（　　　）（　　　）

答え
1 a. 30　b. 細菌性腟症
2 a. Gardnerella vaginalis　大腸菌　B群溶血連鎖球菌　b. 26週〜
3 未熟性　感染

❷ 胎児発育不全

独立行政法人国立病院機構 岡山医療センター 産婦人科 医長　多田克彦

▶胎児発育不全とは[1]

　胎児発育不全（fetal growth restriction：FGR）とは，胎児が何らかの理由で「本来発育すべき大きさ」に育てないことである，と定義されている。個々の胎児の「本来発育すべき大きさ」を知る方法がないため，超音波検査を用いて算出した妊娠中の胎児推定体重が，該当週数の胎児体重に比べて明らかに小さい場合をFGRと呼んでいる。

　FGRの診断基準となる胎児体重基準値には，何を用いるべきであろうか。出生時基準体重曲線が用いられることがあるが，これは適切とは言えない。なぜなら，出生時基準体重曲線は，早産という異常妊娠・分娩で出生となった児の体重を集めて作られたものなので，あくまで早産になった児の基準値であると考えるべきだからである。あくまで最終的に正常児として出産になった児の胎児体重基準値を使用すべきで，我が国では日本超音波医学会の公示[2]および日本産科婦人科学会周産期委員会の報告[3]において示された「胎児体重の妊娠週数ごとの基準値」（**表1**）を使用することが望ましい。**表1**をグラフ化したものが**図1**である。

▶FGRの診断基準[1]

　出生時の体重と罹病率や死亡率といった周産期予後が密接に関係していることは，よく知られている。Manning[4]は，出生時の体重が標準体重の5パーセンタイル未満のsmall-for-gestational-age（SGA）児から周産期予後が悪化し，3パーセンタイル未満のSGA児において著明に悪化することを示した（**図2**）。5パーセンタイルは正規分布集団においては－1.64SDに相当する。以上より，産婦人科診療ガイドライン（産科編2011）においては，FGRの診断基準としては胎児体重基準値の－1.5SDを目安とすることを提案している。もちろん，そのほかの所見（羊水過少の有無，腹囲の測定値など）や，胎児体重の再検査による経時的変化を検討することで，総合的に臨床診断を行うことが勧められている。

▶symmetrical typeとasymmetrical type

　FGRは胎児の体型により，symmetrical type（対称性；Ⅰ型）とasymmetrical type（非対称性；Ⅱ型）に分類されてきた。

表1 ▶ 胎児体重の妊娠週数ごとの基準値

gestational age	−2.0SD	−1.5SD	EFW（g）mean	+1.5SD	+2.0SD
18W+0	126	141	187	232	247
19W+0	166	186	247	308	328
20W+0	211	236	313	390	416
21W+0	262	293	387	481	512
22W+0	320	357	469	580	617
23W+0	386	430	560	690	733
24W+0	461	511	660	809	859
25W+0	546	602	771	940	996
26W+0	639	702	892	1,081	1,144
27W+0	742	812	1,023	1,233	1,304
28W+0	853	930	1,163	1,396	1,474
29W+0	972	1,057	1,313	1,568	1,653
30W+0	1,098	1,191	1,470	1,749	1,842
31W+0	1,231	1,332	1,635	1,938	2,039
32W+0	1,368	1,477	1,805	2,133	2,243
33W+0	1,508	1,626	1,980	2,333	2,451
34W+0	1,650	1,776	2,156	2,536	2,663
35W+0	1,790	1,926	2,333	2,740	2,875
36W+0	1,927	2,072	2,507	2,942	3,086
37W+0	2,059	2,213	2,676	3,139	3,294
38W+0	2,181	2,345	2,838	3,330	3,494
39W+0	2,292	2,466	2,989	3,511	3,685
40W+0	2,388	2,572	3,125	3,678	3,862
41W+0	2,465	2,660	3,244	3,828	4,023

EFW：estimated fetal weight，胎児体重，SD：standard deviation，標準偏差

日本超音波医学会：「超音波胎児計測の標準化と日本人の基準値」の公示について，超音波医学，30，J415〜440（日本超音波医学会の意見），2003.，日本産科婦人科学会周産期委員会提案：超音波胎児計測の標準化と日本人の基準値，日産婦誌，57，P.92〜117（Consensus），2005.

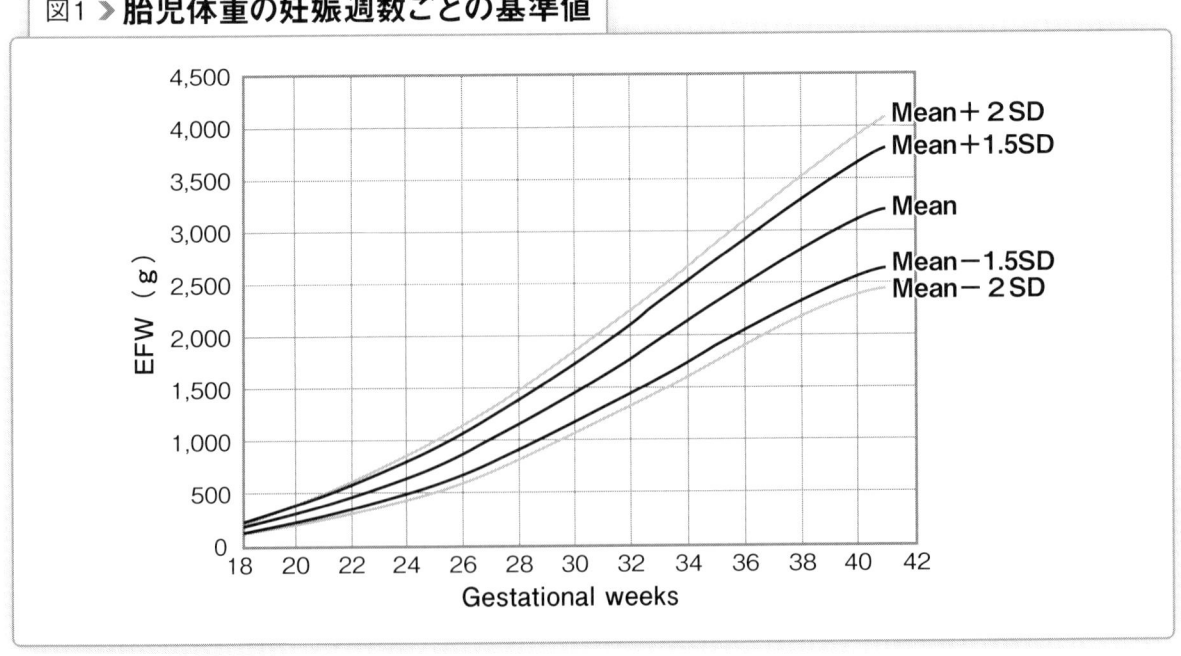

図1 ▶ 胎児体重の妊娠週数ごとの基準値

図2 ▶ 出生体重パーセンタイルと周産期死亡率・罹病率

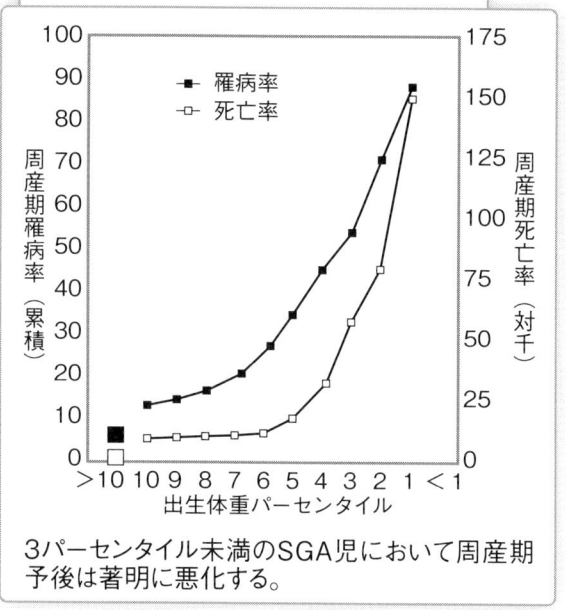

3パーセンタイル未満のSGA児において周産期予後は著明に悪化する。

Manning FA. Intrauterine growth retardation. In：Fetal Medicine. Principles and Practice. Norwalk, CT, Appleton and Lange, 1995, p317

symmetrical type（Ⅰ型）は，妊娠初期の傷害が原因で胎児の細胞数が減少し大きさが小さくなるために，頭部と腹部が均等に小さくなるとされている。その原因として薬物などの化学物質への暴露，ウイルス感染や染色体異常などが挙げられ，一般的に予後不良例が多いと考えられている。

asymmetrical type（Ⅱ型）は，妊娠後期の傷害に引き続き発生し，その典型例は妊娠高血圧症候群を原因とした胎盤機能不全である。低栄養（ブドウ糖の輸送障害）は細胞数の減少には影響を及ぼさないが細胞サイズが小さくなり，肝臓容積の減少を来し，腹囲が小さくなるとされている。脳への酸素と栄養供給は維持されるため脳の容積（頭部発育）は保たれ，頭部は正常の大きさだが体幹部が小さくなる。最も重要な脳組織を守ろうとする，いわゆるbrain-sparing effectである。

しかし，胎児の発育パターンは今まで考えられていた以上に複雑なようである。染色体異常を持つ胎児でも頭部サイズが不均衡に大きいという報告[5]や，FGRを来す先天異常症候群の中には不均衡な発育遅延を示す疾患が多くあることが知られている[6]。さらに，妊娠高血圧症候群に起因する早産FGR児の多くにsymmetricalな発育障害を認めた，との報告[7]もあり，胎児期の発育パターンからのみで明確な分類を行うことには限界がある。

▶危険因子

FGRの危険因子は，母体要因，胎児要因，胎盤・臍帯要因に分類して論じられていることが多いが，実際には多数の要因が組み合わさって胎児発育を障害していることもある（図3）[8]。超音波検査でFGRを疑った場合には，原因検索のために種々の検査を行う。

●母体因子

母体が妊娠高血圧症候群と診断されている，腎疾患を合併している，喫煙している，など明確な原因がある場合にはよいが，摂食障害（神経性食指不振症：Anorexia nervosa）や甲状腺機能低下症など隠れた母体合併症には注意する。摂食障害は不妊

症の原因にもなることを知っておく。

体格要因

妊娠初期の母体体重が100ポンド（約45kg）より小さい場合には，SGA児を出産するリスクが少なくとも2倍になる。また，母親の胎児期の発育遅延は，その母親の子の発育遅延のリスクになる。

母体の低栄養

BMIが平均以下の女性においては，妊娠中の母親の体重増加不良と胎児の発育遅延との関連性が指摘されている。妊娠中期の体重増加不良が特に関連が深いと言われている。母親に摂食障害がある場合には，FGRのリスクは約9倍になる。

抗リン脂質抗体症候群

抗カルジオリピン抗体，ループスアンチコアグラントは，母体血小板凝集と胎盤での血栓形成によりFGRの原因となる。重症型では妊娠早期からのFGRや胎児死亡を起こす。

●胎児因子

先天奇形や染色体異常は，後述するように胎児の管理方針に大きな影響を与える。特に，出生後早期に手術が必要な疾患では，児の成熟度，すなわち在胎週数は極めて重要な因子となるので，超音波検査で胎児の形態異常の有無をしっかりと診断しておかなければならない。胎児に影響を及ぼす感染症はTORCH症候群として広く認識されているが，その中でも風疹とサイトメガロウイルスがFGRの原因として重要である。

先天奇形

13,000例以上の先天奇形を集めた検討では，22％の児に発育遅延を認めた[9]。

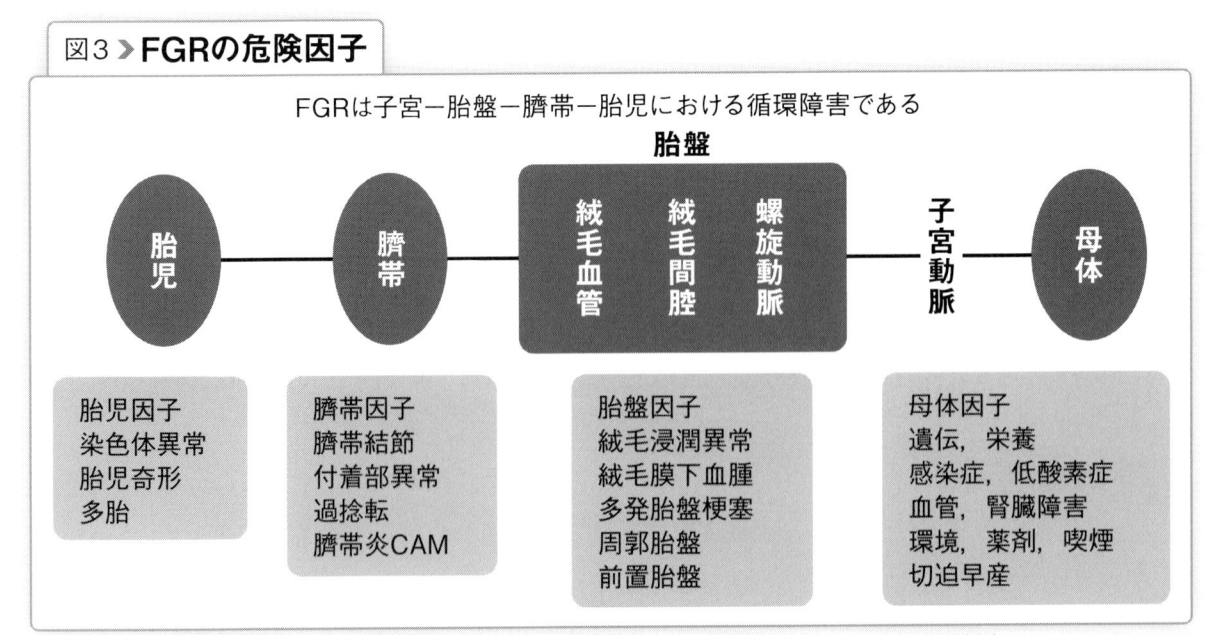

図3 ▶ FGRの危険因子

FGRは子宮－胎盤－臍帯－胎児における循環障害である

胎児	臍帯	胎盤（絨毛血管／絨毛間腔／螺旋動脈）	子宮動脈	母体
胎児因子 染色体異常 胎児奇形 多胎	臍帯因子 臍帯結節 付着部異常 過捻転 臍帯炎CAM	胎盤因子 絨毛浸潤異常 絨毛膜下血腫 多発胎盤梗塞 周郭胎盤 前置胎盤		母体因子 遺伝，栄養 感染症，低酸素症 血管，腎臓障害 環境，薬剤，喫煙 切迫早産

金井雄二，海野信也：D．産科疾患の診断・治療・管理，6．異常妊娠，12）胎児発育異常，日産婦誌，60，N 3～8，2008．

FGRの合併頻度の高い疾患を次に示す。
①**中枢神経系**：無脳児（73.3％），二分脊椎（32.0％）
②**顔面異常**：口唇裂（30.2％）
③**心奇形**：多くの心奇形で30％前後のFGRを認める
④**消化器系**：食道閉鎖（55.3％），小腸閉鎖（42.7％），横隔膜ヘルニア（29.5％），臍帯ヘルニア（43.5％），腹壁破裂（60.3％）
⑤**尿生殖器系**：腎無形成（54.9％）

染色体異常症

複数の形態異常を認めた場合には染色体異常の可能性を考え，必要であれば羊水検査などで確認する。染色体異常はFGRの原因の10％程度を占める。18トリソミーを持つ児では発育遅延を高頻度（84％）に認め，発育遅延の程度も強い。13トリソミー（51％）と21トリソミー（31％）でもある程度の発育遅延を認めるが，18トリソミーに比べて程度は軽い。

感染症

ウイルス感染，細菌感染，原虫（トキソプラズマ）感染は，FGRの5％程度を占めると考えられている。この中で，発育遅延発症のメカニズムなどにつき最も深く検討されているのが風疹とサイトメガロウイルスである。サイトメガロウイルス感染は胎児腹水で気づかれることも多い。

●胎盤・臍帯因子

抗リン脂質抗体症候群をはじめとする血栓性素因は，過凝固状態に伴うトロンビン形成，フィブリン形成，胎盤循環の低下から胎児の発育遅延を来す。そのほか，前置胎盤，広範な絨毛膜下血腫や周郭胎盤などの形態異常もFGRの原因となる。

臍帯過捻転や臍帯の卵膜付着は，FGRや時には子宮内胎児死亡に至るような臍帯血流障害，胎児循環障害を来す。宇津[10]は11年間7914例の分娩例中で，－2.0SD以上の重症FGRを166例（2.1％）に認めたが，そのうち臍帯卵膜付着，過捻転などの臍帯異常が原因と考えられた症例は52例（31.3％）であったと報告している。

胎盤性モザイク

16トリソミーは，初期流産で最も頻繁に認められる染色体異常である。16トリソミーの胎盤性モザイク（胎盤にのみ染色体異常を認める状態）は，胎盤機能不全を引き起こし，FGRの原因となることが知られている。どうしてもFGRの原因が見つからない場合，検索項目の一つとして知っておくとよい。

▶FGR児の適切な娩出時期

FGR児の娩出時期は，児に先天奇形や染色体異常などがあるかどうかによって変わる。先天奇形や染色体異常が原因の場合には，児の体重増加はあまり期待できないこともある。早期娩出を図っても児の予後にとってメリットがないと判断した際には，疾患に合わせ，個々のケースで新生児科医と娩出時期を相談する。

手術が前提となる疾患では，週数と体重が問題になる。先天性上部消化管閉鎖や腹壁破裂など消化器系の手術が必要な場合は，最低でも在胎32週は超えたいところである。

ここでは，先天奇形などの異常がない胎児に発育不全が出現した際に，適切な分娩時期をいかにして決めるかについて考える。

▶検査と評価[11]

FGRの重症度と児の神経学的予後が関連することは前述した（**図2**）。FGRの重症度が増すと児の予後は悪くなるため，重症にならないうちに娩出を考えると，児の未熟性が問題になる。未熟性を重要視し妊娠期間の延長を図ると，FGRの重症度が増し，神経学的予後が不良となる。FGRの重症度と未熟性のバランスを考えて分娩時期を決定することになる。

FGR児の基本的な管理方針は，要約すれば，胎児のwell-being（健康度）を確認しながら妊娠の継続を図り，適切な時期に適切な方法で分娩することである。胎児well-beingの評価法として，多くの検査が報告されている。単独の検査で分娩時期を決定できないことが多く，種々の検査を組み合わせて適切な分娩時期を決定する。

●胎児心拍数モニタリング

胎児心拍数モニタリングが正常であれば，すぐに胎内死亡となるリスクは低い。明らかな遅発一過性徐脈の頻発や徐脈などのモニタリング異常は胎児死亡と有意な関係がある。胎児心拍数モニタリングで明らかな異常が出るまで妊娠を延長すると，児の予後改善につながらないことを知っておく必要がある。

●頭囲発育の停止

茨ら[12]は，FGRで出生時の頭囲が－1.5SD以下であった群では，生命予後に影響はしないものの，有意に神経学的予後が不良であることを報告した（**表2**）。また丸山ら[13]は，2週間以上の頭囲の発育停止を分娩

表2 ▶ FGR児の出生時の頭囲と神経学的予後

	頭囲≦－1.5SD	頭囲＞－1.5SD
神経学的異常	9例※	8例※
神経学的正常	78例	250例

※P＜0.05　茨聡, 池ノ上克, 蔵屋一枝他：当院出生IUGRの周産期異常と予後, 周産期学シンポジウム, 7, P.120～135, 1989.

> ## FGRの治療
>
> 現時点でFGRに対する有効な経母体的治療はない。ベッドレストが胎児発育を促進するという根拠はない。しかし，ベッドレストが子宮胎盤血流を増加させる事実は存在するため，胎盤循環の改善を期待してFGR治療の主流となっている。栄養補充，血漿製剤投与，酸素投与，降圧剤，ヘパリン，アスピリンなど，すべて無効とされている。

の適応としてFGRを管理すると，神経学的異常例の発生を減少させることができると報告しており，頭囲発育を重視した妊娠管理の重要性が指摘されている。

● Biophysical Profile Score (BPS)

現時点では，BPSとほかの胎児検査とどちらが児の予後を改善するかに関しては，結論を出すには至っていない。

● ドプラ血流波形

臍帯動脈のドプラ血流波形で，拡張期の血流途絶や逆流所見（**写真1-②**）が見られる場合，陽性的中率は低いが，児の予後不良と有意に関連することが知られている。これらの所見が出現したら，そう遠くないうちに胎児心拍数モニタリングの悪化が起こるとされている。逆に，臍帯動脈のドプラ血流波形が正常であれば，児のwell-beingは維持されている，すなわち陰性的中率が高いことが知られている。

【症例】

胎盤機能不全を原因に胎児が低栄養状態になると，前述したbrain-sparing effectが作動する。**写真2**は妊娠26週，推定体重480gのFGR胎児で，頭囲（**写真2-①**）は正常範囲内の値（22.3cm）だが，腹囲（**写真2-②**）は極めて小さい（16.1cm）状態であった。いわゆるasymmetrical type（非対称性）のFGRである。この児の臍帯動脈ドプラ血流波形では拡張期の血流途絶・逆流所見が見られており，児のwell-

写真1 ▶ 臍帯動脈のドプラ血流波形

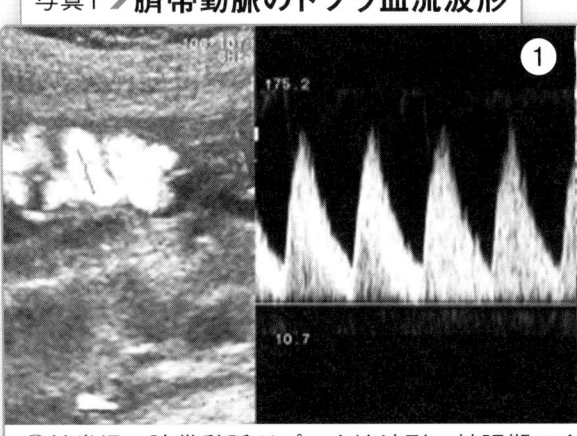

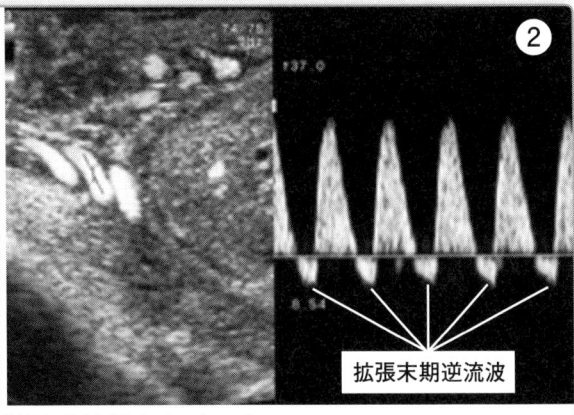

①健常児の臍帯動脈ドプラ血流波形。拡張期の血流速度は保たれている。
②妊娠26週，推定体重480gの超FGR児では，拡張期に逆流所見を認める。

写真2 ▶ 超FGR児の頭囲と腹囲

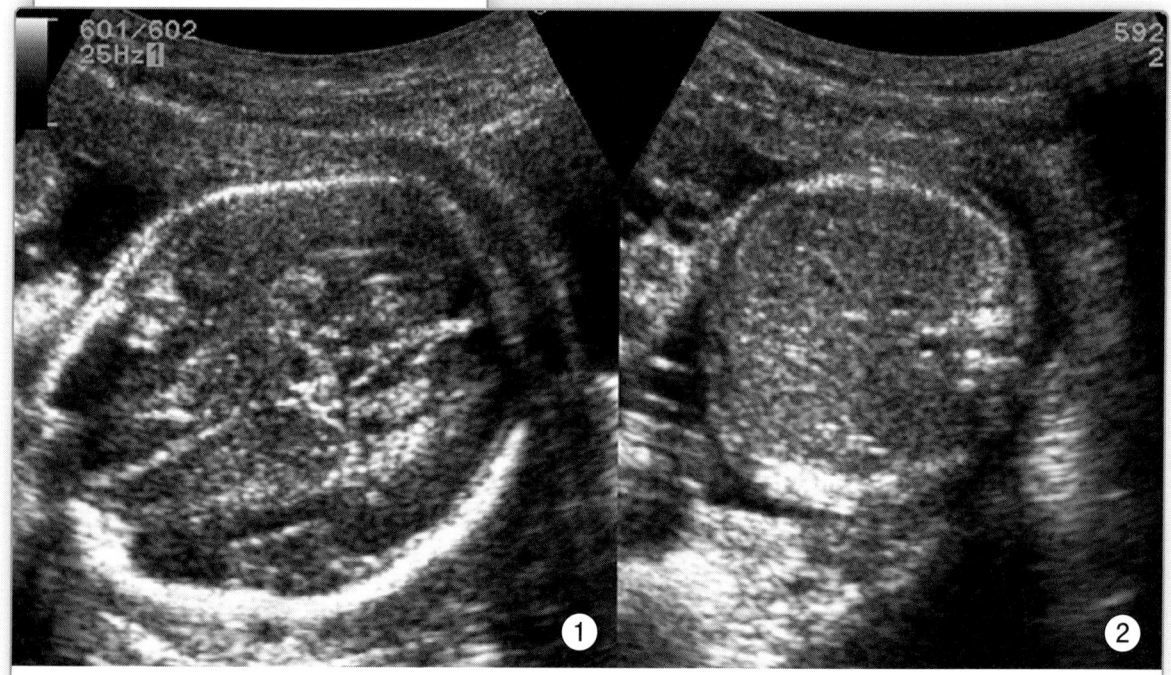

妊娠26週，推定体重480gの超FGR児の頭囲（①）と腹囲（②）。brain-sparing effectが作動した結果，頭囲は保たれ，腹囲が極めて小さいことが分かる。

beingの悪化が示唆される（**写真1-②**）。この症例では，経過中に妊娠高血圧症候群の発症と重症化が起こり，胎児の発育停止と併せて妊娠28週2日に帝王切開となった。出生時体重は520gであった。

▶チーム医療

SGA児は，AGA（appropriate-for-gestational age）児に比べて将来の神経学的後障害の発生率が高い。FGRによる神経学的後障害の機序は解明されてない点も多いが，胎内での低酸素，脳の低灌流，低栄養など劣悪な胎内環境は重要な因子の一つと考えられている[14]。身体成長との関連からは，身体成長と神経学的予後は強く相関する。Bergvall[15]は早産児における出生時頭囲の重要性を報告しており，胎内管理での頭囲発育停止の重要性が認識できる。

SGA児の神経学的予後の改善は，周産期医療の課題の一つである。児がもともと持つ要素に加え，胎内での劣悪な環境への暴露，新生児仮死や低血糖など出生後の受傷が相まって児の中枢神経学的予後が決定づけられる。この観点から，胎児期より産科と新生児科が緊密な連携をとり，適切な胎児管理方針を考え，適切な分娩時期と分娩方法を決定しなければならない。胎児が先天奇形を持つ場合には，該当疾患を担当する小児循環器科，小児外科，脳神経外科，形成外科など関係各科とも胎児期からカンファレンスを持つ必要があることは言うまでもない。

引用・参考文献
1) 日本産科婦人科学会, 日本産科婦人科医会編集・監修:産婦人科診療ガイドライン―産科編2011, P.118～121, 2011.
2) 日本超音波医学会:「超音波胎児計測の標準化と日本人の基準値」の公示について, 超音波医学, 30, J415～440 (日本超音波医学会の意見), 2003.
3) 日本産科婦人科学会周産期委員会提案:超音波胎児計測の標準化と日本人の基準値, 日産婦誌, 57, P.92～117 (Consensus), 2005.
4) Manning FA. Intrauterine growth retardation. In:Fetal Medicine. Principles and Practice. Norwalk, CT, Appleton and Lange, 1995, p317
5) Nicolaides KH, Snijders RJM, Noble P. Cordocentesis in the study of growth-retarded fetuses. In Divon MY (ed):Abdominal Fetal Growth. New York, Elsevier, 1991
6) 古庄知己:SGAの主な発症要因―胎児側の要因, 周産期医学, 40, P.170～173, 2010.
7) Salafia CM, Minior VK, Pezzulo JC, et al. Intrauterine growth restriction in infants of less than 32 weeks' gestation:Associated placental pathologic features. Am J Obstet Gynecol 1995;173:1049
8) 金井雄二, 海野信也:D. 産科疾患の診断・治療・管理, 6. 異常妊娠, 12) 胎児発育異常, 日産婦誌, 60, N3～8, 2008.
9) 藤森敬也, 佐藤智子, 佐藤章:胎児因子によるFGR, 臨床婦人科産科, 59, P.1571～1575, 2005.
10) 宇津正二:臍帯因子によるFGR, 臨床婦人科産科, 59, P.1582～1585, 2005.
11) 鮫島浩:胎児発育不全 (IUGR, FGR):適切な娩出時期, 母子保健情報, 61, P.46～49, 2010.
12) 茨聡, 池ノ上克, 蔵屋一枝他:当院出生IUGRの周産期異常と予後, 周産期学シンポジウム, 7, P.120～135, 1989.
13) 丸山有子, 茨聡, 加藤博美他:頭囲発育停止を指標にしたIUGR娩出のタイミング, 周産期学シンポジウム, 22, P.121～128, 2004.
14) Philip AG. Intrauterine growth retardation (restriction). Fetal and neonatal brain injury. 3rd ed, Cambridge University Press, Cambridge, pp145-174, 203
15) Bergvall N. Risks for low intellectual performance related to being born small for gestational age are modified by gestational age. Pediatrics 2006;117:460-467

確認テスト

1 以下の( )を埋めよ。

a. FGRの診断基準には, ( ) を用いるべきである。

b. 児の周産期予後が悪化するのは, ( ) パーセンタイル未満のSGA児からである。

c. FGRの原因は大きく分けて, (①   )因子, (②   )因子, (③   )因子に分類することができる。

2 次の中から正しいものを選べ。

a. 児の神経学的予後との関連が強いものはどれか?
頭囲の発育停止　腹囲の発育停止　大腿骨長の発育停止　臍帯動脈の血流波形異常　胎児心拍数モニタリング異常

b. FGRの治療で最も効果のあるものはどれか?
ベッドレスト　子宮収縮抑制剤　栄養補充　酸素投与　アスピリン　現在有効な治療法はない

答え
1 a. 胎児体重基準値　b. 5　c. ①母体　②胎児　③胎盤・臍帯
2 a. 頭囲の発育停止　b. 現在有効な治療法はない

❸ 多胎妊娠

香川県立中央病院 産婦人科 部長 髙田雅代
独立行政法人国立病院機構
岡山医療センター 産婦人科 医長 多田克彦

　多胎妊娠は不妊治療における副作用の一つであり，単胎妊娠と比較して母児ともにハイリスクであることは広く知られている。多胎妊娠を防ぐために原則単一胚移植の会告や生殖補助医療（ART）登録施設の胚凍結保存の義務づけなどさまざまな対策によって，ARTによる多胎の発生は減少しているが，ART以外の一般不妊治療による多胎の発生は十分に把握されておらず[1]，また顕微受精や胚盤胞移植により一絨毛膜双胎や二絨毛膜品胎の頻度が増加することが報告されている[2〜5]。

　ここでは，双胎妊娠を中心に，多胎の発生と膜性診断の重要性，母児合併症の単胎妊娠との比較，膜性の違いにより起こり得る疾患などについて述べる。

▶多胎の発生と膜性

　日本人は多胎妊娠の頻度が最も少ない人種と考えられており，自然の双胎妊娠は1/155，品胎妊娠は1/20,000〜30,000と推定されている[5]。双胎妊娠には二卵性と一卵性があり，二卵性双胎の頻度は人種によって異なり黒人が最も多く，次いで白色人種，黄色人種となる。遺伝的にも母親自身が二卵性双胎の一児の場合，双胎妊娠の頻度が高いことが知られている[6]。一方，一卵性双胎の頻度は人種や遺伝，母体年齢や経産回数などの影響を受けず，1,000組に3〜4組の割合と考えられている[6]。一般的には受精卵の数を表す卵性が用いられることが多いが，周産期学的には絨毛膜と羊膜の数の違いを表す膜性が重要である。

　図1に双胎発生と卵性・膜性の関係を示す。二卵性双胎は2つの受精卵が同じ子宮内で妊娠成立したもので，両児は遺伝的に異なる。ほぼ100％，二絨毛膜二羊膜（DD）双胎になる。一卵性双胎は1つの受精卵が2つに分離して妊娠が成立するので，両児は遺伝的に同じである。受精卵の分離する時期により約25〜30％がDD双胎に，約70〜75％が一絨毛膜二羊膜（MD）双胎に，約1％が一絨毛膜一羊膜（MM）双胎となり，まれに結合体が発生する。

　DD双胎の胎児は子宮内の別々の部屋で，それぞれに存在する胎盤から栄養を受ける。一絨毛膜双胎は一つの部屋の中で，一つの共有する胎盤から栄養を受け，薄い羊膜という間仕切りがある場合（MD）と間仕切りのない場合（MM）があり，後述する一絨毛膜双胎特有の疾患が発生することがある。これらの疾患は二絨毛膜双胎に比較して予後不良になる頻度が高く，膜性診断は妊娠初期（10〜14週まで）に正確に行われることが重要である。

図1 ▶双胎発生と卵性・膜性の関係

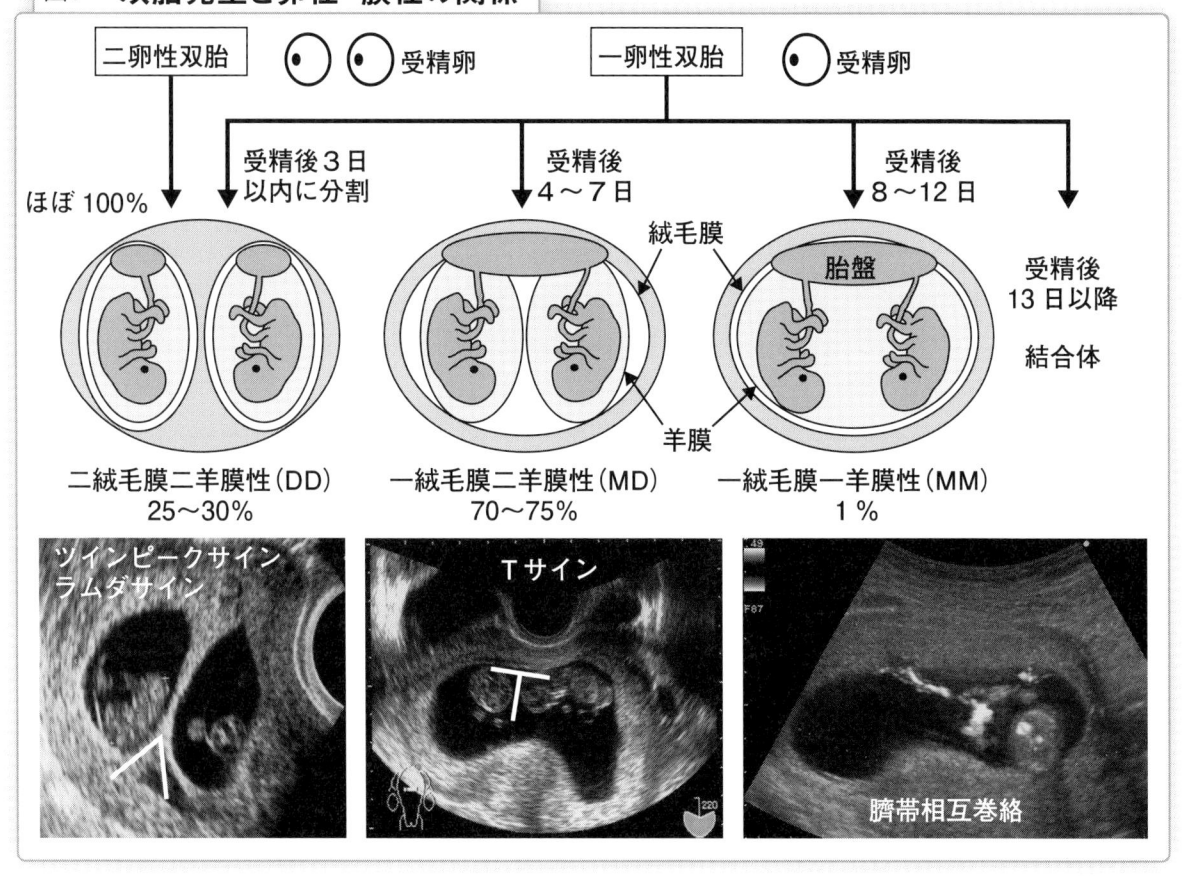

二卵性双胎 ほぼ100%：二絨毛膜二羊膜性（DD）25〜30%（ツインピークサイン、ラムダサイン）

一卵性双胎
- 受精後3日以内に分割：二絨毛膜二羊膜性（DD）
- 受精後4〜7日：一絨毛膜二羊膜性（MD）70〜75%（Tサイン）
- 受精後8〜12日：一絨毛膜一羊膜性（MM）1%（臍帯相互巻絡）
- 受精後13日以降：結合体

▶超音波検査による膜性の診断

妊娠初期に胎嚢が2つ存在，あるいは両児を隔てる隔膜が厚い（絨毛膜が存在する）時，中期では明らかに異なる位置に胎盤が確認できる（胎盤が2つ）か，膜の起始部の形態がラムダサイン（あるいはデルタサイン，ツインピークサイン）か，性別が異なるなどからDD双胎と診断する。

胎嚢が1つで胎盤も1つであれば一絨毛膜双胎であり，両児を隔てる薄い隔膜（羊膜）が確認できればMD双胎と診断する。膜の起始部の形態はTサインである。両児を隔てる薄い隔膜が確認できなければMM双胎を疑い，臍帯巻絡が確認できれば確定できる（**図1**）。**写真**は膜性により異なる胎盤の例である。

▶単胎妊娠と比較したリスク

多胎妊娠は単胎妊娠と比較して母児ともにハイリスクである。双胎妊娠の周産期死亡率は妊娠37〜38週が最も低く，その後は増加[7]し，児に神経学的後障害も多いことが知られている[8]。母体では子宮容量増大の限界による早産や妊娠高血圧症候群の発症，HELLP症候群や子癇，血栓症，常位胎盤早期剥離などの発症が増え，また分

写真 ▶ 膜性により異なる胎盤

①二絨毛膜二羊膜双胎の胎盤／2つが分離している胎盤／2つが癒合している胎盤（隔膜が厚い）

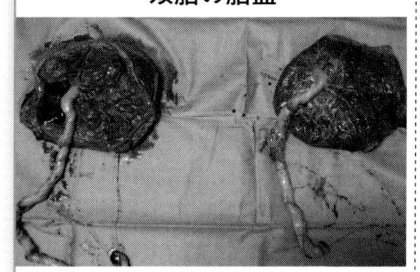

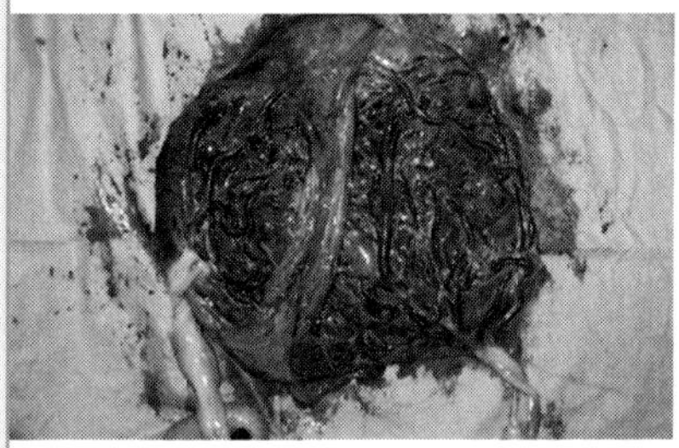

②一絨毛膜二羊膜双胎の胎盤／一つの胎盤を共有（隔膜が薄い）／上段と同じ胎盤 色調の違いから胎盤占有面積の不均衡が分かる

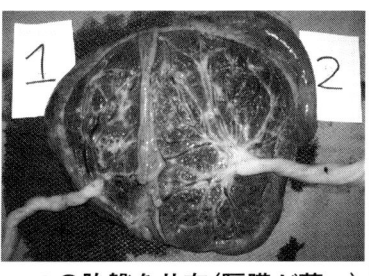

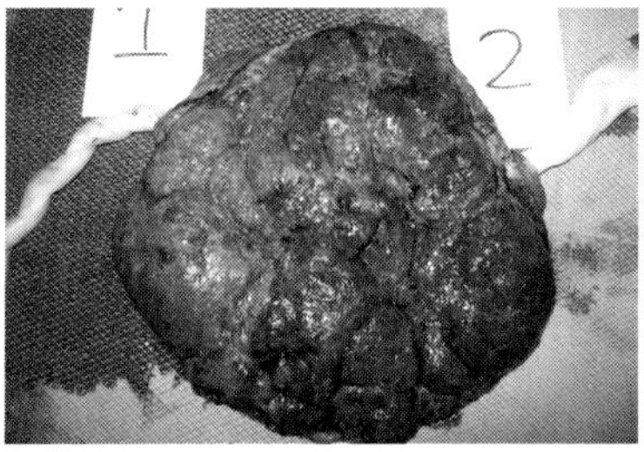

③一絨毛膜一羊膜双胎の胎盤／臍帯相互巻絡／両児の臍帯間に隔膜が存在しない

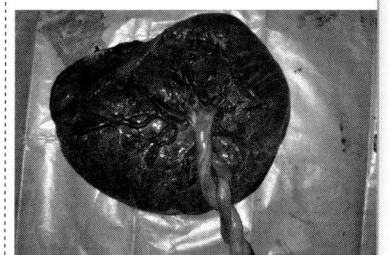

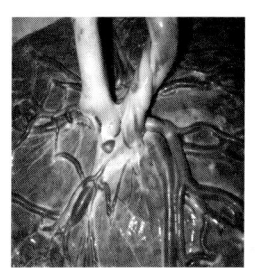

娩後の弛緩出血も多い[9]。

岡山医療センターで2002年1月から2010年12月の9年間に経験した22週以降で分娩となった双胎347例（胎内一児死亡14例を除く）において、35週以前の早産率は26.3％であり、分娩となった理由の3分の2は陣発あるいはpreterm PROMであった。

児においては早産児、子宮内胎児発育不全（FGR）・低出生体重児、胎内一児死亡が多い。また、先天異常発生率は単胎の約1.5倍[10]で、染色体異常の頻度が高いことも知られている[11]。

これらのさまざまな要因がNICU占拠率を上げることも、周産期医療の重要な問題となっている[12]。岡山医療センターで経験した双胎347例の出生児694児中313児、45.1％がNICU入院となっていた。

▶膜性の違いによるリスク

膜性の違いによって予後は極めて異なり、周産期死亡率はDD双胎に比較してMD双胎では3〜4倍の頻度で、神経学的後遺症は3〜9倍のリスクとなる[5,13]。

二絨毛膜双胎では胎児は子宮内の別々の部屋で発育し、一児死亡になった場合でも他児への影響は少ない。母体および生存児の状態に問題なければ早期娩出の必要はなく、母体の凝固系を定期的にモニターしDIC発生に注意しながら待機的に管理を行う[14]。胎

表1 ▶ TTTSのstage分類（Quintero）

Japan Fetoscopy Group：一絨毛膜双胎―基本からUpdateまで，P.45，メジカルビュー社，2007．

	I	II	III classical	III atypical	IV	V
羊水過多過少	＋	＋	＋	＋	＋	＋
供血児の膀胱が見えない	－	＋	＋	－	＋ or －	＋ or －
血流異常	－	－	＋	＋	＋ or －	＋ or －
胎児水腫	－	－	－	－	＋	＋ or －
胎児死亡	－	－	－	－	－	＋

血流異常は①臍帯動脈拡張期途絶逆流，②静脈管逆流，③臍帯静脈の連続する波動のいずれかを，供血児および受血児のどちらか一方に認めればstage IIIと診断してよい

児死亡の原因が母体因子の増悪（重症PIHや子宮内感染など）による場合は，生存児の状態も悪化する可能性が高く，母体合併症の評価は重要である。

一絨毛膜双胎では共有胎盤の吻合血管に起因する特徴的な疾患が存在し，予後不良になる頻度が高く，周産期管理に苦渋する。

●双胎間輸血症候群
（twin-twin transfusion syndrome：TTTS，表1）

共有している胎盤では両児それぞれの血管がところどころつながっていて（吻合血管），両児間において互いの血液が行き来してバランスをとっている。このバランスが崩れて，一児から他児へ一方的に血液の流れが生じることでTTTSが発症する。超音波検査にて，血液を送り出している児（供血児）の尿量減少による羊水過少（最大羊水深度2cm以下）・血液を受け取る児（受血児）の尿量増加による羊水過多（最大羊水深度8cm以上）で診断され，一絨毛膜双胎の約5～10％に起こる。

供血児は貧血，発育不全，低血圧，腎血流量低下から腎不全となり，血圧を改善しようとレニン・アンギオテンシン系が亢進する。一方，受血児は多血や高血圧になり，血管拡張作用のある心房性ナトリウム利尿ペプチド（ANP）やB型ナトリウム利尿ペプチド（BNP）などの分泌が亢進し，尿量が増加する。加えて吻合血管を通して供血児からのレニン・アンギオテンシン系が作用してさらなる高血圧や心拡大，心筋肥厚を来し，心不全や胎児水腫へと悪循環が進行する[15,16]（図2）。治療は2002年から日本でも本格的に胎児鏡下胎盤吻合血管レーザー凝固術（fetoscopic laser photocoagulation：FLP）が行われるようになり，生存率が上昇し，神経学的後遺症が減少

図2 ▶ TTTSの病態生理

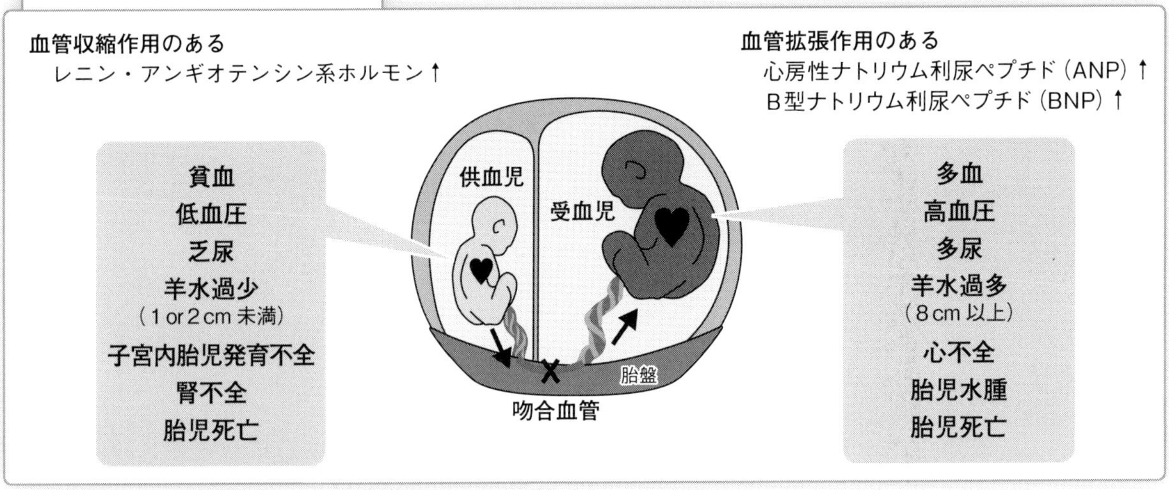

血管収縮作用のある
　レニン・アンギオテンシン系ホルモン↑

血管拡張作用のある
　心房性ナトリウム利尿ペプチド（ANP）↑
　B型ナトリウム利尿ペプチド（BNP）↑

供血児：
貧血
低血圧
乏尿
羊水過少
（1 or 2 cm未満）
子宮内胎児発育不全
腎不全
胎児死亡

受血児：
多血
高血圧
多尿
羊水過多
（8 cm以上）
心不全
胎児水腫
胎児死亡

吻合血管／胎盤

している[17]。高度な技術・知識が必要とされる手術で，行われる施設は限られているが，2012年4月以降は保険収載も認められるようになり，妊娠16週から26週未満で発症したTTTSにおける胎児治療の主流となった。

FLPは子宮内へ胎児鏡を挿入して胎盤表面の血管を念入りに観察し，レーザーを用いて吻合血管を1本1本凝固していく。その結果，両児間での血液のやりとりがなくなり，また一児死亡した場合も後述する生存児への影響を回避することができる。

TTTSの発症に注意するため，MD双胎では羊水量不均衡と胎児膀胱の大きさ，胎児血流，胎児発育に注意し，12～14週以降は少なくとも2週間ごとの超音波検査を行うことが望ましく，場合によりさらに頻回なチェック（1週間ごとあるいは入院管理など）を行う。

●胎内一児死亡

双胎における胎児死亡の頻度は2～4％である[18]。

一絨毛膜双胎では何らかの原因で胎児死亡に至る過程において，低血圧や心拍出量の低下が起こると，両児間の吻合血管の存在により，生存児から状態が悪くなった児への急激な血流の移動（acute feto-fetal hemorrhage，図3）が生じ，生存児にも循環血液量の減少や低血圧・貧血によるいろいろな臓器の虚血性変化が引き起こされる[18]。胎内一児死亡後の生存児のうち，40～50％の症例は新生児・乳児死亡，もしくは神経学的合併症を有する結果である[18]。

前述のように胎児死亡に至るまでの過程ですでに生存児の虚血性変化が引き起こされている可能性があることから，未熟な時期の生存児早期娩出の効果はなく，胎内一児死亡後の妊娠延長期間が生存児の予後に影響することはないと考えられている[14, 19]。生存児がほぼ成熟，あるいは成熟している週数であれば早期娩出も考慮される[14]。

生存児の貧血の推定には中大脳動脈の最高血流速度（MCA-PSV）の測定が有用で

図3 ▶ acute feto-fetal hemorrhage

胎児死亡に至る過程で
低血圧
心拍出量の低下

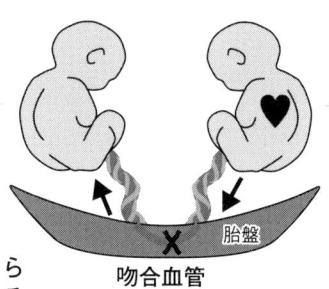

循環血液量の減少
低血圧・貧血
↓
予後不良

吻合血管を通じて，急速に生存児から
死亡児への急激な血流の移動が起こる

図4 ▶ TTTSとその関連疾患の関係

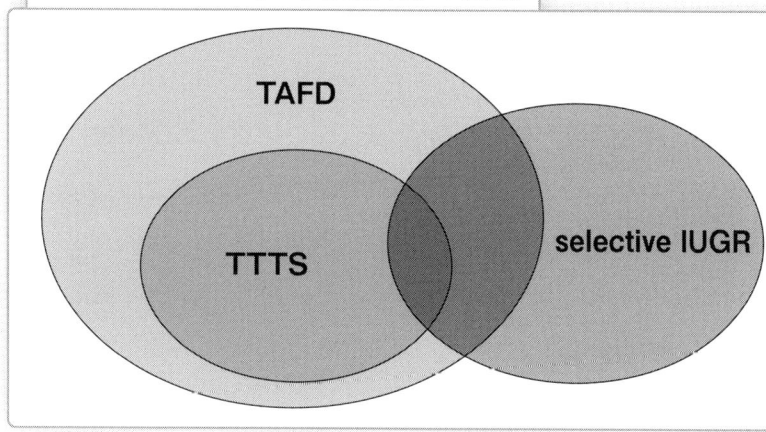

TAFD：羊水量の不均衡を認めるが
羊水過多・過少（2cm, 8cm）
を満たさない

selective IUGR：小さい児の推定
体重が5パーセンタイル以下で
かつ両児の体重差が25％以上の
もの（Gratacosら）

TTTS：羊水過多・過少（2cm, 8cm）

あり[20]，この測定と胎児採血・胎児輸血の組み合わせで生存児の予後をさらに改善できる可能性がある[14, 20〜22]。

一絨毛膜双胎においてはTTTSや胎内一児死亡が発症した場合は，生存児の神経学的後遺症および周産期死亡のリスクが高いことを，あらかじめ妊婦および家族に説明しておくことも重要である[14]。

● TTTSとその関連疾患の関係

TTTSの診断基準を満たさないが周産期予後不良例の多いTTTS関連疾患として，selective IUGRと両児間に羊水差があるTAFD（Twin Amniotic Fluid Discordance）が注目されている。図4に示すような関係性が示唆されており，それぞれがオーバーラップしたり，最終的にTTTSへ移行する症例もあり，慎重に経過を観察していく必要性があると考える。

● 無心体
（TRAP〈twin reversed arterial perfusion〉sequence）

35,000妊娠例に1例の頻度であり，一絨毛膜双胎の1％程度である。超音波検査で一絨毛膜双胎の一児が高度な全身形態異常を認める場合や妊娠初期に一児死亡と診

表2 ▶ 岡山医療センターにおけるMM双胎の管理方針

- 妊娠14〜15週頃までに一羊膜性の確認，結合体の除外
- 15〜18週に先天大奇形の有無を確認
- 外来受診：初期から2週間に1回
- 入院管理：妊娠24週頃から毎日NST（2〜3回/日）
- 24〜26週以降になれば胎児機能不全に対して急遂分娩
- 33〜34週時，胎児肺成熟確認のため羊水穿刺
- 持続性variable decelerationの出現や胎児機能不全，肺成熟を認めた場合，34〜35週以上は分娩を検討
- 臍帯相互巻絡を避けるため分娩方法は帝王切開
- 一般的な双胎妊娠と一絨毛膜双胎のリスクに加えて，臍帯相互巻絡による胎児突然死の危険性について妊婦や家族に説明しておく

断されていた児に発育が認められる場合は無心体を疑い，注意深い観察を心がけなければならない。無心体は心臓が欠如（もしくは痕跡心臓）しているので，吻合血管により健常児（ポンプ児）からの血流で無心体が栄養されている状態であり，血流ドプラ検査で無心体の臍帯動脈の逆流（胎盤側から無心体への血流）の有無について確認する[23]。ポンプ児に高心拍性心不全が生じ，羊水過多や胎児水腫になると予後不良となるため，ラジオ波臍帯血流遮断術による治療が報告されている[24, 25]。

● **一絨毛膜一羊膜双胎（MM）**

　一絨毛膜双胎におけるMM双胎の頻度は約1％と低いが，一絨毛膜双胎の合併症に加えて，両児を隔てる膜がないためほかの膜性では起こらない臍帯相互巻絡によるトラブルが起こる（**写真－③**）。以前は周産期死亡率が50〜70％[26, 27]と言われていたが，近年の報告では妊娠初期に正確な膜性診断が可能になり，臍帯相互巻絡の診断も行えるようになるなど，産科・新生児管理の技術向上で10〜20％前後にまで低下している[27, 28]。岡山医療センターにおける一絨毛膜一羊膜双胎の管理方針を**表2**に示す。

▶ 双胎の一般的な分娩管理

　双胎の分娩様式についての標準的な定説はない[10]。双胎妊娠という理由だけで選択的帝王切開を行う施設も少なくないと思われるが，施設の能力に応じて分娩様式が考慮される。

　岡山医療センターでは膜性に関係なく，先進児－後続児が頭位－頭位の場合や，頭位－骨盤位の時は32週以上でかつ後続児の推定体重が1,800g以上の場合は経腟分娩を選択し，この条件を満たさない場合や先進児非頭位であれば帝王切開を選択して，最終的には妊婦・家族が経腟分娩・帝王切開のリスクを理解した上で最終決定してい

る．分娩時は複数の産科医と新生児科医が立ち会う．経腟分娩予定妊婦では，新生児予後が最も良好な37〜38週までに分娩になるように，また帝王切開適応のあるものは38週前半で予定帝王切開を行っている．

経腟分娩トライ197例394児ののうち，経腟分娩成功率は83.5％で胎位による成功率の差はなかった．両児とも帝王切開に移行したのが26例で，先進児経腟分娩後，後続児のみ帝王切開に移行したのが13例だった．経腟分娩を行う際には両児の心拍モニタリングが可能で，第一子分娩後は後続児の胎位の変化や臍帯下垂・脱出などが起こる可能性がある[10]ことから，超音波検査で確認する．状況に応じていつでも帝王切開ができる体制を整えておくことが必要だろう．

引用・参考文献

1) 石原理，他：平成24年度専門委員会報告（本邦の一般不妊治療における排卵誘発〈COS〉による多胎発生の実態調査に関する小委員会），日産婦誌，65，P.1361〜1373，2013．
2) 長和俊，水上尚典：MD双胎発生における例外，周産期医学，40，P.305〜309，2010．
3) Vitthala S, Gelbaya TA, Brison DR, et al：The risk of monozygotic twins after assisted reproductive technology.：a systematic review and meta-analysis. Hum Reprod Update, 2009, 15：45-55.
4) 松本美奈子，村越毅，尾崎智哉，渋谷伸一，鳥居裕一：胚盤胞移植と一絨毛膜性多胎妊娠，産婦人科の実際，54，P.361〜363，2005．
5) 村越毅，上田敏子，松本美奈子，神農隆，安達博，他：多胎妊娠の短期および長期予後の検討，周産期新生児誌，41，P.750〜755，2005．
6) 小菅周一：わが国における多胎妊娠の種類と頻度，佐藤郁夫監修，松原茂樹編：双胎妊娠・分娩管理マニュアル，P.1〜3，金原出版，2005．
7) Minakami H, Sato I.：Reestimating date of delivery in multifetal pregnancies：JAMA, 1996, 275：1432-1434.
8) 末原則幸，三谷龍史，濱中拓郎，加地剛：双胎妊娠における骨盤位の管理，産科と婦人科，72，P.474〜479，2005．
9) 日本産科婦人科学会，日本産婦人科医会編：産婦人科診療ガイドライン（産科編2011），P.298〜301，2011．
10) Layde PM, et al.：Congenital Malformation in twins. Am J Hum Genet 1980；32：69-78.
11) Bernirschke K, Kim CK：Multiple pregnancy（second of two part）. N Engl J Med 1973；288：1329-1336.
12) 桑田知之，松原茂樹：双胎の児の予後，佐藤郁夫監修，松原茂樹編：双胎妊娠・分娩管理マニュアル，金原出版，P.116〜122，2005．
13) Minakami H, Honma Y, Matsubara S, Uchida A, Shiraishi H, et al：Effects of placental chorionicity on outcome in twin pregnancies. A cohort study. J Reprod Med 1999；44：595-600.
14) 前掲9），P.295〜297．
15) Mahieu-Caputo D, Muller F, Joly D, et al.：Pathogenesis of twin-twin transfusion syndrome：the rennin-angiotensin system hypothesis. Fetal Diagn Ther 2001；16：241-244.
16) Mahieu-Caputo D, Meulemans A, Martinovic J, et al.：Paradoxic activation of rennin-angiotensin system in twin-twin transfusion syndrome：An explanation for cardiovascular disturbances in the recipient. Pediatr Res 2005；58：685-688.
17) Sago H. et al.：The outcome and prognostic factors of twin-twin transfusion syndrome following fetoscopic laser surgery. Prenat Diagn 2010, 30：1185-1191.
18) Japan Fetoscopy Group：MD双胎一児死亡：一絨毛膜双胎—基本からUpdateまで，メジカルビュー社，P.70〜76，2007．
19) 前掲18），P.77〜80．
20) Senat MV, Loizeau S, Couderc S, Bernard JP, Ville Y.：The value of middle cerebral artery peak systolic velocity in the diagnosis of fetal anemia after intrauterine death of one monochorionic twin. Am J Obstet Gynecol 2003；189：1320-1324.
21) Quarello E, Stirnemann J, Nassar M, Nasr B, Bernard JP, et al.：Outcome of anaemic monochorionic single survivors following early intrauterine rescue transfusion in cases of feto-fetal transfusion syndrome. BJOG 2008；115：595-601.
22) Nakata M, Sumie M, Murata S, et al.：A case of monochorionic twin pregnancy complicated with intrauterine single fetal death with successful treatment of intrauterine blood transfusion in the surviving fetus. Fetal Diagn Ther 2007；22：7-9.
23) 前掲9），P.291〜294．
24) Tsao K, Feldstein VA, Albanese CT, et al.：Selective reduction of acardiac twin by radiofrequency ablation. Am J Obstet Gynecol 2002；187：635-640.
25) Hirose M, Murata A, Kita N, et al.：Successful intrauterine treatment with radio-frequency ablation in a case of acardiac twin pregnancy complicated with a hydropic pump twin. Ultrasound Obstet Gynecol 2004；23：509-512.
26) Timmons JD, Dealvarez RR：Monoamniotic twinpregnancy. Am J Obstet Gynecol 1963；86：875-881.

27) Baxi LV, Walsh CA：Monoamniotic twins in contemporary practice：a single-center study of perinatal outcomes. J Matern Fetal Neonatal Med 2010；23：506-510.
28) Beasley E, Megerian G, Gerson A, et al：Monoamniotic twins；case series and proposal for antenatal management. Obstet Gynecol 1999；93：130-134.
29) Japan Fetoscopy Group：一絨毛膜双胎―基本からUpdateまで，P.45, メジカルビュー社, 2007.

たかだ まさよ
岡山大学医学部産科婦人科学教室入局後，国立病院機構岡山医療センターなどを経て，2012年から現職。日本産科婦人科学会専門医。日本周産期・新生児学会周産期専門医，日本超音波学会専門医。

確認テスト

1 以下の（　）を埋めよ。

a. 子宮内に胎嚢が1つで，間を隔てる膜が確認できない場合は，（①　　）絨毛膜（②　　）羊膜双胎である。

b. 妊娠（①　　）週～（②　　）週頃までに双胎あるいは品胎の膜性診断を行う。

c. 双胎妊娠の周産期死亡率は（①　　）週から（②　　）週が最も低い。

d. 双胎間輸血症候群では（　　　）による治療で新生児予後が改善している。

e. 多胎児がNICUに入院する理由は（①　　），（②　　）などである。

答え　1　a. ①一　②一　b. ①10　②14　c. ①37　②38
d. FLPあるいは胎児鏡下胎盤吻合血管レーザー凝固術　e. ①早産児　②低出生体重あるいはFGR

❹ 前置胎盤

岡山愛育クリニック 医師 野口聡一
助産師 宇城昌世

　前置胎盤（placenta previa）とは，胎盤の一部および大部分が子宮下部に付着し，内子宮口に及ぶものを言う。内子宮口にかかる程度により，全・部分・辺縁の3種類に分類する。

　頻度は，全分娩数の0.3～0.85％と言われており，年間400件くらいの分娩があれば，少なくとも年に1例は経験するくらいである。

　危険因子として，次の項目に該当する妊婦は，より注意して見ていく必要がある。

経産婦：初産婦の2倍以上の確率で発症し，さらに多産婦で増加する。
帝王切開既往：帝王切開既往回数の増加に伴って，前置胎盤の頻度も増加する。

▶症状

●無痛性出血
　子宮収縮を伴わない出血を認めることが多く，妊娠週数が進むにつれ頻度が増えることが多い。

●警告出血
　最初の出血が少量であっても，その後大出血を来すことがある。前置胎盤は内診刺激により出血が増えることがあり，妊娠中に出血を認めた場合は，先に経腟超音波検査で前置胎盤の有無を確認すべきであり，前置胎盤が確認されれば不用意な内診は避ける。

●陣痛時出血
　陣痛発来した場合，陣痛発作時に出血は増加し，間欠時に減少することが多い。

▶診断

　超音波検査，特に経腟超音波断層法で確定診断することが大部分である。必要に応じてMRI（magnetic resonance imaging）を併用することもある。

●経腹超音波（写真1）
　膀胱に尿が溜まっている方が確認しやすいが，それでも内子宮口が確認できないことも多く，最終的には経腟超音波で確認することが必要となる。

●経腟超音波（写真2，3）
　経腹超音波と違い，膀胱に尿が溜まっていない方が確認しやすく，排尿後に検査を行う。内子宮口の確認が容易で確定診断することが可能である。

写真1▶経腹超音波（妊娠28週全前置胎盤）

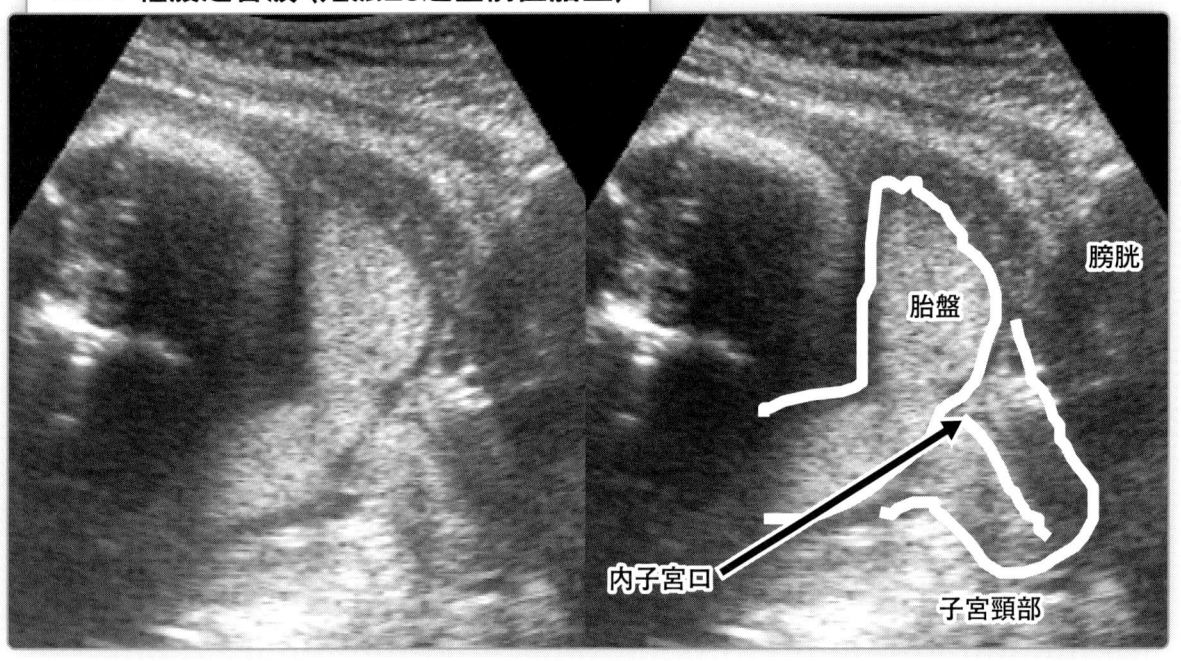

写真2▶経腟超音波（妊娠28週全前置胎盤）

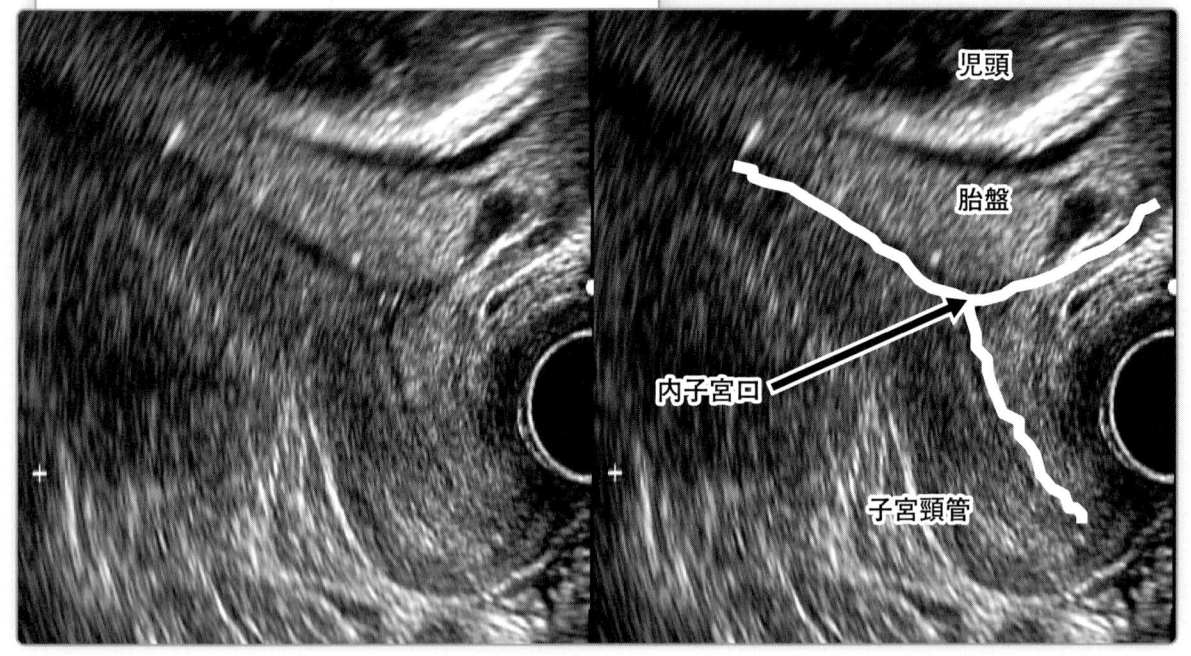

注意点

　妊娠14週くらいまでは，経腟超音波法で前置胎盤と診断されても（**写真4**），最終的に前置胎盤でないことはしばしば経験する。これは，妊娠初期の絨毛膜有毛部（胎盤付着部）は相対的に大きく，また子宮下節が伸展していないためであり，出血がなくても妊娠28週以降に再度確認する必要がある。

　絨毛膜下血腫が内子宮口付近にある場合は，血腫形成時期によっては胎盤と誤認さ

写真3 ▶ **経腟超音波（妊娠27週辺縁前置胎盤）**

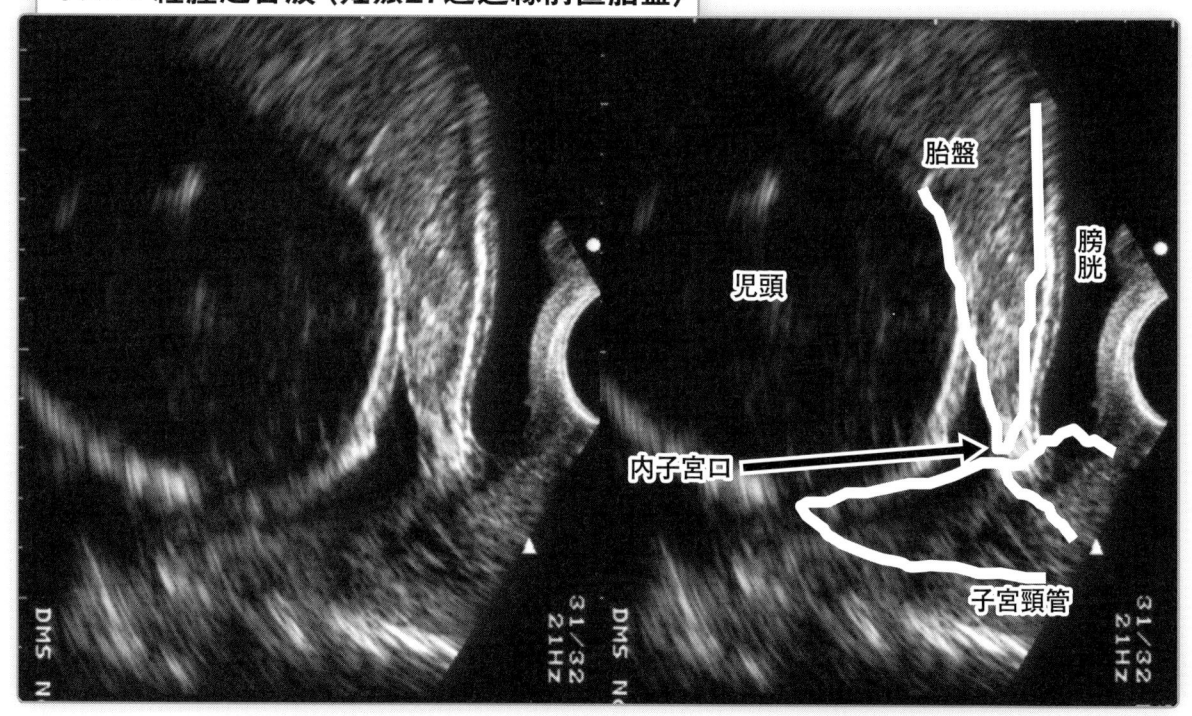

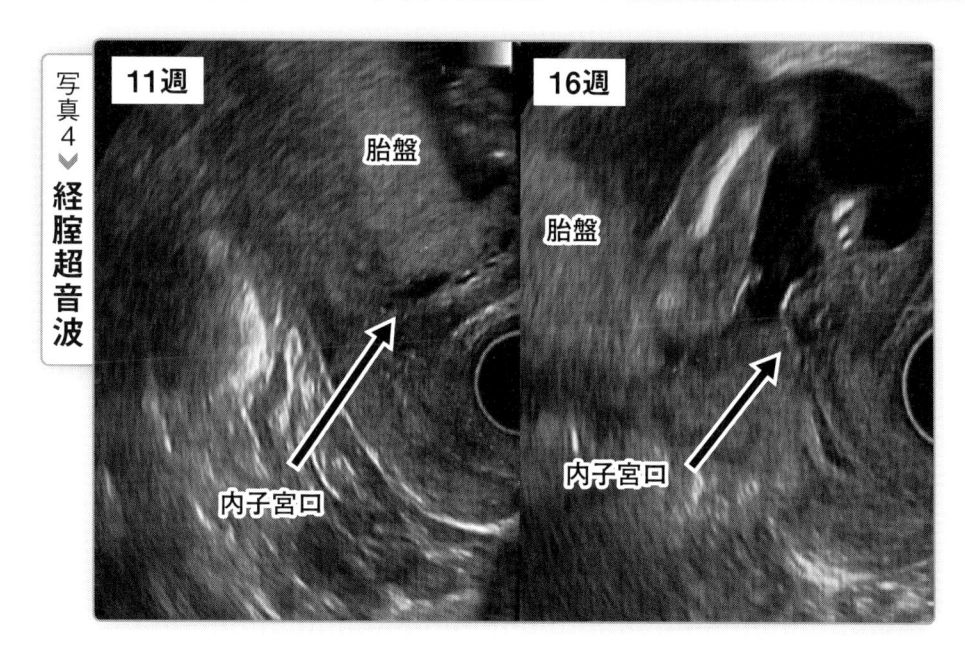

写真4 ▶ 経腟超音波

れることがあり，期間を置いて再確認する必要がある（**写真5**）。

また，前回帝王切開の場合は，胎盤が子宮切開創部にかかっていると癒着胎盤の可能性が高くなるため，より詳細な確認が必要である。

▶管理・治療

妊娠週数，出血の程度，胎児肺成熟の程度，前置胎盤の状態によって管理方針を決定する必要がある。

写真5 ▶ 経腟超音波

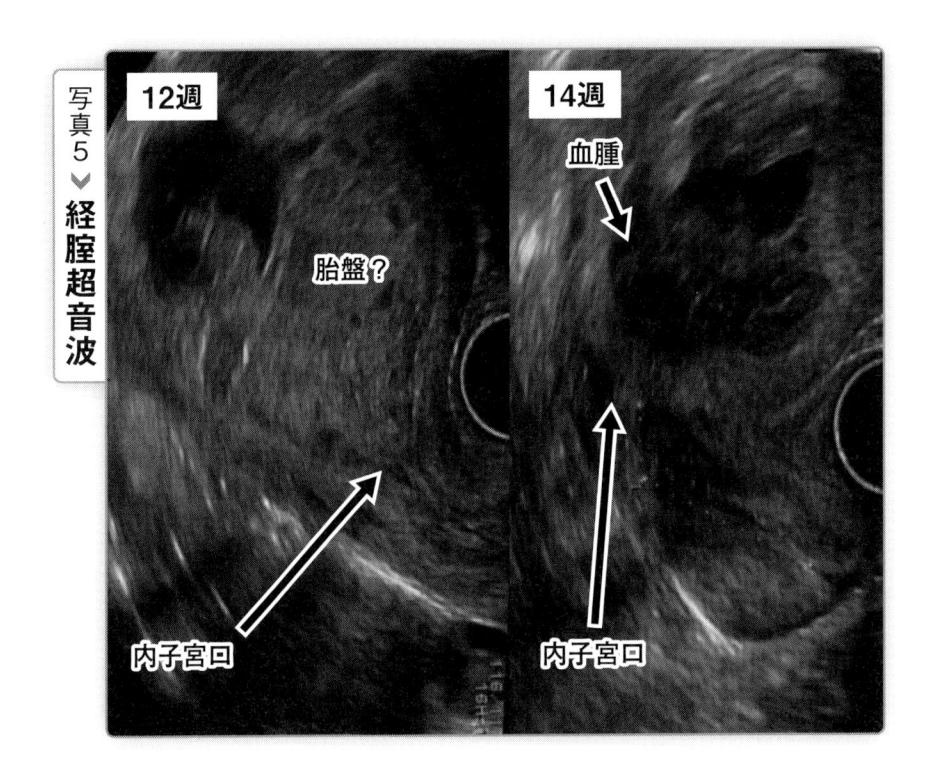

12週 / 胎盤？ / 内子宮口

14週 / 血腫 / 内子宮口

●妊娠中母体管理

安静

警告出血を認める場合は入院管理を行うが，出血を認めない場合でも，出血時期を少しでも遅らすために安静を勧める。

子宮収縮抑制剤

子宮収縮が出血の誘因となることも多いので，子宮収縮を認める場合は子宮収縮抑制剤の投与を行う。

貧血の改善

分娩時の出血は多くなるので，貧血を認める場合は食事・薬剤で改善を図る。特に自己血貯血を行う予定の場合は，貧血があれば貯血不可能となるため，貧血の改善は必須となる。

輸血血液の確保

同種血輸血の可能性に備えて，あらかじめ血液型，不規則抗体の有無をスクリーニングしておくことが必要である。特殊な血液型，不規則抗体が認められる場合は，血液センターに在庫・準備状態を確認しておく。可能なら自己血貯血を行い，出血時に備える。

●胎児発育・well-beingの評価

胎児発育

前置胎盤では胎児発育不全（fetal growth restriction：FGR）を合併する頻度が高いとの報告もあるため，胎児発育を超音波検査で確実に評価する。

well-being

NST（non-stress test）やBPS（biophysical profile scoring）を用いて胎児well-beingの評価を行う。CST（contraction stress test）は出血を誘発する可能性があり，通常は行わない。

胎児肺成熟

早産となる可能性がある場合は羊水検査で肺成熟を確認し，未成熟であればステロイド投与を考慮する。

●分娩のタイミング

母体の生命を脅かすような大量出血を認める場合や，NST・BPSでnon-reassuring fetal statusを認める場合は，速やかに帝王切開を行うが，無症状で経過した場合は37週に予定帝王切開分娩とする。

胎児肺成熟が認められる場合は，出血の程度により早期娩出を図る。一方，胎児肺成熟が認められない場合は，出血が少量であれば胎児肺成熟を促すと共に妊娠継続を図る。

●帝王切開術中・術後管理

大量出血に備え，自己血・同種血輸血，血液製剤を直ちに使用できるように準備する。胎盤が前壁付着の場合，子宮切開の位置を術前に十分検討する。必要であれば術中超音波検査で胎盤位置を確認する。

前回帝王切開例などで癒着胎盤の可能性が高ければ，子宮摘出を行える準備も含め，ほかに行う可能性がある方法（腸骨動脈結紮，動脈バルーニング，動脈塞栓術など）に関してシミュレーション・準備を行う。

胎盤剝離面の収縮不良などによる術後出血を認めることもあり，定期的に悪露の量，子宮収縮の程度，子宮底長の確認を行う。

▶看護のポイント

●保健指導

前置胎盤の症状（性器出血や下腹部痛）に注意し，それらがあった場合はすぐに受診するよう指導する。自己血貯血の場合も含め，貧血の程度の把握と改善のための食事指導・投薬指導を行う。また，予防的に子宮収縮抑制剤を投与する場合は，必要性の説明と正確な投与に関する指導を行うことが大切である。

前置胎盤の状況を正確に把握して，妊婦に正しい情報を提供し不安の解消に努めると共に，バースプランの立案・変更を支援するようにする。

●出血時・分娩時

　出血量の計測，出血時期（発作時or間歇時）と性状および母体の全身状態（血圧・脈拍測定も含む）を観察し，出血性ショックの早期発見に努めると共に，大出血やその他緊急時に備えて準備する（18Ｇ針で静脈ルート確保する，自己血・血液製剤を必要時に迅速に投与できるよう準備する，人員を確保するなど）必要がある。

　また，胎児心拍モニターなどで胎児機能不全の早期発見に努め，児の状態に応じ，蘇生準備・NICUとの連携を行う。

　状況は正確に把握し，患者本人と家族の不安の解消に努めることが重要である。

●産褥期

　産後復古状態に応じた育児技術支援・母乳育児支援・生活指導を行い，社会的サポートに関する情報提供を行う。

　同種血輸血を行った場合は，輸血後感染症の可能性を否定するためにフォローが必要であることを知らせる必要がある。

参考文献
1）佐藤和雄，藤本征一郎編：第2版 臨床エビデンス産科学，P.304〜309，メジカルビュー社，2006.

のぐち そういち
1990年岡山大学医学部卒業。岡山大学医学部附属病院，広島通信病院，香川県立中央病院などで研修を行う。1996年より米国ミシガン大学に留学。1999年より岡山大学病院助教，2005年より同院産科病棟医長。2008年より岡山愛育クリニック勤務。

うしろ まさよ
2004年岡山大学医学部保健学科看護学専攻卒業。2007年より岡山愛育クリニック勤務。

確認テスト

1　以下の（　）を埋めよ。

a. 前置胎盤とは，胎盤の一部および大部分が（①　　　）に付着し，（②　　　）に及ぶものを言う。

b. 危険因子として（①　　　）と（②　　　）に該当する妊婦は注意が必要。

c. （①　　　）や（②　　　）があった場合は前置胎盤の症状が疑われるのですぐに受診を進める。

答え　1　a. ①子宮下部　②内子宮口　　b. ①経産婦　②帝王切開既往　　c. ①性器出血　②下腹部痛

❺ 妊娠高血圧症候群

岡山愛育クリニック 医師 野口聡一　　助産師 宇城昌世

　妊娠高血圧症候群（pregnancy induced hypertension：PIH）は，妊娠20週以降，分娩後12週までに高血圧が見られる場合，または高血圧にタンパク尿を伴う場合のいずれかで，かつこれらの症状が単なる妊娠の偶発合併症によるものではないものを言う。病型・重症度分類を表に示す。

　全妊娠の6～8％に発症すると言われており，年間400件くらいの分娩があれば年に20～30例は経験するくらいの頻度である。さらに，次の危険因子を有する妊婦が集まりやすい総合病院や周産期センターでは，より頻度が多いと考えられる。
①初産婦　②高齢（特に40歳以上）　③若年（20歳未満）　④高血圧家族歴　⑤PIH既往　⑥肥満　⑦多胎　⑧内科的合併症（高血圧，糖尿病，腎疾患，膠原病など）

➤症状

　軽症の場合，無症状であることが大部分である。重症であっても無症状のことがあり，健診で初めて判明することも多い。ただし，症状が出れば非常に重篤の場合があるため，十分な注意が必要である。

●頭痛

　急激な血圧上昇に伴う脳血流動態の変化により起こる症状である。特に何らかの神経学的症状を伴う時は脳出血の可能性もあり，慎重に観察をしなければならない。

●消化器症状（上腹部痛，心窩部痛，嘔気，嘔吐）

　HELLP症候群の初発症状であることもあり，血小板数や肝機能などの血液検査で確認する必要がある。

●眼症状

　物が見えにくいという場合は浮腫性網膜剥離の可能性があり，眼科紹介も考慮する。眼華閃発は子癇発作の前兆であることもあり，その後慎重な観察を要する。

➤治療・管理

　最終的な治療は妊娠の終了であるが，妊娠週数・胎児成熟の程度によっては治療を行いながら妊娠継続を図らなければならないことも多い。その際，合併症の発症に注意が必要である。重症高血圧，自覚症状，検査値異常，胎児発育遅延などが認められれば入院管理を行う。

表 妊娠高血圧症候群の病型・重症度分類

分類	区分	定義
病型分類	妊娠高血圧腎症（preeclampsia）	・妊娠20週以降に初めて高血圧が発症し，かつタンパク尿を伴うもので分娩後12週までに正常に復する場合。
	妊娠高血圧（gestational hypertension）	・妊娠20週以降に初めて高血圧が発症し，分娩後12週までに正常に復する場合。
	加重型妊娠高血圧腎症（preeclampsia superimposed on chronic hypertension and/or renal diseases）	・慢性高血圧が妊娠前あるいは妊娠20週までに存在し，妊娠20週以降タンパク尿を伴う場合。 ・高血圧とタンパク尿が妊娠前あるいは妊娠20週までに存在し，妊娠20週以降，いずれか，または両症状が増悪する場合。 ・タンパク尿のみを呈する腎疾患が妊娠前あるいは妊娠20週までに存在し，妊娠20週以降に高血圧が発症する場合。
	子癇（eclampsia）	・妊娠20週以降に初めて痙攣発作を起こし，てんかんや2次性痙攣が否定されるもの。痙攣発作の起こった時期により，妊娠子癇・分娩子癇・産褥子癇と称する。
重症度分類	軽症	血圧：収縮期血圧140mmHg以上・160mmHg未満，拡張期血圧90mmHg以上・110mmHg未満 タンパク尿：原則として24時間尿の定量により300mg/日以上2g/日未満
	重症	血圧：収縮期血圧160mmHg以上，拡張期血圧110mmHg以上 タンパク尿：原則として24時間尿の定量により2g/日以上
発症時期による分類	早発型（early onset type：EO）	妊娠32週未満に発症するもの。
	遅発型（late onset type：LO）	妊娠32週以降に発症するもの。

妊娠タンパク尿：妊娠20週以降に初めてタンパク尿が指摘され，分娩後12週までに消失するもの。病型分類には含めない。
高血圧症：加重型妊娠高血圧腎症を併発しやすく，妊娠高血圧症候群と同様の管理が求められる。妊娠中に増悪しても病型分類には含めない。
肺水腫，脳出血，常位胎盤早期剝離およびHELLP症候群は必ずしも妊娠高血圧症候群に起因するものではないが，かなり深い因果関係がある重篤な疾患である。病型分類には含めない。

●非薬物療法
安静
　安静により交感神経の緊張緩和や子宮収縮の緩和が起こり，子宮・腎血流量が増加し血圧も低下傾向となる。
減塩食
　極端な減塩食は循環血液量を減少させ病態悪化に傾くため，7～8g/日程度にとどめる。

●薬物療法
降圧薬
　重症高血圧（160/110mmHg）となれば降圧薬を開始するが，急激な血圧降下は子宮・胎盤血流の低下を来すため，軽症高血圧（140/90mmHg）くらいを目標に調節する。薬剤はメチルドーパやヒドララジンの内服から開始することが多いが，無効例や重症例ではヒドララジンやCaチャンネル阻害剤の持続静注を行うこともある。ACE（アンジオテンシン変換酵素）阻害剤，ARB（アンジオテンシンⅡ受容体拮抗剤）は胎児発育不全，羊水過少，先天奇形などを引き起こす可能性があるため使用しない。

硫酸マグネシウム
　降圧効果も認められるが軽度であり，通常は分娩前後の子癇発作の発症予防・再発防止に用いる。過剰投与となるとマグネシウム中毒（倦怠感，脱力感，腱反射消失，呼吸抑制）となるため，注意して副作用のチェックを行うと共に適宜マグネシウムの血中濃度をモニターしておく。

●合併症の発見
胎児発育不全（fetal growth restriction：FGR）
　胎盤形成異常・胎盤機能不全によりFGRを合併することが多い。胎児well-beingの評価（non-stress test：NST，contraction stress test：CST，biophysical profile scoring：BPS，臍帯動脈〈pulsed Doppler〉，中大脳動脈〈pulsed Doppler〉など）を定期的に行い，娩出時期を決定する。

常位胎盤早期剥離
　性器出血や下腹部痛（特に持続的な子宮収縮を伴う場合）を訴える場合は，常位胎盤早期剥離の可能性を考慮し，超音波検査，NSTなどを行う。剥離面が大きいと子宮内胎児死亡や母体DICとなることもあり，急速遂娩が必要となることが多い。

子癇
　PIHに伴う痙攣発作で，てんかん，脳出血，脳腫瘍などの他疾患による痙攣発作は除外する。予防のために硫酸マグネシウムの持続静注を行うと共に，外部刺激（音，

内診，皮膚刺激など）を避けて安静を保つ．発症すれば気道確保，ジアゼパム・フェノバルビタールの静注を行い，再発予防のために硫酸マグネシウム投与を継続する．

HELLP症候群

Hemolysis：溶血，Elevated Liver enzyme：肝酵素上昇，Low Platelets count：血小板減少の略である．上腹部痛，心窩部痛，嘔気，嘔吐などの消化器症状を初発症状として発症することが多く，上記症状を認めれば血液・生化学検査を行う．母体DIC，胎児機能不全を合併することが多く，急速遂娩が必要となることが多い．

▶看護のポイント

●保健指導

重症化を防ぐための生活指導（ストレス・疲労の軽減，カロリー・塩分の適正摂取など）を行う．また，重症化の早期発見のため，血圧の自己測定と高血圧の自覚症状（頭痛や嘔気，眼症状など）に注意するよう指導する．

重症度に応じたバースプランの立案・変更を支援することも大切である．

●入院・分娩時

血圧を含めた全身状態の観察を行い，PIH関連疾患（脳出血，常位胎盤早期剥離，子癇，HELLP症候群，肺水腫など）に注意を払う．

降圧剤を使用する場合は，正確な投与と血圧測定を行い，副作用の有無を観察する．また，胎児機能不全の早期発見に努め，児の状態に応じ，蘇生準備およびNICUとの連携を図ると共に，緊急時に備えた準備を行う（18G針での静脈ルート確保，救急薬品・蘇生物品の準備，血液製剤・輸血などの準備，高次医療機関やICUとの連携）．

妊婦には正確な情報提供を行い，本人と家族の不安の解消に努める．

●産褥期

血小板減少や凝固機能障害のため，帝王切開創部や会陰切開創部・腟壁に血腫ができやすいので注意して観察する．産後は特に心負荷が増大しやすいため，肺水腫に注意し，呼吸状態などの観察を行う必要がある．

分娩終了後5日程度は，血圧の上昇，子癇，HELLP症候群に注意し，産後復古状態に応じた育児技術支援，母乳育児支援，生活指導を行い，社会的サポートに関する情報提供を行う．

次回妊娠でもPIHを発症する確率が高くなること，今後加齢に伴い高血圧症や糖尿病を発症しやすいことを伝え，健全な生活習慣が維持できるよう支援することも大切である．

参考文献
1）佐藤和雄：新しい"妊娠中毒症"（妊娠高血圧症候群）の定義・分類試案（2004），日産婦誌，Vol.56，No.4，P.13～32，2004．

確認テスト

1 以下の（　）を埋めよ。

a．危険因子として（①　　　），（②　　　），（③　　　），（④　　　），（⑤　　　），（⑥　　　），（⑦　　　），（⑧　　　）に該当する妊婦は注意が必要である。

b．（①　　　），（②　　　），（③　　　）のような症状が出れば重篤の場合があるため十分な注意が必要である。

c．重症化の早期発見のため（①　　　）と（②　　　）に注意するよう指導する。

答え **1** a. ①初産婦　②高齢　③若年　④高血圧家族歴　⑤PIH既往　⑥肥満　⑦多胎　⑧内科的合併症
b. ①頭痛　②消化器症状　③眼症状　c. ①血圧の自己測定　②高血圧の自覚症状

❻ 危機的な産科出血

川崎医科大学 産婦人科学1 教授 下屋浩一郎

　我が国の妊産婦死亡は，1950年の4,117人から2010年には45人にまで減少した。妊産婦死亡の主要原因としては，妊娠高血圧症候群，前置胎盤および常位胎盤早期剥離，分娩後出血，産科的塞栓が挙げられ，分娩後出血の占める割合が依然として多いことが分かっており，その対策が妊産婦死亡を減少させるためには必要である。

▶妊娠初期の危機的出血

　妊娠初期に出血を来す疾患として考慮するものをまとめると，**表1**のようになる。この中で早期の正常妊娠で少量の性器出血を来すことがあるが，危機的な状況になることはない。しかし，性器出血の場合には鑑別診断および正確な妊娠週数の評価が必要であり，最終月経からの妊娠週数の計算に加えて，妊娠反応陽性が少なくとも妊娠4週であること，経腟超音波検査で胎嚢の確認が妊娠5週であることなどを踏まえて妊娠時期を決定することが重要である。

　次に，危機的出血を及ぼす可能性のある妊娠初期に鑑別すべき疾患を示す。

●流産

　流産は全妊娠の約15〜20％に見られ，その原因の多くは胎児の染色体の異常であ

表1 ▶ 妊娠初期の出血の鑑別

	早期の正常妊娠	流産	子宮外妊娠	胞状奇胎
診察所見	子宮は軟 やや腫大	性器出血 子宮は腫大 付属器は正常 or 黄体嚢胞	性器出血 付属器腫大 強い腹痛 出血性ショック	性器出血 子宮は軟 子宮は腫大 黄体嚢胞
超音波検査	5週子宮内に胎嚢 7週胎児心拍	子宮内に胎嚢 胎児心拍（−）	子宮内に胎嚢（−） 付属器に胎嚢 ダグラス窩にエコーフリー	子宮内にsnow storm様 黄体嚢胞
検査所見	hCGが順調に上昇（2日で倍）	hCG上昇不良	hCG3,000以上で子宮内に胎嚢なければ可能性大	hCG異常高値 肺などへの転移に注意
治療	経過観察 1〜2週後再診	流産処置 待機療法	子宮外妊娠手術 MTX治療 待機療法	子宮内容除去 必要ならMTX治療 年齢によっては子宮摘出

る。流産の徴候には下腹痛，性器出血などがある。その診断には経腟超音波検査が最も有効で，胎嚢の変形，胎児心拍の消失などを参考にする。

　臨床的な形式による分類としては，次のとおりである。

a．切迫流産（threatened abortion）

　胎芽あるいは胎児およびその付属物がすべて排出されておらず，子宮口が閉鎖している状態。

b．進行流産（inevitable abortion）

　胎芽あるいは胎児およびその付属物がいまだ排出されていないが，流産は開始し，子宮頸管は開大し，子宮出血も増量している状態で保存治療の対象とならない状態。

c．完全流産（complete abortion）

　流産の際に，胎芽あるいは胎児とその付属物が完全に排出された状態。

d．不全流産（incomplete abortion）

　流産の際に，胎芽あるいは胎児とその付属物が完全に排出されず，一部が子宮内に残存した状態。

e．稽留流産（missed abortion）

　胎芽あるいは胎児が子宮内で死亡後，子宮内に停滞している状態。

　切迫流産の治療の際には安静が第一となるが，その効果は不明である。ほかにも，切迫流産の治療として止血剤や子宮収縮抑制剤が投与されることがあるが，その効果は確立していない。進行流産や不全流産で出血などの症状が強い場合には速やかに子宮内容除去術を行うが，胎嚢などが自然排泄されて出血などの症状が強くなければ子宮収縮剤などで保存的に治療することも可能である。

　流産の診断には正確な妊娠週数の決定が最も重要であり，①最終月経，②基礎体温などによる排卵日の推定，③妊娠反応陽性からの推定などから妊娠週数を判断する必要がある。また，経腟超音波検査を基に流産の診断を行う。さらに，ホルモン測定としてhCG，血中プロゲステロンを参考にすることができる。血中hCG定量では，正常妊娠では通常48時間で2倍に増加し，48時間で50％以下の増加しかない場合は異常妊娠と判断することができる。流産の頻度は母体年齢と共に上昇することが明らかとなっている（父親年齢の上昇によっても増加する）。妊娠後期の流産の原因として，胎児側因子，絨毛羊膜炎と細菌性腟症などの感染，子宮頸管無力症，子宮奇形が挙げられる。

　一方で，流産との鑑別診断として子宮外妊娠と胞状奇胎などの絨毛性疾患を常に念頭に置いておく必要がある。流産においても，まれに大量出血を来してバイタルサインに変化を及ぼすことがある。

●子宮外妊娠

　子宮外妊娠は，急性腹症や出血性ショックを呈する可能性のある産婦人科領域における主要な救急疾患の一つである。母体の予後および妊孕性の保存という点から見て，早期診断・治療が望まれる疾患である。

　子宮外妊娠の診断においては，尿中の妊娠反応の陽性，経腟超音波検査での子宮内の胎嚢の欠損，子宮外の胎嚢像や胎児心拍の確認，付属器腫瘤像，Douglas窩の液体貯留像などの所見が重要である。卵管未破裂症例などでは診断に苦慮することも多く，臨床経過や血中・尿中hCGの推移や試験子宮内清掃術を行って絨毛の確認，hCGの推移で診断する場合もある。治療法は，外科的方法として①腹腔鏡手術，②開腹手術があり，現在ではできる限り腹腔鏡手術を行うことが妊孕性の維持を考慮する上でも望ましい。

　一方，内科的治療としてMTXの全身投与が行われており，有効な治療成績が報告されている。最近では早期に診断されることが多くなり，危機的な腹腔内出血を来すことはまれになってきたが，依然として妊娠に気づかれない場合に腹腔内大量出血を来して危機的な状況に陥ることがある。

●胞状奇胎

　胞状奇胎の診断は，経腟超音波検査で腫大した子宮腔内に直径2〜8mmの奇胎嚢胞が認められ，胎嚢や胎児のエコー像が欠損している。また，尿中・血中のhCGが有効なマーカーとなり得る。診断が確定した場合には速やかに娩出を行う。子宮内容除去術を行う場合には，子宮穿孔や出血性ショックなどの合併症に対する対応が必要である。診断されていない場合や娩出処置を行うまでの間に自然排出を来し，大量出血を引き起こして危機的な状況に陥ることがある。

▶妊娠後期の出血

　妊娠後期に出血を来す疾患として考慮するものをまとめると，**表2**のようになる。次に，危機的出血を及ぼす可能性のある妊娠後期に鑑別すべき疾患を示す。

●早産

　妊娠22〜36週の分娩を早産と呼び，早産に至る可能性を有する状況を切迫早産と呼んでいる。切迫早産は子宮収縮によって子宮頸管の開大，熟化などの変化を示す病態を指す。早産は，全分娩の5〜10％に認められ，その原因として子宮内感染が重要である。しかし，最近のアメリカにおける大規模研究においても早産の予防に対する抗生剤治療や子宮収縮抑制剤治療も十分な効果を得られていないのが現状である。一方，早産の既往は，早産の危険因子であり約10％の再発率があるとされており，

表2 ▶ 妊娠後期の出血

疾患名	出血	腹痛	腹部所見	全身所見	胎児心音	その他
常位胎盤早期剥離	主に内出血（少量の外出血）	激痛	子宮硬直 圧痛著明	重篤	消失	妊娠高血圧症候群の合併 DICに至る危険
前置胎盤	外出血（警告出血） 陣痛発作時増強	（通常）無痛	児頭の下降不良	それほど侵されない	正常	経産婦・高齢が危険因子 過去の子宮内操作・手術 経腟超音波検査が診断に有効
早産	外出血（少量）	陣痛が見られるが激痛ではない	陣痛様収縮	良好	正常	子宮内感染（絨毛羊膜炎） 危険因子：多胎・羊水過多・早産の既往・円錐切除術後など
子宮破裂	主に内出血	激痛	圧痛著明 胎児部分を直接触知	重篤	消失	前回帝王切開術や子宮筋腫核出術などの手術の既往，過強陣痛

母体側に早産を繰り返す要因のある可能性がある。

早産の際には児の救命のために周産期センターへの搬送を考慮するが，搬送中の分娩進行が考えられる場合には新生児科医の立ち会いを求める。また，分娩様式は産科的適応に基づき経腟分娩あるいは帝王切開術を考慮する。早産（切迫早産）は性器出血を来すが，危機的な状況になることはないと考えられる。

●前置胎盤

胎盤が内子宮口の一部，または全部を覆っている状態を前置胎盤と言う。診断は経腟超音波検査によるのが容易である。症状として最も特徴的なことは，無痛性の出血である。出血を伴う場合，入院の上で安静とし，出血がコントロールできない場合には帝王切開を行う。大量出血に備えて輸血の準備を十分に行うことと，胎盤剥離後の出血が止血できない場合や既往帝王切開後などで癒着胎盤を来している場合などでは，子宮摘出が必要となる場合もある。大量出血に伴って危機的な状況になることがあり，注意が必要である。

●常位胎盤早期剥離

常位胎盤早期剥離とは，胎児娩出前に常位にある胎盤の一部あるいは全部が剥離した状態を言い，剥離した部分の胎盤の機能低下をもたらす。診断には超音波検査が用いられるが，診断精度は高くない。また，胎児心拍数モニタリングが重要である。

症状としては，急激な下腹痛や性器出血が代表的で，時として強烈な子宮収縮を伴うこともある。常位胎盤早期剥離を認めた場合には，人工破膜によって子宮内圧の減圧を図ると共に，分娩を考慮する。産科的適応によって帝王切開術を選択する。凝固系が障害されやすく，容易にDICに陥りやすく，大量出血に伴って危機的な状況にな

ることがあり，注意が必要である．

● 子宮破裂

　子宮破裂は妊娠子宮体部が裂傷を起こしたものを言い，その多くは分娩中に発生するが，陣痛開始前に発生することもある．陣痛初来前の子宮破裂はまれであるが，古典的切開による既往帝王切開術後や既往子宮手術後に発生することがある．子宮破裂は多くの場合，帝王切開術，子宮筋腫核出術などによって生じた子宮壁の瘢痕が破裂することが多い．また，粗暴なKristeller胎児圧出法，骨盤位牽出術，鉗子分娩，過強陣痛などによって発生することもある．

　子宮破裂のリスク因子としては，頻産婦に多く，7回以上の経産婦でリスクが高くなることが知られている．子宮破裂の発生頻度は全分娩の0.03〜0.06％とまれなものであるが，帝王切開術後経腟分娩（vaginal birth after cesarean section：VBAC）の際の子宮破裂の発生頻度は0.6〜0.8％程度に上昇するとされている．VBACに際して，子宮収縮薬のプロスタグランディンの使用は子宮破裂のリスクを高めるので避けることが望ましい．

　帝王切開術後の子宮破裂のリスクについては，子宮壁の切開方法によって違いがある．最近の帝王切開術で一般に行われている子宮下部横切開に比べて，古典的帝王切開術（子宮体部縦切開）の場合は子宮破裂のリスクは5％ほどになると言われており，VBACは禁忌とされている．さらに，子宮下部横切開では陣痛開始前の子宮破裂は極めてまれであるが，子宮体部縦切開の場合には約3分の1の症例で陣痛開始前に子宮破裂が発生するとされ，反復帝王切開も通常より早めに行う必要がある．子宮破裂は突発的に発生し出血性ショックに陥るため，迅速な診断と適切な処置が必要とされる．

　子宮破裂の部位は子宮下部に多いが，破裂が子宮体部や腟，子宮頸管，膀胱に及ぶこともある．子宮破裂の症状は，腹痛と出血性ショックである．子宮破裂の予見には胎児心拍数モニタリングの異常が最も有用であり，VBACの際には胎児心拍数モニタリングを持続的に行うことが重要である．

　出血は腹腔内出血が主で外出血は少ないことが多く，外出血が少ないにもかかわらず出血性ショックを呈するような場合に本疾患を疑う必要がある．また，破裂の程度によっては子宮広間膜に血腫をつくり，さらに後腹膜血腫を来すこともある．内診にて児の先進部を触知できなくなり，外診にて腹壁直下に胎児部分を触知することもある．診断には，診察所見以外に超音波検査が有用である．治療としては出血性ショックに対する治療を行う．輸液ルート確保の上で輸液および輸血を行いつつ，開腹手術を行う．開腹手術にて胎児娩出後子宮摘出を行うことが多い．破裂部位が縫合可能である場合には，破裂創の縫合を行うこともある．ただし，この場合は次回妊娠時の子

宮破裂のリスクが高くなることに対する注意が必要である。術中の止血が困難な場合には，内腸骨動脈の結紮を行うこともある。

▶分娩・産褥の出血性疾患

　分娩・産褥の出血性疾患・救急疾患についてまとめると，**表3**のようになる。いずれも危機的出血を招く可能性のあるものであり，注意を要する。我が国では分娩中および分娩後2時間までの出血量を分娩時出血量とし，500mL以上を分娩時異常出血と定義しているが，臨床的に問題となるのは一般に1,000mL以上の出血である。

　分娩後の出血を産褥出血と呼び，最初の24時間以内の出血を早期出血，それ以降の出血を晩期出血と分類している。早期出血の頻度は全分娩のほぼ1～8％である。急激な出血は循環血液量低下によるショックを来し，母体死亡につながることがあり，母体死亡の要因として重要である。会陰切開と裂傷（子宮，頸管，腟，外陰）からの出血で約20％を占め，裂傷の確認を分娩後常に行う必要がある。胎盤や卵膜の遺残が原因の出血は5～10％を占める。①常位胎盤早期剥離，②子宮内胎児死亡，③羊水塞栓，④妊娠高血圧症候群，子癇，⑤敗血症のような素因に起因する血液凝固能低下があると血液凝固障害が起こり，播種性血管内凝固症候群（DIC）を呈し，大量出血の要因となる。したがって，これらのリスク因子がある場合にはバイタルサインの確認を十分に行うと共に，血液製剤や血液の確保を早めに行うなどの対応を考慮する必要がある。

表3 ▶ 分娩・産褥の出血性疾患

	弛緩出血	頸管裂傷	子宮内反症	子宮破裂	羊水塞栓症
時期	胎盤娩出後	胎盤娩出前	胎盤娩出後	通常，陣痛後	破水後
出血の様子	外出血	外出血	外出血	外出血＋腹腔内	外出血
危険因子	多産婦 遷延分娩 巨大児 羊水過多	難産	臍帯の牽引	帝王切開後 筋腫核出後	アレルギー歴
特徴	原因として最多 胎盤・卵膜遺残	児娩出後に出血増加			ショック型（心肺停止） DIC型
治療	子宮収縮薬 マッサージ 氷冷	縫合	整復術	開腹手術	全身管理 抗DIC療法

●弛緩出血

　早期出血の原因としては弛緩出血が最も多く，約50％を占める。リスク因子として，①子宮の過度伸展（多胎，羊水過多など），②多産婦，③遷延分娩，④子宮筋腫，⑤子宮収縮薬による誘発や過強陣痛，⑥常位胎盤早期剥離などが挙げられ，これらのリスク因子がある場合には早期の予防的子宮収縮薬投与や早めの輸血の準備などを考慮する必要がある。

●頸管裂傷

　頸管裂傷は全経腟分娩のおよそ半数に発生すると言われ，その多くは5mm以下のもので，出血がない場合には縫合を必要としないことも多い。しかし，出血を伴う場合や裂傷が大きい場合には縫合術が必要となる。頸管裂傷の原因としては，頸管の急速な開大，特に回旋を伴う鉗子分娩や全開大前の鉗子分娩などの不適切な鉗子分娩や，子宮頸管の過度な伸展・圧迫，子宮頸管の異常（手術後の瘢痕など）の場合に発生することがある。

　Parikhらは，16,931経腟分娩について後方視的検討を加えて頸管裂傷の発生頻度が0.2％であったと報告している。頸管裂傷と関連する危険因子として子宮頸管縫縮術（odd ratio 11.5），陣痛促進剤の使用（odd ratio 3.1）と報告されており，吸引分娩，鉗子分娩との関連は認められなかったとしている[1]。

　臨床症状としては，分娩前には通常頸管裂傷は児頭によって圧迫されるために出血はしにくい。児娩出後から出血が増加することが特徴である。鑑別疾患としてはまず弛緩出血が挙げられるので，子宮収縮が良好であることを確認して，それでも出血が持続する場合に子宮頸管裂傷を疑う必要がある。まれではあるが，頸管裂傷が上方に向かって子宮体部の下部にまで達して子宮動脈やその枝まで損傷が及んだ場合には，大量出血や後腹膜血腫が生じることがある。こうした場合には出血性ショックに陥ることがあり，バイタルサインを含めた臨床症状と外出血量の間に乖離がある場合には注意が必要である。

　診断は，子宮収縮が良好で分娩第3期以降に持続性の出血を伴う場合には頸管裂傷を疑い，内診を行い，触診によって頸管壁を示指および中指の間で挟みながら外子宮口を一周させ，頸管裂傷部位を調べる方法がある。迅速に診断するには有用な方法ではあるが，これだけでは不十分であるので，腟鏡をかけて視診によって子宮腟部を確実に視認し，さらに鉗子で子宮頸部を把持・牽引して頸管裂傷の有無を確認する。必要があれば助手の介助の下で子宮頸部を確認することによって，より早く正確に診断することが可能である。頸管裂傷が広範囲に及んで腟円蓋や子宮下部に至り後腹膜腔や腹腔に出血が疑われる場合には，開腹して損傷部位を修復する必要がある。また最

近では，子宮頸管裂傷の縫合が不成功で出血が持続する場合に，子宮動脈塞栓術を用いることもある[2]。

●子宮内反症

子宮内反症は分娩第3期から産褥初期に発生するもので，子宮底が内方に軽度に陥凹するものから内反した子宮底が外子宮口付近に達するものを不全子宮内反症，完全に子宮が反転して子宮内面が露出したものを全子宮内反症と呼び，病態に幅がある。内診，外診で子宮底が触知し難く，腟鏡診で腟内に反転した子宮内膜の肉塊のような組織を見ることで診断できる。大量出血を来し，母体死亡に至ることもあるので注意が必要である。

原因としては，過度の臍帯の牽引が挙げられ，それに加えて子宮底部にかかる力と子宮下部並びに頸部の弛緩が発生の要因となる。発生頻度は2,000～6,000分娩に1回とされ，まれな疾患ではあるが，母体生命予後に重篤な影響を及ぼす。

子宮内反症を来した際に胎盤がすでに剝離していた場合には，輸液および輸血ルートを確保して急速輸液を行いつつ，用手的に還納させることができることが多い。胎盤が剝離していない場合には，輸液ルートの確保および麻酔科医の応援を確保した上で，ハロセンなどの吸入麻酔を用いて胎盤の剝離および子宮の還納を図る。子宮収縮抑制薬（塩酸リトドリン，硫酸マグネシウムなど）の投与も有効であるとされる。胎盤を剝離後に用手的に子宮の還納を行う。用手的に内反の整復に成功した場合には，速やかに子宮収縮抑制薬を中止してオキシトシンなどの子宮収縮薬を投与する。用手的に子宮を整復できた場合，出血を減少させるために双手マッサージを行い，十分な子宮収縮を得られた後も子宮内反の再発に十分に注意して監視する必要がある。

用手的に子宮を還納できない場合には，開腹手術に踏み切る。開腹手術では子宮底を引き出すように牽引用の糸を子宮底に掛け，鉗子を用いて子宮を陥凹部の奥から少しずつ引き上げるようにして子宮内反を整復する。子宮内反を整復できた場合には，子宮筋の弛緩作用のある麻酔薬の投与を中止してオキシトシンなどの子宮収縮薬の投与を行う。

●羊水塞栓症

分娩中から分娩後に突然，呼吸困難，胸痛を来し，ショック状態となる。母体の死亡率は極めて高く，全身管理が必要である。羊水塞栓症には，古典的に知られている突然呼吸困難，心停止を来してしまい救命不可能な症例から，弛緩出血として症状を呈してDICに陥り死に至るような経過をたどり，集学的治療によって救命ができる場合もあり，その症状は幅広いものである。

臨床的羊水塞栓症として，①妊娠中または分娩後12時間以内に発症し，②a．心

停止，b．分娩後2時間以内の原因不明の大量出血（1,500mL以上），c．DIC，d．呼吸不全の症状・疾患（1つまたはそれ以上でも可），および③観察された所見や症状が他の疾患で説明できない場合と診断されている。

●静脈血栓症・肺塞栓症

　本疾患は直接的に出血を来すものではないが，全身状態を悪化させ結果として出血を来すこともあるので注意を要する。静脈内に血栓を生じることによって血流障害を引き起こし，局所の疼痛，腫脹，臓器の障害を来すものを静脈血栓症と言い，これに感染や炎症を伴うものを血栓性静脈炎と言う。肺塞栓症は静脈血栓が剥離し，肺動脈を塞栓し，呼吸困難，胸痛などの臨床症状を引き起こし，重篤な場合は死につながる疾患である。

　Virchowが，1856年に静脈血栓症発症の要件として，①血液性状の変化（凝固能の亢進，脱水による血液濃縮），②静脈血流のうっ滞（分娩中から産褥にかけての安静，妊娠子宮による圧迫），③血管内皮細胞の損傷の3徴を挙げ，妊娠，特に産褥期にこれらの要件が揃いやすく血栓症を発症しやすい。深部静脈血栓症は下肢に多く，左側に多い。初発症状は下肢の浮腫や腫脹であり，表在性の血栓症の場合静脈に沿った有痛性の小結節，索状物を触知し，これに感染を伴うと血栓性静脈炎となる。深部静脈血栓症では下肢の腫脹，圧痛があり，Homans徴候（患肢を伸展し，足関節を強く背屈させることによって膝下部，腓腹部に牽引痛を認める）などの徴候をみる。肺塞栓症の症状として，呼吸困難，多呼吸，頻脈，胸痛などが挙げられ，重篤な場合には右心不全などを認める。肺塞栓症は死につながる疾患であるので，疑えば速やかな対応が必要である[3]。

▶検査と評価

　妊娠中の出血（危機的な出血）を来した場合の検査と評価をまとめると，**図**のようになる。妊娠が確認された上で性器出血を認めた場合，まず出血の部位を確認することが重要であり，外陰部を診察して出血が腟外陰部由来か性器外の尿道，直腸からの出血であるかを確認する。さらに，腟外陰部由来であるなら出血部位が外陰部由来か腟由来を検索し，腟鏡診にて出血が腟壁からか，子宮腟部からか，子宮内腔からかを診断する。また，妊娠初期では流産，子宮外妊娠，胞状奇胎などを念頭に精査を行う必要がある。超音波検査と共に尿中hCG定量を行う。腹腔内出血を疑う場合には，Douglas窩穿刺を行うこともある。

　妊娠中期以降では，流産，早産，前置胎盤，常位胎盤早期剥離などを念頭に置く必要がある。妊娠中期以降の出血の場合は前置胎盤の可能性があり，前置胎盤の場合は

図 ▶ 妊娠中の出血の際に必要な検査のフローチャート

```
妊娠週数の確認 → 妊娠22週未満 → 超音波検査 → 子宮腔内の胎児付属物あり → 切迫流産など
     ↓                                    ↘ 子宮腔内の胎児付属物なし → 進行流産・子宮外妊娠・絨毛性疾患など
  妊娠22週以降
     ↓
  超音波検査による胎児心拍・胎盤の位置の確認 → 前置胎盤
     ↓
  内診, CTG (cardiotocography)
     ↓                    ↘
  切迫早産, 早産         常位胎盤早期剝離
```

内診は禁忌であり，超音波検査などで胎盤の位置を確認し，前置胎盤を否定した上で内診にて子宮・両側付属器の状態，圧痛の有無を確認する。産褥では，弛緩出血，子宮破裂，子宮内反，癒着胎盤，胎盤遺残などを念頭に置いて診察していく必要がある。

▶対応

危機的な出血に対する対応については，日本産科婦人科学会などの5学会が提案した「産科危機的出血への対応フローチャート」を参考にする。ここで重要なのは，採血などの血液検査によるのではなく（出血直後はHbやHtは変化しない），バイタルサイン（頻脈，低血圧，乏尿）を重視し，妊婦の全身状態を評価することである。特に「ショックインデックス（SI）＝心拍数／収縮期血圧」を用いて妊婦のSI：1は約1.5L，SI：1.5は約2.5Lの出血量であることが推測される。

経過中にSIが1となった時点で，一次施設では高次施設への搬送も考慮し，出血量が経腟分娩では1L，帝王切開では2Lを目安として輸血の準備を行う。同時に，弛緩出血では子宮収縮，頸管裂傷・子宮破裂では修復，前置胎盤では剝離面の止血などを行う。各種対応にもこだわらず，SIが1.5以上，産科DICスコアが8点以上となれば「産科危機的出血」として直ちに輸血を開始する。一次施設であれば高次施設への搬送が望ましい。産科危機的出血の特徴を考慮し，赤血球製剤だけではなく新鮮凍結血漿を投与し，血小板濃厚液，アルブミン，抗DIC製剤などの投与も躊躇しない[4]。

産科出血は依然として母体死亡の主要な要因を占めており，その対応には十分な理解とシミュレーションが必要である．特に，外出血に比べて臨床症状に乖離が認められる場合には，後腹膜腔への出血の可能性について特段の注意を払う必要がある．

引用・参考文献
1) Am J Obstet Gynecol 2007；196（5）：e17-8 Parikh R, et al., Cervical lacerations：some surprising facts
2) Lichtenberg ES, Angiography as treatment for a high cervical tear-a case report. J Reprod Med 48：287, 2003
3) 小林隆夫：産科的塞栓（羊水塞栓症・肺塞栓症），救急医学，Vol.32，No.9，2008．
4) 日本産科婦人科学会他：産科危機的出血への対応ガイドライン，2010.

確認テスト

1 以下の（　　）を埋めよ．

a．妊娠・産褥期に血栓が形成されやすくなるが，
　それはVirchowの3徴が揃いやすくなるためである．
　静脈血栓症発症の要件として重要な
　Virchowの3徴とは（①　　），（②　　），（③　　）である．

b．ショックインデックス（SI）で妊婦のSI：1は約（①　　）L，
　SI：1.5は約（②　　）Lの出血量であることが推測される．

答え **1**　a．①血液性状の変化　②静脈血流のうっ滞　③血管内皮細胞の損傷
　　　　　b．①1.5　②2.5

❼ 精神疾患の知識と妊婦へのケア

一般財団法人淳風会 柳川診療所・柳川メンタルクリニック 所長　近藤恭子

≫いろいろな病態の基本的な知識

　生物学的な女性のライフステージは，幼少期，思春期（青年期），性成熟期，更年期，更年期以降（老年期）に区分され，ホルモン環境の変動に加え，妊娠・出産という女性ならではのライフイベントも存在する（**図1**）[1]。

　このような生物学的，社会心理学的な女性の特徴を背景にして，精神疾患の発症にも性差が認められる。幼少期から発症するような発達障害は男性に多い疾患であるの

図1 ▶ ライフステージに関連した女性特有の疾患とメンタルヘルス

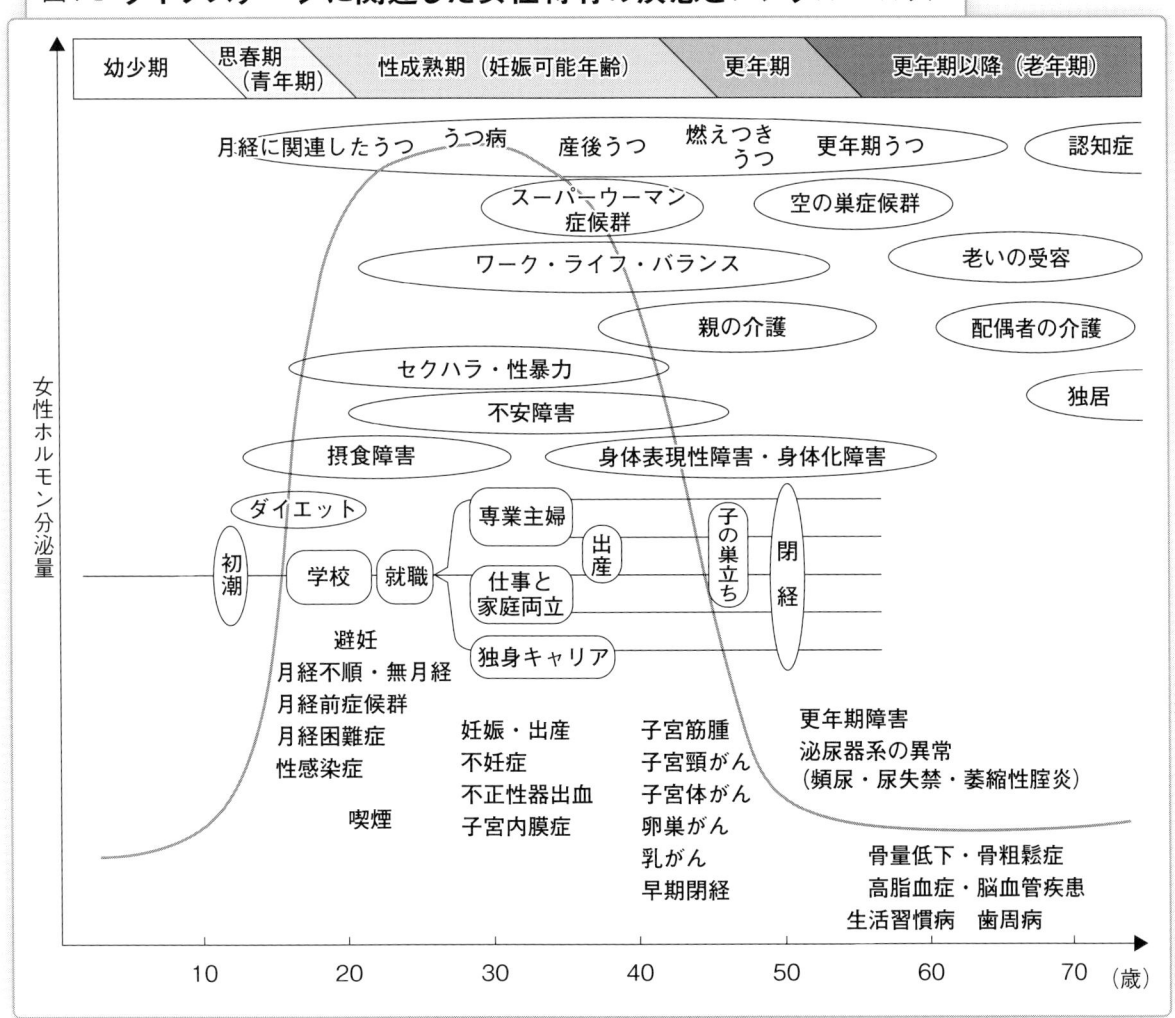

荒木葉子：女性のライフサイクルと健康，臨床医が知っておきたい女性の診かたのエッセンス，総合診療ブックス，P.2〜12，医学書院，2007．

に対して，思春期・青年期に発症する摂食障害は女性に多く，男性の10～20倍である。統合失調症も思春期（青年期）に発症する疾患だが，女性の好発年齢は男性よりも約10歳高い。成年期には，うつ病（女性が男性の2倍）や不安障害（女性が男性の1.5倍）の発症が多くなり，妊娠うつ病，産後うつ病，更年期うつ病など女性特有のうつ病が認められる。老年期には認知症の問題が出てくるが，アルツハイマー型認知症は女性が男性の2～3倍である。

このように，精神疾患の発症には性差があり，その中でも性成熟期（妊娠可能年齢）に発症するうつ病，双極性障害，統合失調症について，女性の特徴に触れながら説明する。

● うつ病

抑うつ気分，興味・関心・喜びの喪失，易疲労，気力・意欲の減退，集中力の低下，自責感，無価値観などの抑うつ症状が，ほとんど1日中，ほとんど毎日，2週間以上持続している状態に対して，うつ病の診断がなされる。日本での生涯有病率は7％であり，女性は男性の2倍なりやすいことが指摘されている。その理由としては，女性ホルモンと脳の情報伝達物質の働きが関係しているといった生物学的要因，仕事と家庭内でいくつもの役割を果たさなければならないこと，結婚や出産など人生における選択によって環境の変化を受けやすいことなどの社会心理学的な要因が考えられている。特に，エストロゲンは神経保護的に作用し，月経前，産褥期，更年期といったエストロゲンの作用が低下～抑制されている時期にうつ病を中心とした気分障害を呈することが多く[2]，月経ごとに起こる短期間の抑うつ状態（月経前不快気分障害）や妊娠中の妊娠うつ病，産後に生じる産後うつ病は，女性の性機能に関連して反復する要素を持っている。

症状としては，9割の人に睡眠障害があり，そのほかにも食欲低下，体重減少，頭痛や腹痛などの疼痛，倦怠感，胃部不快感，息苦しさ，動悸などの身体症状が起こりやすいことから，精神科を受診する以前に内科や産婦人科などほかの科を受診することが多い。より女性に多い訴えには，「何でもないことに涙が出る」「重大な体の病気なのではと不安になる」「化粧やおしゃれなどが面倒」「献立が決められない」「料理ができない」などが挙げられ，話を聞く際に女性ならではの生活状況を確認すると症状を把握しやすい。

十分な薬物療法にも反応しない難知性のうつ病も認められるが，多くは薬物療法や心理療法を受けることによって改善する。しかし，うつ病の特徴の一つとして，いったん寛解しても1年以内に再発しやすいことが挙げられ，再発を予防するための維持療法を行った後に治療を終了するか，予防的な治療を継続するかを検討することにな

る。妊娠中の薬物療法の中断群における再発率は68％（継続群は26％）と高いことから[3]，特に周産期には服薬についての情報提供と十分な話し合いを行い，認知行動療法など薬物療法以外の治療策を併用しながら，いかに再発を防ぐかが重要となる。

●双極性障害

躁状態とうつ状態の両方を併せ持つ疾患であり，躁状態の程度によって分類されている。躁状態の時は，気分の高揚や万能感があり，さまざまな考えが次々に浮かんで話題は転々とし，睡眠時間も短くなっていく。相手との関係にかかわらず横柄で怒りっぽくなるため，人間関係のトラブルや事故やミス，浪費や異性問題などが出現して生活に重大な支障を引き起こし，また病気であるという認識が持てないために，入院治療が必要になる場合がある。軽躁状態の場合は躁状態ほど明確な異常さはなく，周りからは気ぜわしく，やりすぎに見えるが，迷惑をかけるほどでもないことから，本人だけでなく周囲の人もそれほど困らず，症状と認識できないことが多い。

双極性障害であっても，2～3割の人はうつ状態で発症することから，発症初期はうつ病としての治療を受けることになり，経過や過去のエピソードから双極性障害に診断が変わることがある。生涯有病率はうつ病ほど高率ではなく，日本では0.7％（男女差なし）と言われているが，その3割が20代で発症することから，妊娠，出産のライフイベントとも重複することになる。約半数は躁状態とうつ状態を繰り返し，安定した後も再発を防ぐための薬物療法を継続することになるが，治療薬である気分安定薬（特にリチウム，バルプロ酸）は催奇形性のために妊婦には禁忌であり，服薬遵守と共に薬の妊娠への影響についても説明し，妊娠を希望する場合には，可能な減薬や禁忌以外の薬（ラモトリギンなど）への変更を行うことになる。

服薬中断による妊娠期の再発率は，妊娠初期で約半数，後期で75％と高いことから[4]，服薬による薬の胎児暴露だけでなく，継続中止による再発や増悪のリスクのバランスを慎重に考慮しなければならない[5]。また，双極性障害はうつ病と同じく分娩後に再発しやすく，特に出産1カ月以内という早期に再発リスクが高まることから[6]，分娩後より気分安定薬の服薬再開について事前に相談しておく必要がある。

●統合失調症

特に急性期の症状には，現実にないものを感じる（幻覚），非現実的なことが起こっていると思いこむ（妄想），考えがまとまらない（思考の障害），極度の興奮や奇妙な行動が見られる（行動の異常）といった陽性症状が認められる。抗精神病薬を中心とした薬物療法を行うことによって陽性症状が改善した後には，感情の変化が乏しくなる（感情の平板化），意欲や気力が低下する（意欲の減退），興味や関心がなくなる（無為），人との関係を避けて引きこもる（自閉）などのような陰性症状や，選択的注意

（必要な刺激に注意を集中させる），比較照合（記憶にある情報と比較して考える），概念形成（類似の体験を応用する）の低下といった認知機能における症状が目立つようになる。

　回復期には，薬物療法の継続に加えて，作業療法や社会技能訓練などのリハビリテーションを行って社会生活に必要なスキルを再構築していくが，その過程の中で結婚，出産を経験する場合がある。また，生涯有病率は0.6～0.8％であり，好発年齢は男性では10～25歳，女性では25～35歳に発症することが多く，女性の場合，結婚，妊娠，出産というライフイベントが発症や再燃の契機になることがある。統合失調症患者の妊娠はハイリスク妊娠と言われており，精神科的には妊娠が再燃のリスクとなり，産科的には妊娠糖尿病，胎盤剥離や分娩前出血，早産などの合併症のリスクがあり，出産後は育児負担の問題と子どもの成長への影響といった問題がある。予期せぬ妊娠に至らぬように心理教育を行い，妊娠した場合には産科と精神科の連携，出産後に備えた家族や地域保健との協力体制づくりを行っていく必要がある。

▶産後の精神状態とケア[7, 8]

●周産期のメンタルヘルス

　妊産褥婦のこころのサポートは重要な課題の一つであり，特に発症頻度の高い産後うつ病は二次的に母子関係障害や乳幼児の発達障害，父親のうつ病などに与える影響が指摘されている[9]。周産期メンタルヘルスの階層的サービスモデル（**図2**）では，助産師は軽症群への対応および母子保健領域と精神保健領域の橋渡しをする役割が期待されており[10]，治療アルゴリズムの中で，助産師は周産期のリスク患者を識別し，精神疾患の早期検出にかかわることになる[11]。

　リスクの高い妊娠女性を識別するために，精神疾患の既往を聞き取り，望まない妊娠であったり，夫婦関係の問題がある場合，家族のサポートが得られないような場合には妊娠中から話をする機会を増やし，心身の状態の確認や必要に応じた情報提供を行っておくことが推奨されている。妊産婦健診が不定期であるなど妊娠に対する葛藤が予測されるケースに積極的な支援を行うことや，母子関係に関する質問票を併用して育児状況の聴取することは，母親の健康増進だけでなく子どもへの虐待リスク低減にもつながる可能性が指摘されている[12]。

　精神疾患の早期発見のためにスクリーニングを実施する際には，高得点であった場合の対応を実施前に決めておく必要がある。質問票の得点のみで発症の予測はできないことを理解し，二次スクリーニングとしての面接を実施して，精神疾患の可能性が高いと思われる場合には，本人や家族にその見立てを説明して，精神科受診を促すこ

図2 ▶ 日本における周産期メンタルヘルスの階層的サービス・モデル

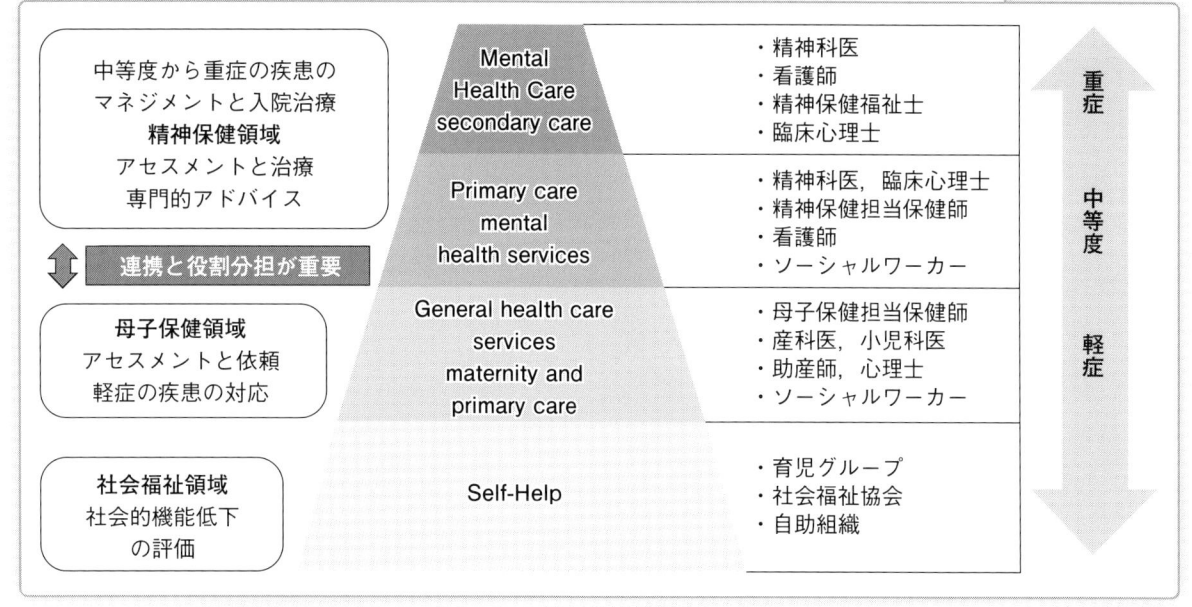

領域	サービス階層	担当者	重症度
中等度から重症の疾患のマネジメントと入院治療 **精神保健領域** アセスメントと治療 専門的アドバイス	Mental Health Care secondary care	・精神科医 ・看護師 ・精神保健福祉士 ・臨床心理士	重症
連携と役割分担が重要	Primary care mental health services	・精神科医，臨床心理士 ・精神保健担当保健師 ・看護師 ・ソーシャルワーカー	中等度
母子保健領域 アセスメントと依頼 軽症の疾患の対応	General health care services maternity and primary care	・母子保健担当保健師 ・産科医，小児科医 ・助産師，心理士 ・ソーシャルワーカー	軽症
社会福祉領域 社会的機能低下の評価	Self-Help	・育児グループ ・社会福祉協会 ・自助組織	

岡野禎治他：妊産褥婦のメンタルヘルスに関する社会資源, サービス・システム, Vol.24, No.5, P.593〜599, 2009.

とになる。判断や対応に迷う場合には，医師を含めた複数のスタッフで相談しながら行うようにする。

妊娠以前より精神疾患の既往のある場合，産後は既往疾患の再発リスクの高い時期であり，うつ病は産後に通常の4倍再発しやすく，双極性障害は3倍再発しやすいと言われ，過去に産後うつ病や産褥期精神病に罹患した既往がある場合，次の妊娠でも同様に発症する可能性は既往のない人の2倍になるなど[11]，産後は精神疾患が併存する可能性が高い。妊娠以前より精神疾患を持つ妊婦にとっては，周産期の精神科と産科の連携は不可欠であり，分娩や母乳栄養，育児支援などについて精神科と産科が共同して対応することになる。精神科と産科が別の医療機関である場合，地域担当の助産師が双方の医療機関への受診に付き添うなどの連携方法もあり，他科，他院，地域，家族との協力体制のコーディネートにおいて，妊婦を担当する助産師の役割が重要であると言われている[13]。

●産後の精神疾患の特徴

マタニティブルーズ

産後数日から10日ほどの間に，出産女性の多くがマタニティブルーズと呼ばれる一過性の混乱を伴った軽いうつ状態を経験する。身体的，精神的な要因が関連しているとされ，涙もろさなど感情の不安定さ，不安感，注意力や記憶力の低下，睡眠障害に加えて，子どもへのネガティブな感情が出現することがある。多くの女性が体験する正常な反応であることを説明し，対症療法的な治療と休息を行うことによって，通常は1週間程度で改善し，母子に障害を残さないとされているが，産後4〜5週まで

持続する場合は産後うつ病を疑う必要があり，約5％が産後うつ病に移行する[14]。

産後うつ病

　産後うつ病は，うつ病の症状だけでなく，"産後の肥立ちの悪さ"という身体症状（疲労感，食欲不振，不眠など）として発現し，症状は多彩で重症化することがある。産後によくあることと周囲も本人も考えてしまうと，早期発見が遅れる危険性がある[15]。通常は3〜6ヵ月の治療で軽快するが，長期化や繰り返しによって，うつ病として継続的な治療が必要となる場合も見られる。出産後の女性の10〜15％が発症し[16]，時点有病率で見ると産後3ヵ月をピークにして，6ヵ月以内では10％以上の高い割合を示していることから，産後長期の経過観察が必要となる（図3）[17]。

　近年，産後うつ病だけでなく，妊娠（産前）うつ病の有病率（日本では5.6％）[18]が高いことや妊娠うつ病が産後うつ病の危険因子であること，母体の合併症や乳幼児への短期影響があることが指摘されている[19]。妊娠以前にうつ病の既往がある場合には産後うつ病の発症率は25％であり，前回の妊娠で産後うつ病の既往がある場合には再発率は50％と高率に認められ，過去のうつ病の既往は最も大きな発症危険要因と考えられている[15]。

　かつて，欧米と比較して，日本は産後うつ病の発症率は低いと言われていた（8.2％，1990年）。しかし，2001年の健やか親子21における調査では，発症率は13.4％という結果であり，欧米と同水準まで増加していることが示され，産後うつ病のスクリーニングのために，母子保健行政を中心にエジンバラ産後うつ病自己評価票（EPDS，**資料**）[20]が活用されるようになった。海外では，10〜13点を高得点とし

図3 ▶ 周産期のうつ病の時点有病率：大うつ病および小うつ病性障害

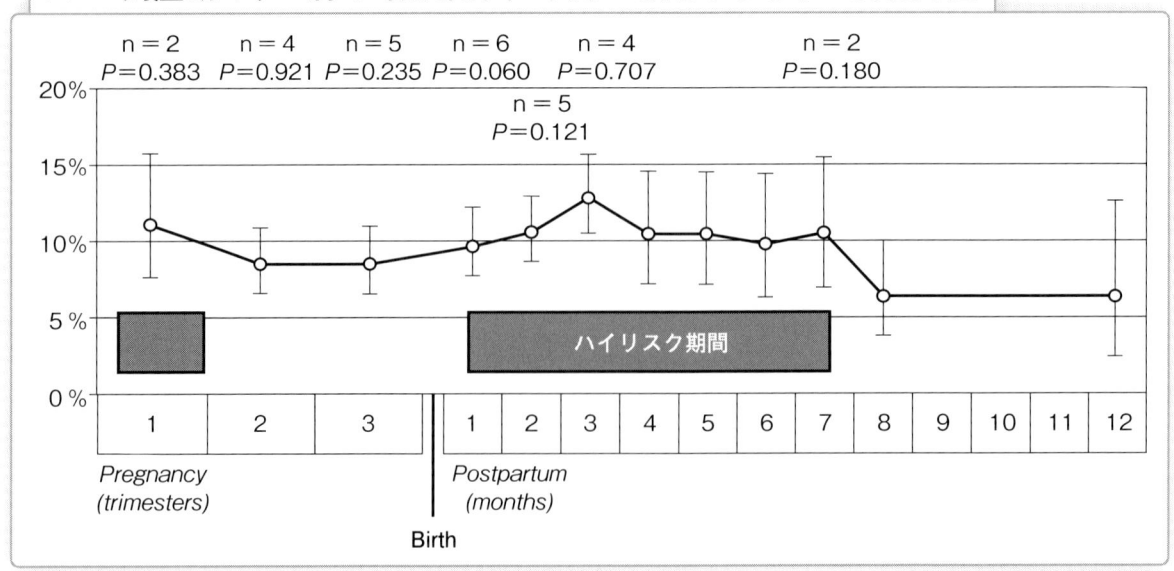

Gavin, NI, et al.：Perinatal depression：a systematic review of prevalence and incidence. Obstet Gynecol, 106；1071-1083, 2005.

資料 ▶ エジンバラ産後うつ病自己評価票（EPDS）

　産後の気分についておたずねします。あなたも赤ちゃんもお元気ですか。最近のあなたの気分をチェックしてみましょう。今日だけでなく，過去7日間にあなたが感じたことに最も近い答えにアンダーラインを引いてください。必ず10項目全部に答えてください。

1. 笑うことができたし，物事の面白い面もわかった。
    - （0）いつもと同様にできた。
    - （1）あまりできなかった。
    - （2）明らかにできなかった。
    - （3）全くできなかった。

2. 物事を楽しみにして待った。
    - （0）いつもと同様にできた。
    - （1）あまりできなかった。
    - （2）明らかにできなかった。
    - （3）ほとんどできなかった。

3. 物事が悪くいった時，自分を不必要に責めた。
    - （3）はい，たいていそうだった。
    - （2）はい，時々そうだった。
    - （1）いいえ，あまり度々ではなかった。
    - （0）いいえ，そうではなかった。

4. はっきりとした理由もないのに不安になったり，心配した。
    - （0）いいえ，そうではなかった。
    - （1）ほとんどそうではなかった。
    - （2）はい，時々あった。
    - （3）はい，しょっちゅうあった。

5. はっきりとした理由もないのに恐怖に襲われた。
    - （3）はい，しょっちゅうあった。
    - （2）はい，時にあった。
    - （1）いいえ，めったになかった。
    - （0）いいえ，全くなかった。

6. することがたくさんあって大変だった。
    - （3）はい，たいてい対処できなかった。
    - （2）はい，いつものようにはうまく対処しなかった。
    - （1）いいえ，たいていうまく対処した。
    - （0）いいえ，普段通りに対処した。

7. 不幸せな気分なので，眠りにくかった。
    - （3）はい，ほとんどいつもそうだった。
    - （2）はい，時々そうだった。
    - （1）いいえ，あまり度々ではなかった。
    - （0）いいえ，全くなかった。

8. 悲しくなったり，惨めになった。
    - （3）はい，たいていそうだった。
    - （2）はい，かなりしばしばそうだった。
    - （1）いいえ，あまり度々ではなかった。
    - （0）いいえ，全くそうではなかった。

9. 不幸せなので，泣けてきた。
    - （3）はい，たいていそうだった。
    - （2）はい，かなりしばしばそうだった。
    - （1）ほんの時々あった。
    - （0）いいえ，全くそうではなかった。

10. 自分自身を傷つけるという考えが浮かんできた。
    - （3）はい，かなりしばしばそうだった。
    - （2）時々そうだった。
    - （1）めったになかった。
    - （0）全くなかった。

岡野禎治他：日本版エジンバラ産後うつ病調査票（EPDS）の信頼性と妥当性，精神科診断学，7，P.523～533，1996.

ているのに対し，日本では9点以上を高得点群としており[20]，調査では，1カ月検診での高得点者は21%[21]，3カ月検診で高得点者は10%[22] という報告がある。最近では，妊娠期にうつ病に罹患した女性は産後うつ病になる率が3倍になるなど妊娠（産前）うつ病への注目もあり，妊娠うつ病の早期発見のためにEPDSの活用が試みられている。妊娠期に使用する場合は，産後の場合よりも高く，15点以上を区分点とすることが妥当とされる[23]。

　実際のスクリーニングの方法としては，一次スクリーニングとしてEPDSを実施し，うつ病が疑われる場合には二次スクリーニングとしてTwo question法（表）[24] による面接を行うことが推奨されている。

　スクリーニングの結果，精神科受診の必要があるのは，産後のマタニティブルーズが1カ月以上持続する，希死念慮が認められる，症状は軽度であっても生活や育児に支障を来す，可能な支援を行っても状態や問題が改善しないなどの場合が挙げられる。また，身体的な症状が前面に表れる場合もあることから，長期に身体的な不調が持続する場合にも産後うつ病を疑わなければならない。産後うつ病の発症にはネガティブなライフイベントや周囲からのサポートが得られないなどの心理社会的な要因の関与が指摘されており[25]，産後は周囲の関心が子どもに集中しやすく，女性は"つらさ"を表出しにくい時期であることを理解し，日々の生活にある困難さや悩みを聞き，共感しつつ助言することが，発症予防や早期発見につながるものと思われる。

　産後うつ病に対する支援モデルとして，外来施設型モデル（母子メンタルヘルス専門外来），ネットを用いた在宅モデル（ネット・コンサルタント），入院施設型モデル（精神科母子ユニット）の試みが行われている[26]。母子メンタルヘルス専門外来では，受診者全体の3分の1が産後うつ病であり，包括的なコーディネートや子育て支援も求められていたと報告されている。ネット・コンサルタントでは，受診の必要性に絞って対応しており，医療が必要と判断したものに専門医への受診をメールで勧め，その76%が実際に医療機関を受診していた。ネット・コンサルタントを利用してい

表　Two question法

・過去1カ月の間に，気分が落ち込んだり，元気がなくて，あるいは絶望的になって，しばしば悩まされたことがありますか？

・過去1カ月の間に，物事をすることに興味あるいは楽しみをほとんどなくして，しばしば悩まされたことがありますか？

NICE：Antenatal and postnatal mental health：Clinical management and service guidance, NICE Clinical Guideline 45. London：National Institute for Clinical Excellence, 2007.

たのは初産婦や核家族が多く，支援を得にくい環境にある女性には利用しやすい方法と考えられている。精神科母子ユニットは，母子を一緒に同じ環境で治療することが可能であり，入院することでの分離不安の強い女性や社会支援の少ない核家族の母親には好評であったという。海外には，母子や夫も一緒に入院できるようなマザー・ベビー・ユニットという診療ユニットがあり，日本でも家族を含めて育児指導を受けられる社会的支援の充実が期待されている[27]。

そのほかの介入研究には，イギリスで産後6週後に行われた訪問保健師による心理学的介入（1時間/週×8週）が6カ月後と12カ月後のEPDSの改善につながったという報告があり，抗うつ薬の投与が難しい妊産婦に対する治療選択として訪問保健師による心理学的介入が有効としている[28]。分娩2週後のEPDS高得点となったハイリスクの女性に対して，電話による母親対母親のピアサポートを行ったところ，12週目のEPDS高得点者が対照群の半分になったことから，電話によるピアサポートが産後うつ病発症予防に効果があったとする研究もある[29]。

産褥期精神病

発症率は0.1～0.2％と低いが，産後2～3日目に急性に幻覚，妄想，感情の不安定さ，興奮，錯乱などの激しい症状によって発症する。入院治療が必要であり，人工栄養への変更と抗精神病薬の投与が必要になるが，可能な範囲，母子を分離せず，スタッフが援助しながら保育できるようにしていく。治療することによって，数カ月の経過で比較的速やかに症状の改善が得られ，産褥期以外に精神病症状の既往のないものの予後は良好である。産後うつ病と比較すると，心理社会的要因よりも何らかの個体側の素因が発症に関与していると考えられている。

▶症例呈示

●産後うつ病

A氏は25歳で結婚し，2カ月ほどで妊娠した。妊娠経過に問題はなく，分娩や子どもに異常はなかった。出産後の1カ月健診の時，ぼんやりした表情で座っていたため，助産師が声をかけると，「体が思うように動かず，子どもが泣いてもどうしていいか分からない。子どもを虐待してしまうんじゃないかと不安になるんです」という返答があった。助産師はA氏を個室に案内したところ，最初は涙が止まらず話ができなかったが，落ち着くのを待っているうちに，自分から少しずつ話せるようになった。抑うつ症状を確認するためにEPDSへの記入をしてもらい，結果は12点であった。気分が落ち込み，家事にも育児にもやる気がでない状態がずっと続いていると言う。テレビをつけてもうっとうしく，布団から出るのも億劫な状態である。夫は休みには家

事や育児を手伝ってくれるが，昼間は一人で育児をしなければならず，どうしていいか分からなくなると子どもを投げ出したくなると泣きながら語った。産後には"うつ"の症状が起きやすいことを説明し，うつ病の可能性も考えられることを話して受診を勧めたが，躊躇する様子があったため夫を交えてもう一度相談と説明を行い，夫と一緒に精神科を受診することになった。

精神科では，A氏は産後うつ病の診断を受け抗うつ薬を服用することになった。過去のエピソードを聞くと，妊娠前から月経前にはイライラしたり，落ち込んだりすることがあったり，妊娠中にも同様な症状で家事ができない時もあったと言う。夫と一緒に通院を続けながら服薬を行い，抑うつ症状は改善し，子どもが1歳になる頃には，数カ月に一度，月経前に2～3日家事ができなくなって寝込んでしまうことはあったが，夫の理解と協力を得て生活することができている。

●双極性障害

B氏は32歳の経産婦である。28歳の時に双極性障害の診断を受けて気分安定薬（リチウム，カルバマゼピン）の内服を継続していた。実母は他界し，夫はうつ病のために精神科に通院中である。第一子妊娠中はリチウムと睡眠薬を中止して，自然分娩で男児を出産し，出生時に子どもに異常はなかった。第一子出産後にうつ状態が悪化して育児困難となったため，一時的に児童相談所に子どもを預けて休養入院を行ったことがあった。短期間の軽躁状態とうつ状態を繰り返し，訪問看護師より軽躁状態での浪費や交友の問題，うつ状態になると家事，育児の困難さが指摘されていた。軽躁状態の時に第二子妊娠の希望が語られたが，精神科医より，症状の変動が激しいこと，気分安定薬の催奇形性のリスクの説明を受けて避妊を指示されていた。

週1回の定期通院と訪問看護，ホームヘルパーを利用して家事と育児を維持し，地域保健師の訪問も受けていた。子どもは頻回に発熱を起こすことから，子どもが通園している保育園で健康面のチェックを行うことになった。児童相談所担当者，地域保健師，訪問看護師，B氏の通院先の主治医と精神保健福祉士がミーティングを行い，B氏の病状悪化によって子どもの養育が困難となった場合には児童相談所に保護を依頼することが，B氏夫婦，関係者の間で確認されている。

●統合失調症

22歳のC氏は結婚して3カ月になるが，次第に，頭痛，耳鳴が出現するようになり，救急外来を受診したが異常は指摘されなかった。ある日，職場で無言のまま動けなくなるなどいつもと違う様子があり，上司に付き添われて近くのクリニックを受診し，身体的には異常がないことから精神科の受診を勧められた。精神科の外来を受診したC氏は，「このあたりに（頭の横）悪いものがある」「悪口が聞こえる」「何かを仕組

まれている」と訴え，原因を取り除いてほしいと切迫した様子で話した．話しかけていても，途中で何かに聞き入ってはブツブツと独り言を言い，十分な会話のやりとりが難しい状態であり，統合失調症の診断を受けて薬物療法が開始となった．

服薬と4カ月間の休職によって症状は軽減し，職場に復帰することができた．病状が安定するまでの避妊と妊娠を希望する際には計画的に減薬を行う必要があると説明を受けていたが，治療開始から6カ月目に妊娠4週であることが判明した．この頃には，幻聴は一時的にあっても以前のように生活に支障を来すことはなく，幻聴であるとの病識が得られるなど症状は安定していたため，C氏夫婦は内服を中止し，出産することを希望した．精神科では抗精神病薬を中止し，仕事の負担を軽減してもらえるように職場に助言し，産科の主治医には精神科での治療方針を説明した．

妊娠中期に入った頃，急激に幻聴，不眠，不安，めまいが再燃した．家族面談を行い，薬物療法を再開し，休職して実家で休養することにした．精神的にも落ち着きを取り戻し，妊娠経過も順調であったが，予定日を過ぎても陣痛が始まらず，帝王切開で女児を出産した．出産後は家族が付き添い，退院後はC氏の実家で夫と共に生活し，幻聴が強い時には頓服的に抗精神病薬を服用しながら育児を行っている．

引用・参考文献

1) 荒木葉子：女性のライフサイクルと健康，臨床医が知っておきたい女性の診かたのエッセンス，総合診療ブックス，P.2～12，医学書院，2007.
2) 大坪天平：産婦人科医が知っておきたい"こころの健康"の知識—女性ホルモンとうつ病，産婦人科治療，Vol.101，No.4，P.362～367，2010.
3) Cohen, LS, et al.：Relapse of major major depression during pregnancy in women who maintain or discontinue antidepressant treatment. JAMA, 295；499-507, 2006.
4) Viguera AC, et al.：Risk of recurrence in women with bipolara disorder during pregnancy：prospective study of mood stabilizer discontinuation. Am J Psychiatry, 164（12）：1817-1824, 2007.
5) 岡野禎治：周産期のうつ（気分障害，精神科），治療，Vol.95，No.11，P.1882～1885，2013.
6) Terp, IM, et al.：Post-partum psychoses. Clinical diagnoses and relative risk of admission after parturition. Br. J. Psyichiatry, 172；521-526, 1998.
7) 堀口文他：妊娠・分娩とメンタルヘルス，日医雑誌，Vol.124，No.7，P.1001～1005，2000.
8) 掘正士他：妊娠中あるいは産褥期における精神障害とその治療，臨床精神医学，Vol.30，No.7，P.837～843，2001.
9) 岡野禎治：産後うつ病に対する地域連携の取組みは可能か？—現状と課題，Depression Frontier, Vol.6，No.1，P.14～18，2008.
10) 岡野禎治他：妊産褥婦のメンタルヘルスに関する社会資源，サービス・システム，Vol.24，No.5，P.593～599，2009.
11) 岡野禎治：妊婦のメンタルヘルス，IM，Vol.18，No.3，P.216～219，2008.
12) 佐野信也：出産前後に現れる精神障害に関する最近の知見，保健師ジャーナル，Vol.64，No.7，P.590～595，2009.
13) 赤穂理絵：精神疾患患者の出産—周産期における対応，精神科治療学，Vol.24，No.5，P.563～568，2009.
14) 岡野禎治他：Maternity bluesと産後うつ病の比較文化的研究，精神医学，33，P.1051～1058，1991.
15) 宮岡佳子：産褥期のうつ状態の早期発見と対応，精神科治療学，Vol.24，No.5，P.575～580，2009.
16) Yamashita H, et al., Postnatal depression in Japanese women；Detecting rhe early onset of postnatal depression by closely monitoring the postpartum mood. J Affect Discord, 58：145-154, 2000.
17) Gavin, NI, et al.：Perinatal depression：a systematic review of prevalence and incidence. Obstet Gynecol, 106；1071-1083, 2005.
18) Kitamura T, et al.：Multicentre prospective study of perinatal depression in Japan：incident and correlates of antenatal and postnatal depression. Arc Women Ment Health 9：121-130, 2006.

19) 岡野禎治他：よくある合併症妊娠とその対策—産前（妊娠）うつ病，産婦人科治療，Vol.100，No.2，P.231〜237，2010.
20) 岡野禎治他：日本版エジンバラ産後うつ病調査票（EPDS）の信頼性と妥当性，精神科診断学，7，P.523〜533，1996.
21) 藤田一郎他：産後うつ病啓発活動による発症予防効果—1ヶ月健診時のスクリーニング結果，母性衛生，48，P.307〜314，2007.
22) 永田雅子他：地域の母子保健活動におけるEPDSの活用についての検討，母性衛生，48，P.289〜294，2007.
23) Matthey S, et al., Elliott S：Variability in use of cut-off scores and formats on the Edinburgh Postnatal Depression Scale：implications for clinical and research practice. Arch Women Ment Health 9：309-315, 2006.
24) NICE：Antenatal and postnatal mental health：Clinical management and service guidance, NICE Clinical Guideline 45. London：National Institute for Clinical Excellence, 2007.
25) Lee, DTS. and Chung, TKH.：Postnatal depression：an update. Best Pract. Res. Clin. Obstet. Gynecol., 21；183-191, 2007.
26) 岡野禎治：産後うつ病と育児支援，精神神経学雑誌，Vol.111，No.4，P.432〜439，2009.
27) 郷久鍼二：周産期メンタルヘルスケア症例の臨床統計，Depression Frontier，Vol.6，No.1，P.9〜12，2008.
28) Morrell CJ, et al.：Clinical effectiveness of health visitor training in psychologically informed approaches for depression in postnatal women：pragmatic cluster randomised trial in primary care, BMJ. 2009 Jan 15；338：a3045. doi：10.1136/bmj.a3045.
29) Dennis CL, et al.：Effect of peer support on prevention of postnatal depression among high risk women：multisite randomised controlled trial,BMJ. 2009 Jan 15；338：a3064. doi：10.1136/bmj.a3064.

こんどう きょうこ
1992年高知医科大学医学部卒業。2004年北海道大学大学院医学研究科（社会医学専攻）卒業。医学博士，精神保健指定医，精神科専門医。2年間の内科研修後に林道倫精神科神経科病院で精神科研修を受け，主に精神科クリニックで外来診療に従事している。2009年より一般財団法人淳風会柳川診療所・柳川メンタルクリニック所長。

確認テスト

1 以下の（　）を埋めよ。

a. 周産期に発症する統合失調症には（①　　），（②　　），（③　　），（④　　）などの合併症のリスクがある。

b. 産後数日から10日ほどの間に一過性の混乱を伴った軽いうつ状態のことを（①　　）と呼ぶ。産後4〜5週まで持続する場合は（②　　）を疑う必要がある。

c. EPDSを妊娠期に使用する場合は，産後の場合よりも（①　　），（②　　）点以上を区分点とすることが妥当とされる。

答え **1** a.①妊娠糖尿病　②胎盤剥離　③分娩前出血　④早産　b.①マタニティーブルーズ　②産後うつ病
c.①高く　②15

5章

出生直後・育児支援で必要な知識

❶ 子どもの権利条約

福山市立大学 教育学部 児童教育学科 教授　秋川陽一

▶「子どもの権利条約」とは？

　「子どもの権利条約」（正式名称は「児童の権利に関する条約」）は，1989年11月20日，国連総会で満場一致で採択され，1994年4月22日に日本も批准，同年5月16日に公布，5月22日に発効した国際条約である。

　「子どもたちが人間として健やかに生まれ，育ち，自由・正義・平和に満ちた21世紀の地球社会を担っていけるように」との考え方に立ち，子どもの権利の内容やその保障の在り方を規定している（前文と54条【3部構成】からなり，第1部1～41条に教育・医療・福祉・少年法など多岐にわたる具体的な子どもの権利が規定される，**資料**）。大人と同等の人権一般を子どもにも与えると同時に，「子ども固有の権利」の承認を通して，従来の「子ども観」の変革を促す画期的な「国際人権文書」であり，"子育ての国際標準"とも呼べるものである。

資料▶　「子どもの権利条約」に規定される子どもの権利の内容

①**生きる権利**
　防げる病気などで命を奪われないこと。病気やけがをしたら治療を受けられることなど。

②**育つ権利**
　教育を受け，休んだり遊んだりできること。考えや信じることの自由が守られ，自分らしく育つことができることなど。

③**守られる権利**
　あらゆる種類の虐待や搾取などから守られること。障害のある子どもや少数民族の子どもなどは特別に守られることなど。

④**参加する権利**
　自由に意見を表したり，集まってグループをつくったり自由な活動を行ったりできることなど。

根本原則＝「子どもの最善の利益」の保障（第3条）

日本ユニセフ協会：子どもの権利条約カードブック，1997.

▶助産師が「子どもの権利条約」を学ぶべき理由とは？

　助産師は，保育士や教員などと同様に，「子どもの権利を保障する専門職」の一つであり，当然，「子どもの権利条約」について理解しておくべきである。しかし，それは単に理念としての「べき論」なのではない。子どもが人間らしく生まれ，生き，育つ権利の保障は，多数の「子どもの権利を保障する専門職」が，第一義的に子どもの養育責任を持つ親（保護者）と協力し，子どもの成長・発達に即して切れ目なく連携しながら支援を行うことが期待されている。

　しかし，それぞれの専門職にはその基盤となる学問分野特有の見方（パラダイム）があり，子どもについての見方にも独自性がある。それぞれの見方の独自性を越えて，「子ども」という存在をどのように見るのか（「子ども観」），大人と子どもとの関係をどのようにみるのか（「大人─子ども関係観」）などについての共通の観念がないと，専門職間の連携支援がうまくいかない。その共通する「子ども観」などを提示しているのが，「子どもの権利条約」なのである。助産師だけというわけではないが，これが子どもの権利保障にかかわるすべての者（とりわけ専門職）が「子どもの権利条約」について深く学ばなければならない最大の理由である。

▶知っておきたい「子どもの権利条約」のポイント

●子どもは「発達可能態」

　従来，子どもは，大人から保護され，教育を受け，大人に従うべき未熟で受動的な存在であるとされてきた。これに対し，「子どもの権利条約」は，子どもを「権利として，大人（親）から保護や援助を受けながら，自ら学び，育っていく主体的な存在」，すなわち「発達可能態」としてとらえている。しかも，この「発達」は，その人の置かれた社会的・文化的な環境の中で，可能性として持っている"個性＝その人らしさ"が顕現していく「個性化」のプロセスとしてとらえられている。

●「大人─子どもの関係」＝「パートナー」

　大人（親）と子どもの関係は，上下（支配─被支配）の関係ではなく，共に今を力を合わせて生きる"パートナーの関係"としてとらえられる（**図**）。

●乳幼児の権利保障

　助産師が主にかかわる乳幼児の子どもの権利をどのようにとらえ，どのように保障すべきかについては，国連子どもの権利委員会の「『乳幼児期における子どもの権利

図 ▶ 「大人—子どもの関係」＝パートナー

```
        ┌─────────────┐
        │  愛情・育ち合い・  │
        │  両者の自己実現   │
        └─────────────┘
         ╱           ╲
  ┌─────┐  保護・援助など  ┌─────┐
  │ 大人 │ ──────────▶ │子ども│
  │（親） │ ◀ ‑ ‑ ‑ ‑ ‑ ‑ ‑  │     │
  └─────┘   感謝など     └─────┘
```

注）大人から子どもへの保護・支援・援助は，子どもにとって権利（それがないと人間らしく生きられないもの）であるが，この権利に対する子どもの法的な義務はない。道義的には感謝したり，喜びを表現したりすることだと言える。

の実施』に関する一般的注釈〈第7号〉」（2005）を踏まえる必要がある。この文書では，「子どもにかかわる大人には，子どもの見方・感情表現などを共感的に理解する能力が求められ，それに適切に対応することによってのみ，子どもの最善の利益が保障される」としている。

Point

- 助産師も保育士などと同様，「子どもの権利を保障する専門職」である。助産師が，子どもの成長・発達に即して切れ目なく，他の専門職と連携しながら支援していくために，「子どもの権利条約」についての理解を深めることが重要である。
- 「子どもの権利条約」の「子ども観」の要点は，「子ども」を単に未熟な大人から保護される存在ではなく，自ら学び育っていく「発達可能態」としてとらえる点にある。
- 乳幼児の権利保障のあり方については，国連子どもの権利委員会の「『乳幼児期における子どもの権利の実施』に関する一般的注釈〈第7号〉」を踏まえる必要がある。

参考文献
1) 大田堯：国連 子どもの権利条約を読む（岩波ブックレットNo.156），岩波書店，1990.
2) 中野光，小笠毅編著：ハンドブック 子どもの権利条約（岩波ジュニア新書270），岩波書店，1996.

あきかわ よういち
1956年生まれ。筑波大学教育学系助手・倉敷市立短期大学保育学科講師・助教授・教授・同短期大学専攻科（保育臨床専攻）教授を経て，2012年4月より現職。専門分野は幼児教育制度学。日本教育制度学会理事（課題研究「初期教育」担当）。

❷妊娠中からの児童虐待予防・子育て支援①

福山市立大学 教育学部 児童教育学科 教授　正保正惠

≫妊娠中からの継続的な子育て支援
〜寄り添うということ

　コロンビア大学医学部教授リタ・シャロンが提唱する「物語医学」では，科学的に優れた医学だけでは，患者が病気と闘ったり，苦しみの中に意義を見いだしたりする手助けをすることはできないという。「物語の能力」とは，「人が物語から吸収し，解釈し，それに答える能力」である[1]。

　看護師・助産師の世界では，「物語の能力」はすでに以前から教育システムの中にも組み込まれてきたことだろう。

　しかしながら，現代を生きる親たちは，次のような指摘をされるようになってきている。すなわち，親たち自身が子どもとの接触体験が少ないため，育児方法などが分からず，失敗を恐れて十分育児を楽しむことができないこと，人間関係や家事などの経験も不足しがちで家事育児に負担感を感じていること，90年代以降の経済環境の不安定化により親がさまざまな葛藤を抱えていることなどの問題がある。現代の若い親の世代に対しての子育て支援が求められていると言える。

　さらに，周産期に見られるリスク徴候（**表1**）としては，10代の妊娠，未入籍，夫婦間不和，妊娠前後の離婚，子連れの再婚，経済的困難，援助者の不在，転居を繰り返す，虐待歴，被虐待歴，攻撃性，衝動性，精神疾患，成育歴に問題，未受診しが

表1 ▶ **周産期に見られるリスク徴候**

妊娠	望まぬ妊娠・出産，妊娠届が遅い，妊娠中の健康，診断を受けていない，未婚，妊娠中に夫が死亡・別離，育児不安，乳児特性（泣き声，匂い，おむつ替えなど）に拒否的
子ども	多児，低出産体重，先天異常，慢性疾患，精神発達遅延，家庭外養育後，期待と異なる児童
親	疾病，アルコール中毒，薬物中毒，育児知識や育児姿勢に問題，親自身が被虐待
家庭	育児過大（多子，病人を抱えている），夫婦不和，孤立家庭（転居後，配偶者の単身赴任や死別，実家と絶縁，他人からの援助に拒否的），ひとり親家庭，経済的不安定，未入籍，反社会的生活など

谷村雅子：我が国の子どもへの虐待の実態，教育と医学，Vol.49，No.9，2001．

表2　ある大学病院外来での情報収集リスト

- 生活背景
- 妊娠前の月経歴，既往妊娠，分娩歴（流産，死産，乳児死亡による悲嘆に対し喪の仕事がなされぬと夫婦関係が障害されたり，次子誕生時に愛着障害が起こるかもしれない）
- 既往歴（慢性疾患や精神疾患の有無）　　・家族歴
- 栄養，嗜好について（摂食行動，喫煙，飲酒歴）　　・排泄について
- 運動，休息について（睡眠，疲労，精神状態のヒントになることあり）
- 今回の妊娠は希望したものか　　・妊娠についてどう感じているか
- ストレス感，その内容と程度　　・夫，家族の協力，出産後，手伝ってくれる人の有無
- 身近な相談相手の有無　　・今後のバースプラン

荷見よう子：周産期からの母親への援助，山下由紀恵編著：「子育て支援」の新たな職能を学ぶ，P.20～30，ミネルヴァ書房，2009.

ち，異常妊娠，体重の急激な増減，放置された慢性疾患などであるが，これらの要因が複数重なっていくことにより虐待のリスクも高まっていく可能性があり，ハイリスクになるほど予防的な見守りが必要と言える。**表2**は，ある大学病院での妊婦に対する情報収集リストである。

つまり，このような現代においては「妊娠中からの継続的な子育て支援」という発想が助産師に求められる新たな職能となっていくと考えられる。おなかに新しい命を宿した未来の親たちが子どもに向き合って力強く育てていけるよう，長い目で寄り添っていくために，何が求められるのだろうか。

ここでは先進事例として，北欧と北米の継続的子育て支援を紹介したい。

北欧型子育て支援

例えばフィンランドのネウボラは，心と身体の健康にかかわる相談所である（**写真1**）。妊娠した時から就学するまでの間，ここで定期的に子どもの成長を観察し，医師による定期健診・予防接種・歯科検診，ネウボラと呼ばれる健康予防士による育児の悩み相談も予約時間の40分をたっぷり使って無料で行われている。

妊娠すると必ず自宅に近いネウボラが紹介され，ここでの相談・診察をきっかけに，必要とする医療サービスや社会保障，育児に関するさまざまな情報が手に入るような仕組みになっている。私が訪問したネウボラは保育所と同じ敷地にあり，情報なども共有していた。また，言葉に問題を抱える場合は言語セラピーとの連携もあり，誕生前から就学時に至るまでの一人ひとりの成長に関するネウボラの膨大な情報と記録は，小学校入学と同時に校内の保健センターに移され，その後も同様に心と身体にかかわるケアが行われている。

出産時は病院へ行くが，それまでは夫が付き添って一緒に産み，出産後も夫の役割が

写真1 ▶ ネウボラの相談室（壁の絵はムーミン）

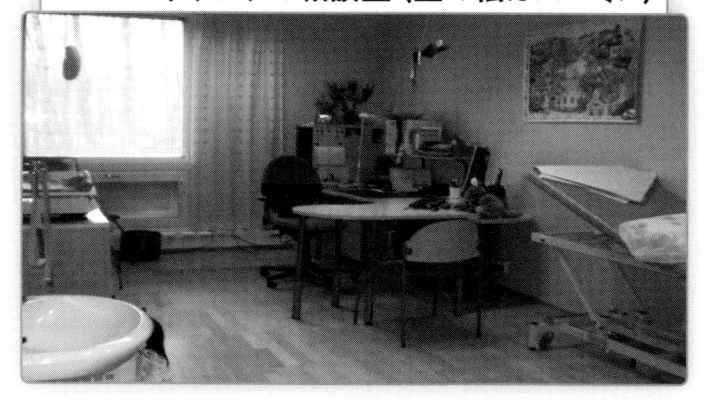

写真2 ▶ 街角で出会った父親の胸にも，カートに中にも子どもが…

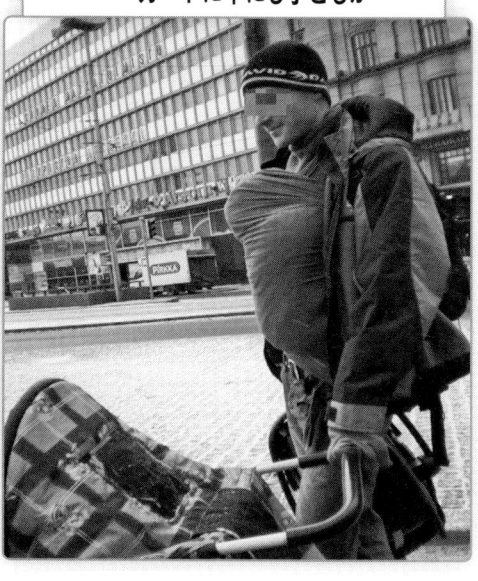

大きい（**写真2**）。このシステムは，北欧型と呼べると思われるが，国家予算（そのもとは大きな税金）で取り組まれている事業であり，ネウボラと呼ばれる職域が継続的子育て支援を保証している。

▶北米型子育て支援

　もう一つ，カナダで生まれた北米型子育て支援「ノーバディズ・パーフェクト・プログラム」（以下，NP）を紹介したい。

　北米型とは，民間が中心に子ども・家庭・地域をエンパワーする「民間主導・行政支援型」であり，カナダでは子育て支援を「親の肩代わりではなく，親が自信を持って子育てできるように援助すること」と明確に位置づけ，親教育に力を注いでいる。主にファミリーリソースセンター（**写真3**）のような施設が方々にあり，プログラムを実施する人材を特別に養成している。NPでは，「完璧な親もいなければ，完璧な子どももいない。私たち親にできるのは最善を尽くすこと。そして支援を求めることも大切」という理念が掲げられている。その方法は参加者中心アプローチと言われ，「親は自分の子どもを愛し，よい親となりたいと願っている。また，子どもが健康で幸福であってほしいと願っている。初めから一人前の親などいない。親は誰でも情報とサポートを必要としている。互い

写真3 ▶ **カナダのファミリーリソースセンター**

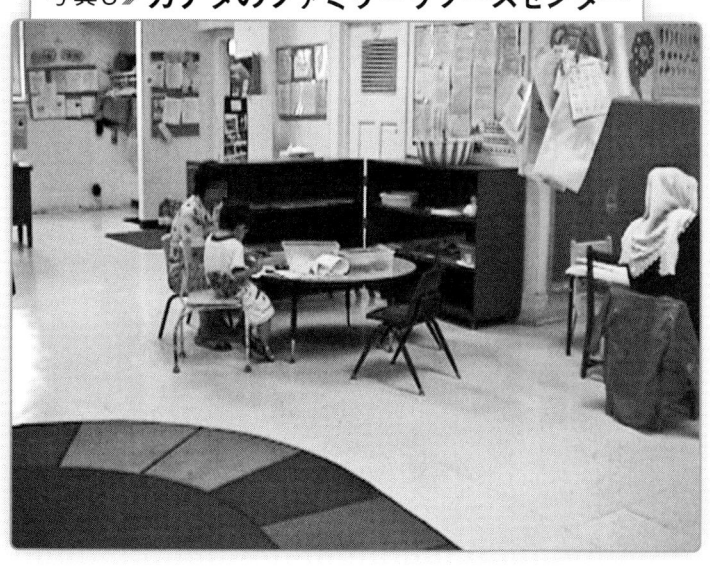

にサポートし合うグループの一員となることで，参加者は自分の長所に気づいたり，自分に何が必要かを理解することができる」ということを前提にグループによる話し合いを中心に行う。

これらを主導する（実際には，「主導」という言葉ではなく「ファシリテート」）のはファシリテーターである。参加者の生い立ちや人生経験を尊重し，学ぶ内容について参加者の意見を反映し，プログラムを参加者の期待や必要に応じて組み立て，新しく習得した技術や行動を試みることで，参加者が自信をつけられるように工夫する必要がある。

日本でもテキストが翻訳されているが，具体的には，子どもの健康や安全，しつけなどについて学ぶ。目的として，子育てのスキルを高め，新たなスキルを習得する。自分の長所や能力に気づくことによって，親としての自信をつける。学習しながらほかの親と知り合ったり，くつろいだり，楽しんだりする。ほかの親とのつながりを深め，お互いに力になり，サポートし合える関係をつくる[2]。

助産師たちがこの方法を身に付けることで，出産前から親自身が自分たちのニーズに合った学び合いを経験することができれば，現代の育児不安や虐待などから多くの親たちを救うことができるのではないかと思われる。

我が国の制度の中で，出産前から出産，子育て期への継続的な子育て支援をしていくことは現段階では容易ではないが，**表3**のように，19歳以下で結婚した女性の離婚率が2010年に82.74％に達している現在，当人たちに接することができる医師や助産師のこれまで以上のサポートが求められている。

表3 ▶ 女子の年齢階級別に見た有配偶者に対する離婚率の推移

年齢	総数	19歳以下	20～24歳	25～29歳	30～34歳	35～39歳	40～44歳	45～49歳	50～54歳	55～59歳	60歳以上
妻											
1930年	4.1	10.07	9	6.21	4.38	3.08	2.27	1.78	1.23	0.94	0.53
1950年	3.28	18.85	10.41	5.44	3.22	2.03	1.33	0.84	0.53	0.39	0.19
1960年	1.92	11.12	7.07	3.59	2.17	1.46	0.93	0.56	0.39	0.26	0.2
1970年	2.27	10.33	9.22	4.57	2.71	1.78	1.16	0.71	0.47	0.31	0.17
1980年	3.03	20.77	12.44	6.89	4.85	3.44	2.28	1.43	0.82	0.46	0.19
1990年	3.34	36.97	23.23	10.34	5.8	4.15	3.2	2.2	1.23	0.66	0.24
1995年	4.28	52.13	31.43	14.79	8.37	5.32	4.03	3.04	1.86	0.95	0.32
2000年	5.98	58.43	42.52	22.38	13.59	8.58	5.9	4.22	2.85	1.6	0.54
2005年	5.9	69.65	45.41	22.19	14.74	10.27	7.29	4.85	2.85	1.72	0.57
2010年	5.72	82.74	48.34	22.88	14.8	10.9	8.33	5.6	3.22	1.72	0.66

人口動態統計（厚生労働省）

引用・参考文献
1) ダニエル・ピンク：ハイコンセプト「新しいこと」を考え出す人の時代，三笠書房，2005．
2) 荷見よう子：周産期からの母親への援助，山下由紀恵編著：「子育て支援」の新たな職能を学ぶ，P.20～30，ミネルヴァ書房，2009．
3) 谷村雅子：我が国の子どもへの虐待の実態，教育と医学，Vol.49，No.9，2001．
4) 藤井ニエメラみどり，高橋睦子：安心・平等・社会の育み―フィンランドの子育てと保育，P.12～18，明石書店，2007．
5) 子ども家庭センター編：Nobody's perfect―カナダからの子育てメッセージ，ドメス出版，2002．

しょうほ まさえ
福山市立大学教育学部教授。奈良女子大学家政学部卒業。神戸大学大学院自然科学研究科修了（博士〈学術〉）。専門は家族生活教育・家庭科教育。10代で結婚した人たちの離婚率が80％を超えている現状から，欧米のプログラムを参考に予防教育としての「親になるための学び」を研究している。フィンランドやカナダも調査。ノーバディズ・パーフェクトファシリテーター。

確認テスト

1 以下の（　）を埋めよ。

a. 周産期に見られるリスク要因として，（①　　），（②　　），（③　　），（④　　）の4つのカテゴリーから見ていく必要がある。

b. 現代の親たちに「出産前からの継続的子育て支援」が必要とされる理由は，祖父母や近隣からの援助が（　　）しているからである。

c. ハイリスクの親を見つけるためのチェック項目としては，生活背景や既往症などのほかに（①　　）妊娠であったか，（②　　）の有無，身近な（③　　）の有無を聞き取る必要がある。

2 正しいものを選択せよ。

a. 北欧型のネウボラの役割は
（**妊娠前からの・出産前からの**）子育て支援である。

b. 北米型のノーバディズ・パーフェクトの目的は，
（**親が自信を持って・親の代わりに**）育児ができるようにすることである。

c. ノーバディズ・パーフェクトでは，プログラムはあらかじめ
（**決めてあり・決めず**），受講者に合わせて工夫する。

答え
1 a. ①妊娠　②子ども　③親　④家庭　b. 低下　c. ①望んだ　②ストレス　③サポート
2 a. 出産前からの　b. 親が自信を持って　c. 決めず

❸ 妊娠中からの児童虐待予防・子育て支援②

岡山県立大学 保健福祉学部 保健福祉学科 子ども学専攻 准教授　中野菜穂子

▶児童虐待予防・子育て支援と助産師

　少子化に歯止めがかからない一方で，児童虐待は統計を取りはじめた1989年より増加し続けている。児童虐待は，子どもの心身の成長および人格の形成に重大な影響を与えると共に，将来世代にも連鎖する可能性を持つ重大な人権侵害である。厚生労働省の報告によると，主たる虐待者は「実母」が約6割を占め，被虐待児の年齢は0～6歳の乳幼児期で約4割となっているが，死亡事例のみに限ると，虐待により死亡した子どもの年齢は0歳が最も多く，0～2歳が大部分を占める。また，望まない妊娠は虐待のハイリスクの一つと指摘されている。

　児童虐待は早期発見し対応するだけでなく，発生そのものを予防するために，妊娠から出産，それに引き続く子育てを切れ目なく支えることが求められている。そのためには，保健・医療・保育・福祉を一体的に提供する総合的な子育て支援の展開に向け，母子にかかわる事業・機関・専門職・産官民の連携と協働が求められる。助産師は，妊産婦や新生児のケアおよび性と生殖にかかわる健康相談や教育活動にかかわる自らの専門性を生かしながら，保健所・保健センターや児童相談所，子育て支援拠点などの機関や保健師，ソーシャルワーカー，保育士などの他専門職と連携することで，女性や子ども，家庭や地域社会に広く貢献できる。

▶子育て支援の理念

　子育てしやすい社会の構築や地域社会で子育てを支えるための「子育て支援」は，経済的な対策も含めて，子育てを支える仕組みづくりのため政策として展開する「社会環境整備としての子育て支援」と，提供される制度政策の下で実践として展開する「対人援助としての子育て支援」に大別できる。後者は，子どもの成育基盤である家庭と親の育児負担の軽減や養育力量向上を支援することにより，すべての子どもが健やかに生まれ育つことを目的としている。

　これまでの子育て支援は，生涯にわたる人格形成の基盤となる乳幼児期の支援に重点が置かれてきたが，近年では，父親の育児参画支援や妊娠期からの支援，思春期での乳児との交流や性教育など，支援の対象やメニューも拡大している。また，子どもの健やかな育ちは親の育ちにも深くかかわることから，子育て支援を通しての「親の

学び」や「親育ち」も指向されている。

　他方，母親に育児負担が偏在している現状や子育て家庭の孤立化といった問題をそのままにして，子育て支援の内容が「望ましい親役割」を一方的に強調したり，「育児ストレスの緩和」のみを行うものであれば，問題の再生産につながりかねない。支援を通じ，相互に支え合いながら子どもを育て，子育てしづらい地域社会のあり方を変えようとする主体的で協働性を持った力の回復・育成が，「対人援助としての子育て支援」の目指す「親の学び」「親育ち」の方向である。

▶助産師の参画が期待される児童福祉事業

●乳児家庭全戸訪問事業（法第6条の3の4）

　すべての乳児のいる家庭を訪問し，子育てに関する情報の提供並びに乳児およびその保護者の心身の状況や養育環境の把握を行うほか，養育についての相談に応じ，助言その他の援助を行う事業である。

　生後4カ月までに訪問することとされており，保健師を中心に助産師や保育士などが乳児のいる家庭を訪問する。助産師が訪問することで，授乳や乳児のケア，産後の心身の不調などのこの時期に抱えがちな問題に早期に対応することができる。

●養育支援訪問事業（法第6条の3の5）

　保健医療の連携体制に基づく情報提供および関係機関からの連絡・通告などにより把握した支援が必要と認められる子どもと保護者，または出産後の養育について出産前から支援を行うことが特に必要と認められる妊婦に対し，家庭を訪問し，養育に関する相談，指導，助言その他必要な支援を行う事業である。

　対象者は，具体的には，①若年の妊婦および妊婦健康診査未受診や望まない妊娠などの妊娠期からの継続的な支援を特に必要とする家庭，②出産後間もない時期（おおむね1年程度）の養育者が，育児ストレス，産後うつ状態，育児ノイローゼなどの問題によって，子育てに対して強い不安や孤立感などを抱える家庭，③食事，衣服，生活環境などについて，不適切な養育状態にある家庭などが挙げられている。妊娠期や産後の不調などを抱えるケースの支援には助産師の参画が必要である。

●地域子育て支援拠点事業（法第6条の3の6）

　乳児または幼児およびその保護者が相互の交流を行う場所を開設し，子育てについての相談，情報の提供，助言その他の援助を行う事業である。その機能は①学び，②支え，③エンパワメントの3点にまとめられており，アウトリーチ機能の付加など，機能強化も図られている。中高生と乳児のふれあい体験や妊婦を対象としたプログラムを実施している拠点も多く，地域で産前・産後の切れ目ない子育て支援を提供でき

る場として，産科や助産師との連携が期待されている。

引用・参考文献
1）大臣官房統計情報部人口動態・保健社会統計課行政報告統計室：平成24年度福祉行政報告例の概況, 2013.
2）社会保障審議会児童部会児童虐待等要保護事例の検証に関する専門委員会：子ども虐待による死亡事例等の検証結果等について（第9次報告），2013.
3）中野菜穂子：地域子育て支援の展開と課題, 社会福祉学事典, 丸善出版, 2014.

なかの なほこ
山口短期大学児童教育学科を経て1996年に岡山県立大学短期大学部に着任。その後，大学改革・改組を経て，2013年度より「福祉と保育の融合した子ども学」を掲げる保健福祉学科子ども学専攻で「子ども家庭支援論」や「保育相談支援」などを担当している。

確認テスト

1 以下の（　）を埋めよ。

a. 児童虐待は子どもの心身の成長および人格の形成に重大な影響を与え，将来世代にも連鎖する可能性を持つ（　　）である。

b. 虐待により死亡した子どもの年齢は，（　　）が最も多い。

c. 総合的な子育て支援のために助産師が連携できる他専門職には，保健師，ソーシャルワーカー，（　　）などが挙げられる。

2 児童福祉法に定められた児童福祉事業のうち，助産師の参画が望まれる子育て支援事業を3つ挙げよ。

（　　　　　　　）（　　　　　　　）（　　　　　　　）

答え
1　a. 人権侵害　b. 0歳　c. 保育士
2　乳児家庭全戸訪問事業　養育支援訪問事業　地域子育て支援拠点事業

❹ 社会資源とネットワーク
～社会的ハイリスク妊産婦への対応

岡山大学大学院 保健学研究科 教授　中塚幹也

❯なぜ，産科から始まるのか？

　核家族化などに伴う家族機能の低下，地域で子どもを育てる意識の希薄化などにより，孤立して育児不安を抱えている親が増加している。子どもへの虐待の相談件数も増加しており，大きな社会問題となっている。産科スタッフは「産後1カ月健診までは自分たちが責任を持って母子の健康を」との使命感を持っているのではないかと思うが，厚生労働省の子ども虐待による死亡事例の検証（第1～9次報告）を見てみると，その多くが産後の1カ月間に起こっていることが分かる（**図1**）。

　多くの自治体の地域保健の現場では，乳児家庭全戸訪問事業（こんにちは赤ちゃん事業）により生後4カ月以内には訪問が行われ，親子の心身の状況や養育環境などの把握が行われているが，すでに訪問が行われる前には新生児の虐待が発生している現状がある。

　このため，「妊娠中からの母子支援」即戦力育成プログラムでは，2007年度から「産科はすべての妊婦が通る道」「社会的ハイリスク妊産婦」「妊娠中からの虐待予防」「産科から始まる子育て支援」などのキーワードでセミナーを開催してきた（興味のある方は，私たちの作成した冊子『子育ては胎児から：産科から切れ目のない子育て支援のために』を参照されたい）。

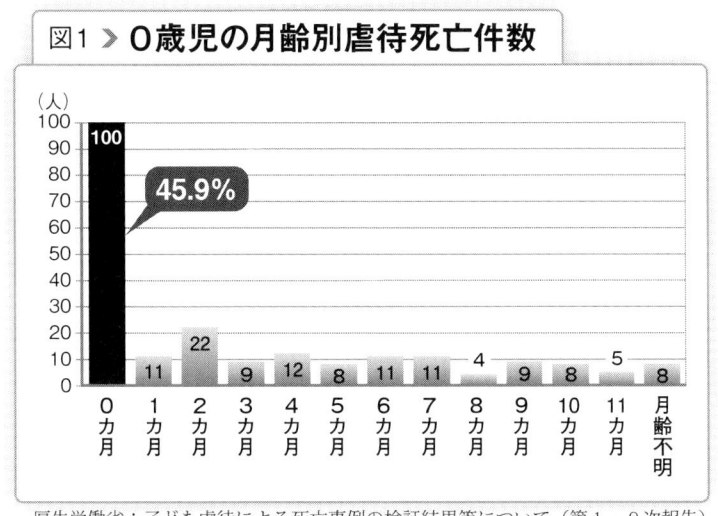

図1 ▶ 0歳児の月齢別虐待死亡件数

月齢	0カ月	1カ月	2カ月	3カ月	4カ月	5カ月	6カ月	7カ月	8カ月	9カ月	10カ月	11カ月	月齢不明
人数	100 (45.9%)	11	22	9	12	8	11	11	4	9	8	5	8

厚生労働省：子ども虐待による死亡事例の検証結果等について（第1～9次報告）

▶「飛び込み分娩」調査から

　2007年に発生した奈良県での妊婦搬送中の死産の事例では，産科救急搬送システムの不備のみではなく，かかりつけ医のいない妊婦の存在が注目される契機になった。かかりつけ医のいない妊婦は医学的情報がないまま「飛び込み分娩」となるため，社会的問題のみではなく医学的問題も抱えている。全国で，このような妊婦の増加が報告されている。

　岡山県で行った「飛び込み分娩」（かかりつけ医のいない妊婦の分娩）調査（2008年）では，背景として，「経済的問題」「望まない妊娠」「未婚未成年」「3人目以上の経産婦」などが見られた（**図2**）。母体の肥満例も多く，医学的にも何らかの異常を伴った分娩は4割と高率であり，早期産が12.9％，緊急帝王切開が12.9％，新生児のNICU搬入が4.3％も見られた。「かかりつけ医のいない妊婦」から受診の希望があった場合，多くの施設は「受け入れたくない」と回答し，その理由としては「妊娠の経過が分からない」「感染症の有無が分からない」「経済的なトラブルが起こりやすい」などが挙がった。

▶「妊娠中のドメスティック・バイオレンス（DV）」調査から

　2001年に制定された「配偶者からの暴力及び被害者の保護に関する法律」（DV防止法）では，身体的暴力だけではなく，性的暴力（避妊に協力しない，意に反する性行為を強要するなど），精神的暴力（無視する，大声でののしる，大切にしている物を壊したり，捨てたりするなど），経済的暴力（生活費を渡さない，使わせない，収

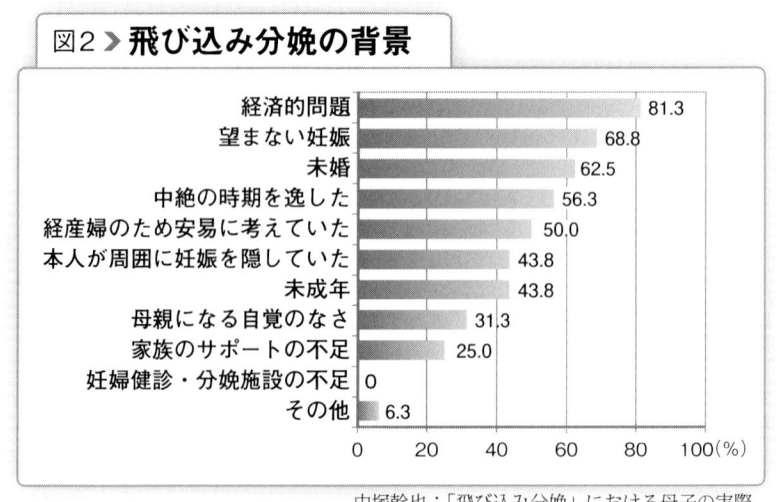

図2 ▶ 飛び込み分娩の背景

項目	％
経済的問題	81.3
望まない妊娠	68.8
未婚	62.5
中絶の時期を逸した	56.3
経産婦のため安易に考えていた	50.0
本人が周囲に妊娠を隠していた	43.8
未成年	43.8
母親になる自覚のなさ	31.3
家族のサポートの不足	25.0
妊婦健診・分娩施設の不足	0
その他	6.3

中塚幹也：「飛び込み分娩」における母子の実際，産婦人科治療，103，P.399〜402，2011．

入を取り上げるなど），社会的暴力（交友関係や電話を細かくチェックする，外出を制限するなど）などが対象に含まれている。

　アメリカでの調査（1990〜1991年）では，DVと妊産婦死亡との関連が指摘されており，直接的外傷のみではなく，胎盤早期剥離など母子の生命にかかわる合併症につながる可能性もある。カナダでの調査（1999〜2000年）では，妊娠中のDVでは，分娩前の出血の合併率が3.5倍高くなり，周産期死亡の可能性が7倍以上になると報告されている。香港での調査（2005〜2006年）では，9.1％にパートナーからの虐待が見られ，73％は精神的虐待のみ，27％は身体的かつ／または性的虐待が（このうち57.5％には精神的虐待も）見られたとされる。我が国においては，東京の妊婦328人に対して行われた調査で，女性に対する暴力スクリーニング尺度（Violence Against Women Screen：VAWS）が陽性の妊婦は約24％，日本語版Index of Spouse Abuse（ISA）でDV被害者とされる妊婦は約5％とされており，少なくとも妊婦20人に1人がDV被害者となっている可能性がある。

　医療施設は，DV被害を発見する場として，また種々の相談機関，支援機関との連携の拠点として重要であるが，我が国の産科医療施設におけるDVの実態やスタッフの知識や意識に関する調査は少ない。私たちの行った産科スタッフ703人への調査（岡山県・広島県，2009年）では，40.8％の産科スタッフがDV被害妊婦に接しており，「自身が担当した」スタッフも20.5％に見られた。DV被害妊婦の背景は，初産婦が56.8％であり，「離婚」「未婚」「未成年」「妊娠前からDV被害」「健診料や分娩料の未払い」などが見られた（**図3**）。発見の契機には，「あざや傷」「夫の態度」などからの推測など，スタッフの知識やスキルが必要なものもあった（**図4**）。しかし，「本人の告白」を引き出すことはさらに重要であり，スタッフが接する時の態度や環境を考慮する必要がある。

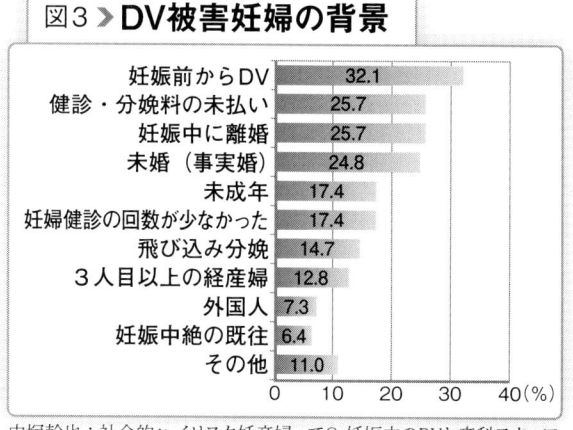

図3 ▶ DV被害妊婦の背景

項目	%
妊娠前からDV	32.1
健診・分娩料の未払い	25.7
妊娠中に離婚	25.7
未婚（事実婚）	24.8
未成年	17.4
妊婦健診の回数が少なかった	17.4
飛び込み分娩	14.7
3人目以上の経産婦	12.8
外国人	7.3
妊娠中絶の既往	6.4
その他	11.0

中塚幹也：社会的ハイリスク妊産婦って？ 妊娠中のDVと産科スタッフ，中塚幹也監修：子育ては胎児から：産科から切れ目のない子育て支援のために，P.47〜49, 2013.

図4 ▶ 産科スタッフがDV被害妊婦に気づいた契機

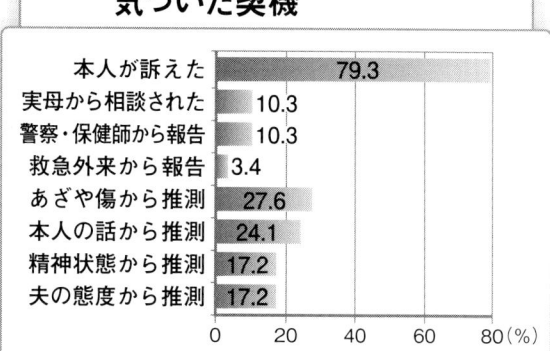

項目	%
本人が訴えた	79.3
実母から相談された	10.3
警察・保健師から報告	10.3
救急外来から報告	3.4
あざや傷から推測	27.6
本人の話から推測	24.1
精神状態から推測	17.2
夫の態度から推測	17.2

中塚幹也：「妊娠中のDV」の実態と産科スタッフの意識，産婦人科の実際，61, P.1975〜1981, 2012.

資料1 ▶妊娠中のDV啓発用パンフレット

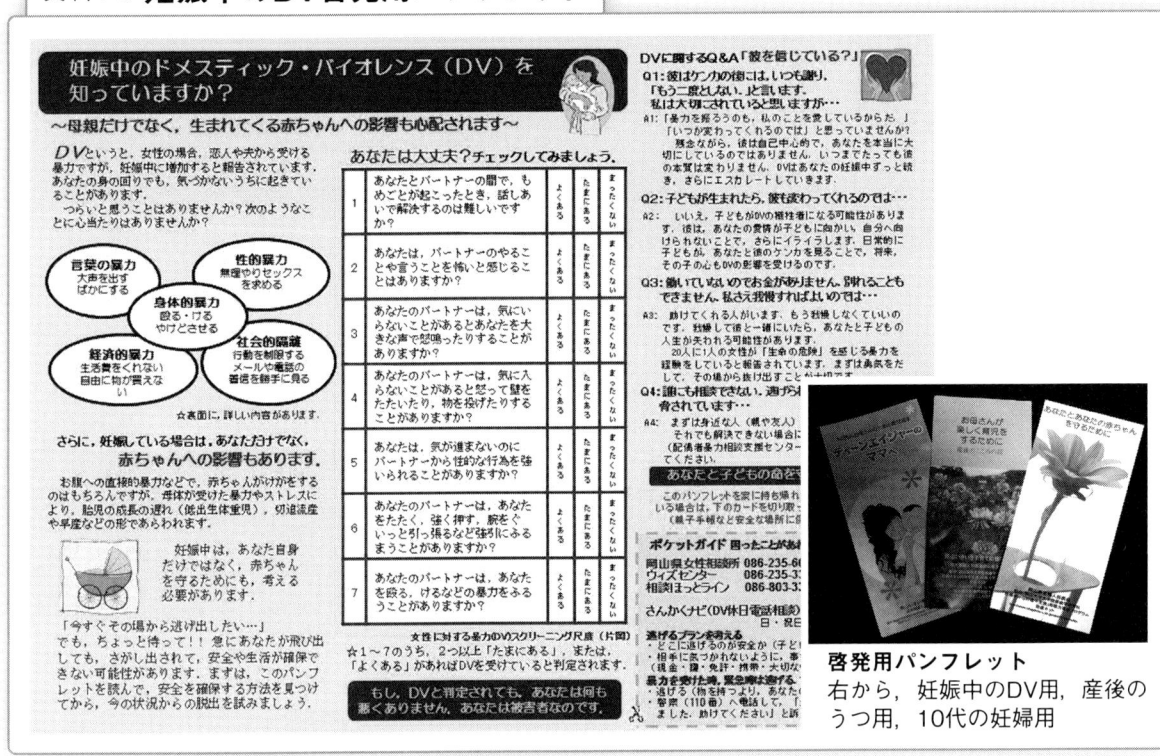

啓発用パンフレット
右から，妊娠中のDV用，産後のうつ用，10代の妊婦用

　産科スタッフの知識を見てみると，私たちの作成した「妊娠中のDVに関するパンフレット」（**資料1**）の記載内容について30.8％が「知らない」と回答し，また4割以上が「助けてあげたいが，どうすればよいか分からない」とした。中には，DV被害妊婦への対応として，被害を助長する結果となる「夫（パートナー）と相談するように勧める」と誤った回答をした例も見られた。

▶社会的ハイリスク妊産婦の多様な背景と調査方法

　「飛び込み分娩」「DV被害妊婦」の調査結果を見ると，多様な因子が複合的に関与している例が多いと考えられる（**図5**）。①未成年・未婚の群，②経産婦（未婚も含む）の群のそれぞれに特徴的な因子もあるが，経済的問題，パートナーとの関連性の問題，家族機能の低下，地域での孤立など共通した因子も多い。このような背景に伴い，自己肯定感の低下，社会規範に無頓着，胎児への愛着形成不全などの特徴も見られる。

●妊娠初期のリスク因子の把握

　市町村の母子保健施策として，母子手帳交付時面接の機会にハイリスク家族に気づき，把握するためのアンケート調査を行っている例もある（**資料2**）。産科施設においても，妊娠届を出す際に，このような項目を聞くことはハイリスク妊婦の発見に有用であろう。

図5 ▶ 社会的ハイリスク妊産婦の背景

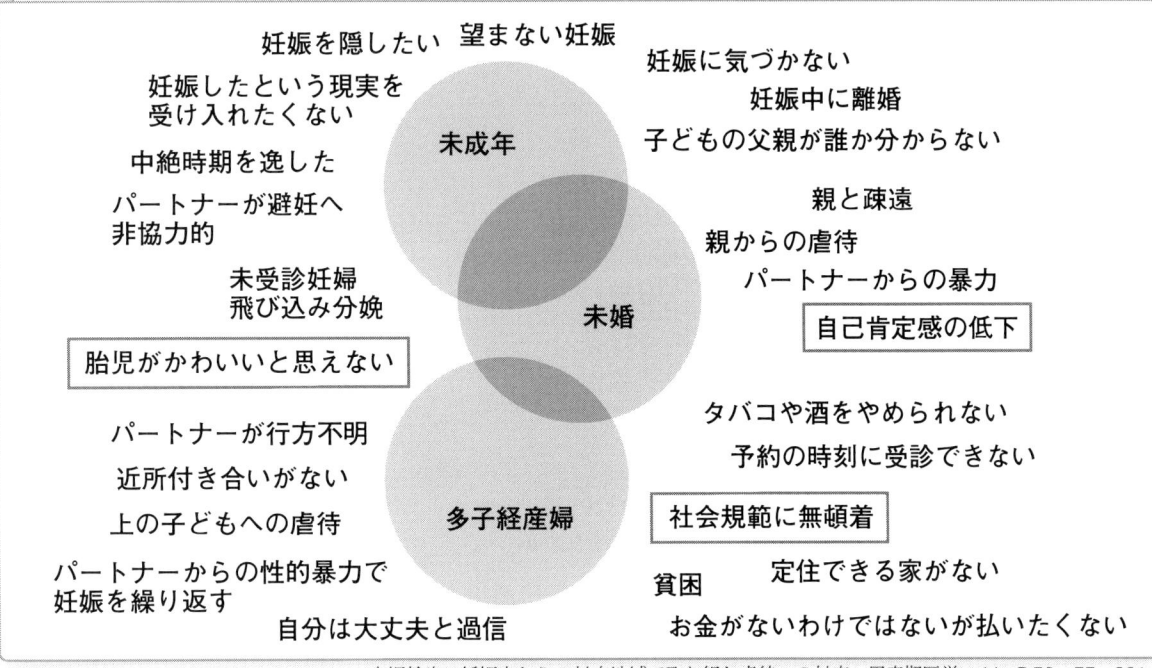

望まない妊娠
妊娠を隠したい
妊娠したという現実を受け入れたくない
中絶時期を逸した
パートナーが避妊へ非協力的
未受診妊婦 飛び込み分娩
胎児がかわいいと思えない

未成年

妊娠に気づかない
妊娠中に離婚
子どもの父親が誰か分からない
親と疎遠
親からの虐待
パートナーからの暴力
自己肯定感の低下

未婚

パートナーが行方不明
近所付き合いがない
上の子どもへの虐待
パートナーからの性的暴力で妊娠を繰り返す
自分は大丈夫と過信

多子経産婦

タバコや酒をやめられない
予約の時刻に受診できない
社会規範に無頓着
貧困　定住できる家がない
お金がないわけではないが払いたくない

中塚幹也：妊娠中からの対応地域で取り組む虐待への対応，周産期医学，44，P.73～77，2014．

●診療情報提供書（ハイリスク妊産婦連絡票）

「産科施設」は，母子と社会との最初の接点であり，妊婦への医療的な支援が産科医，助産師により行われている。しかし，分娩がすみ，1カ月健診が終了すると，「何となく気になる母子」に不安を感じながらも何もせず見送ることになりやすい。

現在，診療情報提供書（ハイリスク妊産婦連絡票）などにより，産科から市町村への情報提供がなされている。これは，本人の同意を取って医師が作成するものである。傷病名，住所，氏名，家族構成，生育歴など多くの項目を記入した後，対象の母親ごとに，その居住する市町村の担当に向けてFAXなどで送付する。しかし，疾患名を持たない場合や同意の得られない場合には使用しにくく，「10代の未婚妊婦で家族の支援がなさそう」というのみでは使用されないことが多い。この従来の診療情報提供書（ハイリスク妊産婦連絡票）の使用頻度が高いのは，「母親の精神疾患」などである。

●「妊娠中からの気になる母子支援」連絡票

従来の診療情報提供書（ハイリスク妊産婦連絡票）では，こぼれ落ちてしまう母子も多く見られ，医療的ハイリスク妊婦のみではなく，社会的ハイリスク妊婦を把握し，早期に地域保健の支援につなぐシステムの構築が望まれている。岡山県で新たに開始した「妊娠中からの気になる母子支援」連絡票（**資料3**）では，師長などの施設の担当者が該当する項目に○をつけ，妊婦の居住する市町村，担当者名などを記入して，産婦人科医会に送ることで，各妊産婦の居住地の保健所に送付される。その後，地域の母子保健スタッフから産科スタッフへ連絡があり，状況を共有し支援が始まる。

資料2 ▶ 母子手帳交付時のアンケート例

妊娠おめでとうございます。安心して出産・育児ができるように、瀬戸内市では妊娠中から妊婦さんを応援したいと考えています。そのために、以下についてお答えください。

交付番号
記入日　　　年　　月　　日
現在の妊娠週数　　　　　週

フリガナ 妊婦氏名		生年月日　S・H　　年　月　日　（　　歳）
住所	瀬戸内市	
電話番号	自宅　　　　　　　　　本人携帯	連絡してもよい時間帯
職業	専業主婦・会社員・公務員・自営業・パートタイム・学生・その他（　　）勤務時間	職場の理解　有・無

夫（パートナー）氏名　　　　　　　　　　　婚姻状況　既婚（初婚・再婚）、未婚（入籍予定　有・無・未定）
生年月日　S・H　年　月　日（　歳）職業　会社員・公務員・自営業・パートタイム・学生・なし・その他（　）

現在同居している家族は何人ですか。また、同居している家族に○をつけ、必要事項を記入してください。
　ご自身を含む家族数（　人）　パートナー・子ども〔　人〕（　歳、　歳、　歳）・パートナーの父・パートナーの母・ご自身の父・ご自身の母・その他（　）

◎以前にも妊娠された方におたずねします。過去の妊娠・出産状況で以下のものがあれば○をつけ、必要事項を記入してください。
　＜過去の妊娠状況＞　ひどいつわり・妊娠高血圧症候群・貧血・切迫流早産・流産（　回）・その他異常（　）
　＜過去の出産状況＞　早産（　回）・死産（　回）・帝王切開・低出生体重児・新生児仮死・染色体異常・先天性代謝異常・その他異常（　）

◎今回の妊娠についておたずねします。　　今回の出産を含む出産回数は　今回が初めて ・ 今回（　　人目）
　出産予定日　H　年　月　日　出産予定医療機関　　　　　　　　　　　　　　・未定
　「里帰り出産」の予定　無・未定・有　（里帰り先住所　　　　　　　　　　　　　　　　　）

◎最近の健康状態についておたずねします。
体調はよいですか。	よい ・ よくない （具体的に　　　　　）
食事はとれていますか。	はい ・ いいえ （理由　　　　　）
夜は眠れますか。起床・就寝時刻もお教えください。	眠れる ・ 眠れない　起床　　時、就寝　　時
現在治療中の病気や内服している薬がありますか。	ない ・ ある （具体的に　　　　）
今までに治療した病気がありますか。	ない ・ ある （具体的に　　　　）

◎し好品についておたずねします。
アルコールを飲みますか。	飲まない ・ 妊娠前にやめた ・ 妊娠してやめた ・ 飲む （どのくらい　　　）（　歳から）
たばこを吸いますか。	吸わない ・ 妊娠前にやめた ・ 妊娠してやめた ・ 吸う （1日に　　本）（　歳から）

◎お気持ちやこころの状態についておたずねします。
今回の妊娠がわかった時の気持ちは	うれしかった ・ とまどった ・ 不安 ・ 困っている
妊娠後、気分が落ち込んだり、感情をおさえられなくなることがありますか。	ない ・ ある ・ 以前あったが今はない
今までに心理的な、または精神的な問題で、カウンセラーや心療内科医師などに相談したいと思ったことがありますか。	ない ・ ある → 相談しましたか （相談した ・ 相談していない）

◎パートナーのご様子についておたずねします。
今回の妊娠がわかった時の様子は	うれしそうだった ・ とまどっていた ・ 困っていた ・ わからない
パートナーの健康状態などで気がかりなことはありますか。	ない ・ ある （具体的に　　　　）
パートナーは感情が抑えられなくなることがありますか。	ない ・ あまりない ・ 時々ある ・ よくある
パートナーに何でもうちあけることができますか。	はい ・ いいえ

◎その他、以下のことにお答えください。
身近に相談できる人はいますか。（いる場合はいくつでも○を）	いる〔パートナー・パートナーの父・パートナーの母・ご自身の父・ご自身の母・友人・その他（　）〕 ・ いない
必要な時には協力してくれる人はいますか。（いる場合はいくつでも○を）	いる〔パートナー・パートナーの父・パートナーの母・ご自身の父・ご自身の母・友人・その他（　）〕 ・ いない
経済的な面で困ることがありますか。	ない ・ あまりない ・ 少しある ・ ある

◎心配、不安なことがありますか。　　ない ・ あまりない ・ 少しある ・ ある
　上の質問で「少しある」「ある」の方におたずねします。　経済面・ご自身の健康・胎児の病気・母親になること・パートナーのこと・生活の変化
　どんなことが気がかりですか。（いくつでも○を）　上の子のこと・はっきりしない・その他（　）

◎**妊娠中の保健師の家庭訪問について**　※ご希望がない場合でも連絡をさせていただくことがあります。
　希望する　（相談したいこと：　　　　　　　　　　　　　　　）

☆このアンケートにより、必要と判断した場合は、担当医師に連絡をとらせていただく場合があります。
　医師に連絡をとることに　　同意します ・ 同意しません　　　　♪ご記入ありがとうございました♪

★このアンケートの情報は、市の母子保健・児童福祉事業以外には使用いたしません。
★ただし、妊産婦さんの早期支援のための指標を得ることを目的として、アンケートをもとに、育児不安や、社会的ハイリスク要因の分析を行います。個人を特定するものではありませんのでご了承ください。

受付場所　　牛窓 ・ 邑久 ・ 長船
担当者

資料3 ▶「妊娠中からの気になる母子支援」連絡票

2013年3月18日改訂

FAX・メール

岡山県産婦人科医会 宛て　086-272-9703　obsgyn@po.okayama.med.or.jp

妊娠中からの気になる母子支援　連絡票　_____年_____月分報告

その1，2，3

ご施設名　_____

お名前　_____

岡山県の**母子保健の向上**，**虐待予防**のため，産科スタッフが気づいたハイリスク母子の全数調査を行っております．ご協力をお願いします．

緊急時は，いつでも1例でもお送りください．
毎月10日までに前月分（それ以前もあれば一緒に）をお送りください．
前月に1例もなかった場合は，「なし」として，お送りください．

★緊急性（あり・(なし)）←緊急時には「あり」に○をおつけ下さい．緊急連絡時は，いつまでに連絡を希望するかについてもお書きください．（　　　　　　　　　　　　　　　　　　　　　　　　　　）

	気づいた時期	リスクの種類（いくつでも○を）	ご本人の情報提供への同意（支援の希望）
	時期 / 妊娠週数・分娩後日数		
例	(妊娠)／分娩後　37週 (不正確)日　ハイリスク妊産婦連絡票（診療情報提供書）の使用（(有)・無）　低体重児・ハイリスク新生児 診療情報提供書の使用（有・(無)）	①(望まない妊娠)　②妊婦健診が少ない（約 4 回）　③(飛び込み分娩)　④DV被害(疑)　⑤(夫・家族の支援不足)　⑥(胎児・新生児への愛着が弱い)　⑦医療費の未払い　⑧子どもへの虐待(疑)　⑨母体の疾患　⑩新生児の疾患　⑪精神科的支援が必要　⑫10代の妊娠　⑬未婚　⑭外国人　⑮助産制度　⑯(母子手帳なし)（28週までなし）　⑰その他（　　　）	ご本人の同意　(あり)・なし　居住地の町名まで　[○○市××町]　スタッフへの連絡法　△～△時に○○師長まで（直通電話番号等）
1	妊娠／分娩後　週日　ハイリスク妊産婦連絡票（診療情報提供書）の使用（有・無）　低体重児・ハイリスク新生児 診療情報提供書の使用（有・無）	①望まない妊娠　②妊婦健診が少ない（約　回）　③飛び込み分娩　④DV被害(疑)　⑤夫・家族の支援不足　⑥胎児・新生児への愛着が弱い　⑦医療費の未払い　⑧子どもへの虐待(疑)　⑨母体の疾患　⑩新生児の疾患　⑪精神科的支援が必要　⑫10代の妊娠　⑬未婚　⑭外国人　⑮助産制度　⑯母子手帳なし（　週までなし）　⑰その他（　　　）	ご本人の同意　あり・なし　居住地の町名まで　[　　　]　スタッフへの連絡法
2	妊娠／分娩後　週日	①望まない妊娠　②妊婦健診が少ない（約　回）　③飛び込み分娩　④DV被害(疑)　⑤夫・家族の支援不足	ご本人の同意　あり・なし

「妊娠中からの気になる母子支援」連絡票により，2011年は445例，2012年は531件の連絡があった．このうち，従来の診療情報提供書（ハイリスク妊産婦連絡票）が使用されていた事例は約半数であった．また，妊娠中からの連絡が約6割と徐々に増加してきている．連絡のあった妊産婦の持っていたリスク因子は，医学的のみではなく，社会的なものが多いことが分かる（**図6**）．

図6 ▶「妊娠中からの気になる母子支援」連絡票で連絡のあった妊産婦の背景

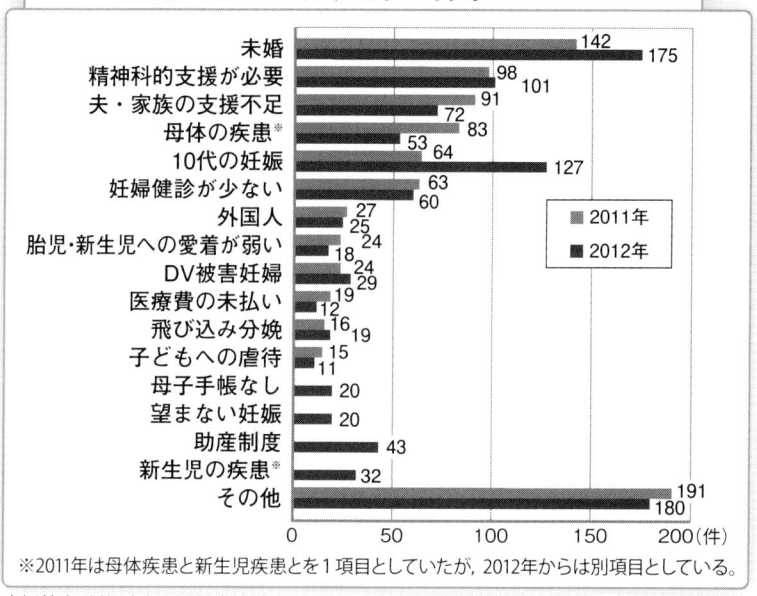

項目	2011年	2012年
未婚	142	175
精神科的支援が必要	98	101
夫・家族の支援不足	91	83
母体の疾患※	72	53
10代の妊娠	64	127
妊婦健診が少ない	63	60
外国人	27	25
胎児・新生児への愛着が弱い	24	18
DV被害妊婦	24	29
医療費の未払い	19	12
飛び込み分娩	16	19
子どもへの虐待	15	11
母子手帳なし	20	−
望まない妊娠	20	−
助産制度	43	−
新生児の疾患※	32	−
その他	191	180

※2011年は母体疾患と新生児疾患とを1項目としていたが、2012年からは別項目としている。

中塚幹也:妊娠中からの対応地域で取り組む虐待への対応, 周産期医学, 44, P.73～77, 2014.

▶顔の見える関係とネットワークの構築

　診療所などの比較的小規模施設では、「子ども虐待（疑い）」や「DV被害妊婦（疑い）」を発見したとしても、警察へ通報することにより通報したスタッフへの危害や施設への迷惑行為などの可能性を心配している場合がある。また、その後も診療を続ける妊産婦との信頼関係を崩したくないとの思いを持つスタッフもあり、直接通報することには心理的ハードルが高いとの声も聞かれる。「妊娠中からの気になる母子支援」連絡票では、個人情報が含まれないため、同意を取得できなかった例でも連絡可能としている。「子ども虐待（疑い）」や「DV被害妊婦（疑い）」の連絡があれば、妊産婦の同意がなくても通常のシステムの流れで支援が始まる。保健師が判断し、産科施設を特定されないような配慮をした上で、必要であれば、児童相談所、警察、配偶者暴力相談支援センターなどへ連絡する。

　「子ども虐待（疑い）」や「DV被害妊婦（疑い）」以外では、本人の同意がない場合、保健所などに連絡を取ることができない。このため、産科スタッフに同意を取ってもらうための啓発を行うと共に、同意取得困難な事例やその対応状況に関する調査研究を進めている。また、「要保護児童対策地域協議会（子どもを守る地域ネットワーク）」の活用促進も必要である。このネットワークの担い手は、助産師、看護師、産科医、小児科医、母子保健行政担当者、保健師、子育て支援グループ、障害児支援グループなど広汎な職種となる。

　産科スタッフが保健師や保育士などと共に話し合い、互いに顔の見える関係の構築

写真 ▶ 岡山大学医学部キャンパス内に開設したリプロカフェ

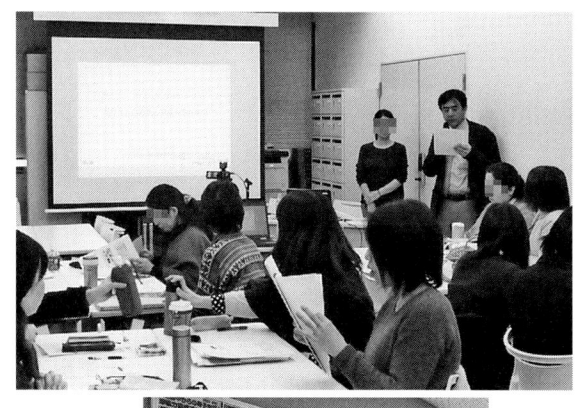

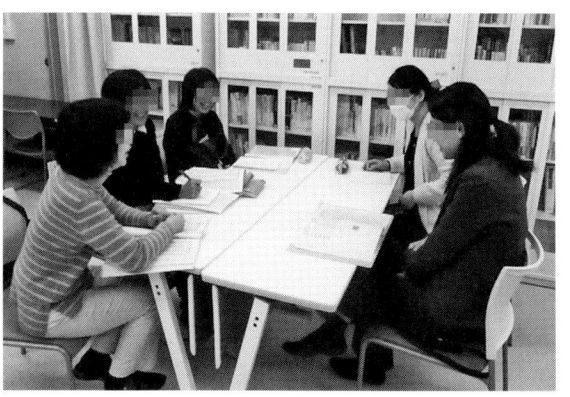

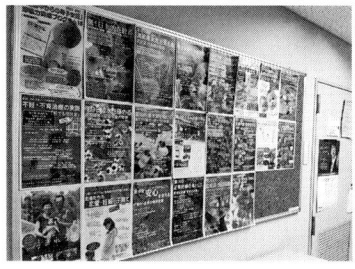

生殖・妊娠・子育て関連のスタッフのためのたまり場。「妊娠中からの母子支援」即戦力育成プログラムの小さなセミナーもここで行っている。

図7 ▶ 産科から連携すべき窓口や施設

妊娠等に関する相談窓口
支援制度

産科等医療施設

どこへ連携したらいいの？
なぜ，全国で統一した名前ではないの？

女性健康センター	児童相談所	保健所	市町村保健センター	福祉事務所
				婦人相談所
児童相談センター	助産施設		乳児院	養子縁組
要保護児童対策地域協議会（要対協）	子ども家庭支援センター		里子・里親	母子生活支援施設
配偶者暴力相談支援センター	保育園		ベビーシッター	療養センター
婦人保護施設	認証保育所		肢体不自由児の会	
子育て広場	警察		ダウン症の会	発達障害支援センター

を促進する機会として，定期的に公開シンポジウム・セミナーを開催し，多様な職種の方々の「たまり場」となるように，岡山大学内にカフェを開設した（**写真**）。

図7のように，産科から連絡を取るべき窓口は多い。しかし，都道府県や市町村によって名称が異なる場合も多く，連絡可能な曜日や時間帯もそれぞれ異なる。久しぶりに連絡しようとしても，窓口の電話番号が変更になっていることもある。

妊娠中のDV被害を疑った場合は，配偶者暴力相談支援センター，または警察（配偶者からの暴力の防止及び被害者の保護に関する法律），児童虐待を受けたと思われる児童を発見した場合は，福祉事務所，または児童相談所（児童虐待の防止等に関する法律）に連絡する必要がある。そのほかの多種多様な相談に対して個別に対応できるように，理想的には各施設の産科スタッフが周囲のどこに連絡したらよいのか，電話番号などを調べてマニュアル化しておくべきである。自治体によっては，そのようなリストをホームページ上や紙媒体で公開しているかもしれない。各施設で，**図7**の中にある窓口施設の連絡用リストを準備しておこう。

　しかし，私たちの調査では，診療所では外部への連携がとりづらい状況があり，大きな施設では比較的外部への連携を取っていたものの，産科スタッフから直接の連絡ではなく，施設内のソーシャルワーカーなどを通じての連携が多かった。多様な状況の母子に対して，産科スタッフが持つ「支援をしてあげたい」という気持ちが活かせ，しかも，負担なく効率よく外部と連携できるシステムや人間関係の構築が求められている。

引用・参考文献
1) Gazmararian JA, Adams MM, Saltzman LE, et al. The relationship between pregnancy intendedness and physical violence in mothers of newborns. The PRAMS Working Group. Obstet Gynecol. 1995, 85, 1031-1038.
2) Janssen PA., Holt VL., Sugg NK., et al. Intimate partner violence and adverse pregnancy outcomes: a population-based study. Am J Obst Gynecol. 2003, 188, 1341-1347.
3) Tiwari A, Chan KL, Fong D, et al. The impact of psychological abuse by an intimate partner on the mental health of pregnant women. BJOG 2008, 115, 377-384.
4) Horiuchi S, Yaju Y, Kataoka Y, et al. Development of an evidence-based domestic violence guideline: supporting perinatal women-centred care in Japan. Midwifery 2009, 25, 72-78.
5) 厚生労働省：子ども虐待による死亡事例の検証結果等について（第1～9次報告）
6) 中塚幹也：「飛び込み分娩」における母子の実際，産婦人科治療，103，P.399～402，2011．
7) 中塚幹也：社会的ハイリスク妊産婦って？ 妊娠中のDVと産科スタッフ，中塚幹也監修：子育ては胎児から：産科から切れ目のない子育て支援のために，P.47～49，2013．
8) 中塚幹也：「妊娠中のDV」の実態と産科スタッフの意識，産婦人科の実際，61，P.1975～1981，2012．
9) 中塚幹也：妊娠中からの対応地域で取り組む虐待への対応，周産期医学，44，P.73～77，2014．

確認テスト

1 以下の（　）を埋めよ。

a. 厚生労働省の子ども虐待による死亡事例の検証（第1～9次報告）では，虐待による死亡が高率である子どもは生後（　　）以内が多い。

b. 社会的ハイリスク妊産婦に共通してみられる背景因子には，（①　　），（②　　），（③　　），（④　　），（⑤　　）などがある。

c. 少なくとも約（　　）人に1人の妊婦はDV被害の可能性を持っている。

答え **1** a. 1カ月　b. ①未婚　②未成年　③多産　④経済的問題　⑤外国人　c. 20

❺ 新生児のみかた

独立行政法人国立病院機構 岡山医療センター 新生児科 医師 湯本悠子

▶新生児診察の基本

　すべての新生児は，①出生直後，②出生後24時間以内（新生児室入室時），③退院時の3回の診察を受けるべきである。異常や疾患を早期に発見して，適切な対応をすることが必要である。一方で，異常がないことを確認し母親に育児に対する安心感を持たせることが，母子関係に良い影響を与える[1]。

　母体情報（年齢，既往歴，服薬情報，喫煙・飲酒の嗜好など）や妊娠分娩歴（不妊治療の有無，前児の奇形や低体重，遺伝性疾患など），妊娠経過（母体感染症，妊娠合併症，前期破水，切迫早産徴候，羊水過多過少など），分娩経過（分娩様式，羊水の性状，胎盤所見など），出生時の状況（在胎週数，出生時体重・身長・頭囲，Apgar score，蘇生処置など）で診察時の注意点が異なる。診察前に必要な情報を得てから診察することが大切である[1,2]。

　新生児の診察は，必ず全身を裸にして行う。24～25℃の室温，またはラジアントウォーマーを使用し，診察中の低体温を防ぐ。

　新生児診察の各部位における要点をまとめた（**表1**）。診察の順序を決め，見落としのないよう行う。先天奇形を認めた際には合併症を伴う場合があり，経過に対し特に注意する[1~3]。

　また，新生児は急激に状態が変化する危険性があるため，活気・筋緊張低下，皮膚色不良，呼吸障害や循環不全などの徴候があり，全身状態が悪いと判断した時には，診察に時間をかけるのではなく，応援を要請して人を集め，小児科医・新生児科医のいる施設に速やかに搬送する。

▶出生後から退院までの変化

●新生児の身体的発育[1]

　体重測定は出生時から毎日，頭囲測定は出生時および退院時，身長・胸囲測定は出生時に行う。

　生後数日の間に3～10％前後の生理的体重減少が起こるが，その程度は授乳方法，児の成熟度，SGA（small for gestational age）児かどうかなどによって大きく異なる。生理的体重減少は，母乳栄養法による成熟児では4～8％程度，人工栄養法による成

表1 ▶ 新生児診察の要点

視診	全身	活気不良	全身状態の悪化の所見を認める可能性があるため，注意深い観察が必要である。
		筋緊張低下	正期産児では上下肢ともに屈曲しているが，筋緊張低下時には四肢が床についており，神経筋疾患などを鑑別する。
		外表奇形	小奇形，大奇形の系統的検索，特徴的顔貌，神経学的所見が合致する場合は染色体異常，先天奇形症候群を鑑別する。
		分娩外傷	吸引，鉗子分娩時には頭頸部の外傷がないか観察する。四肢の動かし方に左右差がある時は末梢神経麻痺や骨折などを疑う。
	神経学的所見	易刺激性	わずかな刺激でモロー反射が出たり手足をぶるぶる震わせたりする状態で，新生児仮死の有無や低カルシウム血症，低血糖を疑う。
		Jitteriness	ミオクローヌスを伴う不随意運動で，単独では病的意義は少ない。
		落陽現象	軽度で一時的であれば必ずしも病的とは限らない。頻発する場合は，先天性水頭症，頭蓋内出血などを疑う。
		けいれん	新生児のけいれんの臨床症状は微細で多様であり鑑別しにくい。診断には脳波検査が必要である。
	呼吸状態	呼吸障害	多呼吸，呻吟，鼻翼呼吸，陥没呼吸，無呼吸などを観察する。
	頭頸部	特異的顔貌	顔貌異常は染色体異常や先天奇形症候群を疑い，他の奇形や合併症がないか観察する。 21トリソミー：眼裂斜上，両眼間解離，内眼角贅皮，鞍鼻，巨舌，耳介低位など 13トリソミー：後退した前額，小頭症，頭皮部分欠損，小眼球症，口唇口蓋裂など 18トリソミー：眼裂狭小，小顎症，小さな口，小頭症，後頭部突出，耳介低位や変形など
	皮膚	皮膚色	蒼白なら貧血やショック，トマト色（赤褐色）であれば多血を疑う。黄疸の有無を確認する。
		落屑	皮膚が乾燥し表皮が剝離した状態で，成熟児ほどよくみられる。亀裂・出血を伴うこともある。
		中毒疹	中央に白色小丘疹のある，数mm〜1cmの発赤疹である。主に顔面・体幹に認め，数日で消退する。
		蒙古斑	主に殿部にみられる淡い色素斑である。乳児期〜幼児期に自然消退することが多い。四肢などの異所性蒙古斑はやや消退しにくい。
		サーモンパッチ	頭頸部正中の単純性血管腫で，前額，眼瞼にみられる赤い平坦な皮疹。圧迫で消失し，自然消退する。
		Unna母斑	頭頸部正中の単純性血管腫で，後頸部にみられる赤い平坦な皮疹。圧迫で消失し，自然消退する。
	腹部	腹部膨満	著明な場合は，腹部腫瘤，肝脾腫，消化管閉鎖などの精査・鑑別が必要。
聴診	呼吸音	呼吸音の左右差	気胸や先天性嚢胞状腺腫様形成異常，横隔膜ヘルニアなどを疑う。
		呼吸音の減弱，ラ音	呼吸障害を伴う場合は，呼吸窮迫症候群，胎便吸引症候群，新生児一過性多呼吸，肺炎などを鑑別する。

表1の続き

聴診	心音	心雑音	先天性心疾患の診断のため心エコーを行う。
	腸蠕動音	減弱 亢進	出生時は聴取されなくでも異常ではない。他に所見がある場合は，麻痺性イレウス，消化管穿孔，腹膜炎などを疑う。
触診	頭部	骨重合	経腟分娩での出生直後は頭蓋骨が重なり，腫瘤のように見えることもあるが，数日〜数週間で改善する。
		骨縫合離解	通常1cm未満である。
		頭血腫	頭部の骨膜下血腫で骨縫合を超えない軟らかい腫瘤。数週間で自然に吸収される。
		帽状腱膜下血腫	頭皮下の帽状腱膜と頭蓋骨膜間の血管の断裂による。骨縫合を超え，緊急治療の適応である。
		大泉門の膨隆	啼泣時は正常でも軽度膨隆することがあるが，安静時の膨隆・緊満は脳圧亢進や髄膜炎などを疑う。
	頸部	斜頸	頸部が持続的に一側に傾いた状態を指す。重度の場合は医師の診察が必要である。
		腫瘤	正中部では甲状腺の，頸部ではリンパ管派生のものを疑う。
	耳	副耳	耳前部の隆起で皮膚のみの場合と軟骨を伴う場合がある。
		耳瘻孔	耳前部に認める小さい孔で，感染を繰り返す場合は手術が必要になる。分泌物，膿の付着に注意する。
	口腔	口蓋裂，高口蓋	吸啜が弱く，哺乳力低下の原因になることがある。形成外科，耳鼻科，歯科などのフォローが必要である。
		真珠腫	歯茎，口蓋などに直径2〜3mm前後の白色の硬い腫瘤ができる。自然に消失する。
		先天歯（魔歯）	乳歯が新生児期より生えているものを言う。授乳の妨げになる場合や誤飲の可能性がある場合は抜歯する。
		口腔内カンジダ症	容易に除去できないミルクかす様の白苔を舌，頰粘膜に認める。抗真菌薬を塗布する。
	胸部	胸骨柄の突出	新生児では腫瘤状に目立つことがある。
		乳腺肥大	乳腺が触れるが，母体ホルモンの影響で問題ない。
		魔乳	圧迫により乳汁が分泌されることがある。母体ホルモンの影響で問題ない。
		副乳	正常の乳腺以外に乳腺組織や乳頭がある。経過観察する。
	腹部	肝腫大	右季肋部で1〜1.5cm程度触知するのは正常範囲内である。
		脾腫大	下縁が触れる程度であれば正常であることもあるが，顕著であれば精査が必要。
		腎肥大	通常，腎臓は触知しない。水腎症，腎腫瘤などの疾患を疑う。
		腹部腫瘤	精査が必要。
		臍ヘルニア	経過観察。必要があれば外科手術などを行う。

表1の続き

触診	鼠径部，生殖器，殿部	開排制限	股関節脱臼を疑い整形外科を受診する。
		外鼠径ヘルニア（写真1）	腹圧がかかった時に表面平滑で軟らかい鼠径部の膨隆として発見される。手術適応。
		停留精巣	精巣が生理的な下降経路の途中で陰嚢内まで達さず途中で留まる。精査，手術が必要。
		陰嚢水腫	精巣固有漿膜に液体が貯留し，精巣の大きさに左右差があるように見える。自然治癒することが多い。
		尿道下裂（写真2）	外尿道口が正常位置より近位に開口する先天性尿道奇形。幼小児期に手術が必要。
		直腸肛門奇形（鎖肛〈写真3〉）など	先天的な直腸および肛門部の奇形。手術が必要。
		Sacral dimple	仙骨尾骨部にくぼみを認める。底が分からない皮膚洞の場合は脊柱管閉鎖不全を疑い精査する。
		新生児月経	女児で腟からの血性の分泌物がおむつに付く。母体ホルモンの影響で問題ない。
		処女膜の浮腫	小陰唇から白い粘膜が見える。粘膜の浮腫で自然に軽快する。
	四肢	内反足	足関節の内反位で用手的に外反できれば問題ないが，診断がつかない時は整形外科受診を勧める。
		大腿動脈・足背動脈の触知	触知しない場合は大動脈縮窄症を疑い，右上肢と下肢の血圧差，酸素飽和度をチェックし，心エコーの精査が必要である。
反射	モロー反射，吸啜反射，探索反射，把握反射，引き起こし反射，Landau反射，Babinski反射などを確認する。異常がある場合は，中枢神経障害，神経筋疾患を疑い精査を行う。		

江崎勝一：新生児健診，新生児マススクリーニング，遠藤文夫総編集；最新ガイドライン準拠 小児科診断・治療指針，P.163～166，中山書店，2012.，高野由紀子：正常新生児室での診察とルーチン，渡辺とよ子専門編集，五十嵐隆総編集；小児科診療ピクシス16，新生児医療，P.28～33，中山書店，2010.より引用，一部改変

写真1 ▶ **左鼠径ヘルニア**

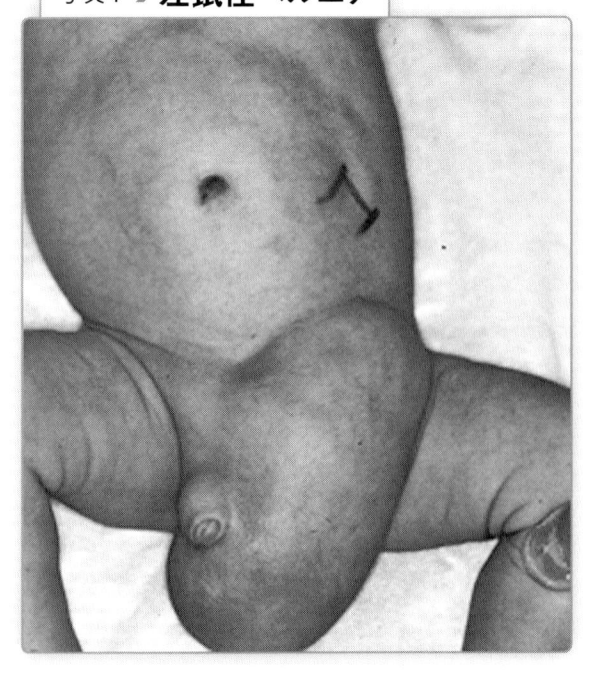

写真2 ▶ **尿道下裂**

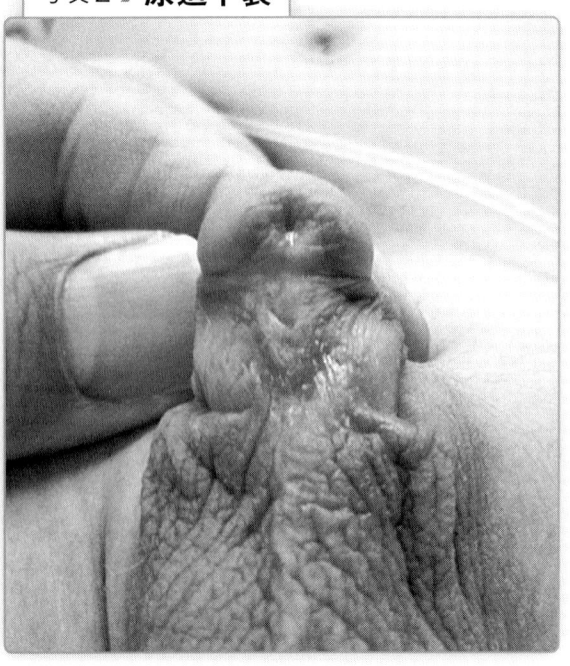

熟児では3～5％である。胎内発育遅延があるSGA児では，同じ週数の児に比べても水分の占める割合が少なく，生理的体重減少が少ないことが多い。一般的に成熟児では，日齢3～5頃から体重の増加が認められる。十分に哺乳が可能になり，体重1kg当たり100～120kcalの栄養が供給されるようになると，1日約30gの体重増加が認められ，生後4カ月頃までに出生体重の約2倍となる。

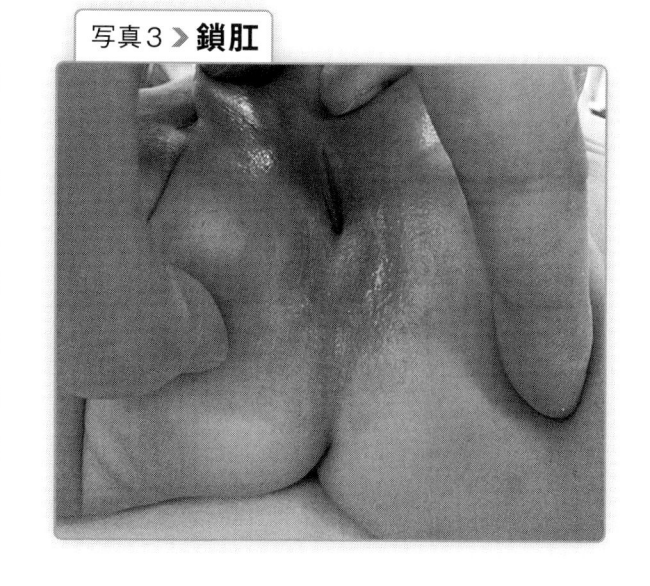

写真3 ▶ 鎖肛

　出生時の頭囲は胸囲より大きく，新生児は四頭身で頭部が大きい。産道を通る際の骨重合で一時的に頭囲が縮小したり，逆に産瘤などの頭皮の浮腫で一時的に拡大したりするため，退院時も頭囲を計測する。

●哺乳

　直接哺乳中の呼吸と嚥下に関して，生後48時間以内では哺乳開始と共に呼吸は不規則になり，呼吸数・一回換気量共に減少する。成熟に伴い，呼吸と嚥下のパターンは一定となり，生後4～5日の児では吸気―嚥下―呼気の安定したパターンになる[4]。

　生後2～3日は児の哺乳意欲が緩慢であることも多いが，生後24時間以内の授乳回数は日齢3～5の母乳分泌量と強い相関があり，頻回に授乳することが大切である[3,4]。生後2～3日を超えて哺乳意欲が緩慢であることが続く場合や，順調に哺乳していた児の哺乳力が低下した場合は注意が必要である。

●嘔吐

　新生児の食道・胃は，解剖学的および機能的に容易に胃内容が食道，さらに口腔へと逆流しやすい構造になっている。新生児にとって溢乳は生理的な現象と考えられる[1]。

　1日に数回の嘔吐があっても体重増加が良好で児の全身状態がよい場合には，特に治療や検査は必要としない。

●排尿・排便

　排尿・排便は，哺乳状態や脱水の評価，消化器疾患などの発見につながるため，回数，性状などの把握が必要である。初回排尿・排便とも生後24時間以内に認めることが多く，なければ診察を行い注意して経過を追う。排尿に関しては，活気・哺乳・皮膚色・バイタルサインなどに問題がなければ，生後36時間まで経過観察をすれば排尿があることがほとんどである[5]。

　順調に哺乳できている児では，尿回数は1日8～10回以上である。一時的に尿酸結

晶によりピンク〜レンガ色になることはあるが，基本的には無色に近い薄黄色である。

便は日齢2〜3頃までは胎便，日齢3〜4頃に移行便，その後は濃い黄色から黄緑色の泥状・顆粒便になる。便回数は1日に3〜4回，母乳栄養の場合は軟便で哺乳のたびに1日10回以上の排便を認めることもある[1,5]。

●黄疸

新生児黄疸は，日齢2〜4頃より皮膚の色や眼球結膜の色が黄色調になるもので，日齢5〜7以降にその黄疸のピークを示すものが約6割である。黄疸の程度が軽く，生後1週間を過ぎると自然に消褪する黄疸を生理的黄疸と言う[6]。

毎日視診を行い，経皮黄疸計（コニカミノルタ黄疸計JM103）を黄疸スクリーニングに使用し，病的な黄疸（早発黄疸，重症黄疸，遷延性黄疸など）を鑑別する。経皮黄疸計測定値が高値であれば，採血をして血清ビリルビン値を確認する[1,6]。

▶よくある病態の基本知識と対応

●呼吸障害

呼吸障害の症状としては，多呼吸，陥没呼吸，呻吟，鼻翼呼吸，シーソー呼吸，不規則な呼吸（周期性呼吸など），無呼吸などが挙げられる[7]。

多呼吸は呼吸数が1分間に60回以上の状態で，新生児の呼吸器疾患では，呼吸窮迫症候群や新生児一過性多呼吸のように一回換気量の不足に対する適応として観察される。

陥没呼吸は，肺のコンプライアンス低下を示す所見である。硬い肺を膨らませるためには，胸腔内をより強い陰圧にする必要がある。新生児は胸郭が軟らかいため，この強い陰圧により軟らかい部分が陥没する。肋間，胸骨上窩に続き，肋骨弓，胸骨が吸気時に陥没する。呼吸窮迫症候群や新生児一過性多呼吸などの肺疾患以外に，後鼻孔閉鎖や鼻腔狭窄でも生じる[7]。

新生児の呼吸障害を定量的に評価する方法として，Silvermanスコアがある（**表2**）[8]。呼吸障害の所見は，出生により胎内環境から自身の肺で換気を行う胎外環境下への変化の過程で，一過性の適応不全として認められ得るが，一方で重篤な疾患の合併を考える必要がある。また，呼吸障害を来す疾患は呼吸器系の疾患だけでなく，呼吸器以外の疾患（**表3**）[1]の症状として表出することがある。中心性チアノーゼを伴う場合は，さらに重篤な疾患の合併を考える必要がある。

一般に20秒以上の呼吸停止，または20秒以下の呼吸停止で徐脈（心拍数＜100/分）・チアノーゼを伴うものを無呼吸発作と定義する。呼吸中枢の未熟性に伴うと考えられる原発性無呼吸に，未熟児無呼吸発作がある。続発性無呼吸は，感染症（髄膜炎・敗

表2 ▶ Silvermanスコア

点数	0	1	2
胸と腹の運動	胸と腹が同時に上下する	胸はわずかに動き，腹だけ上下する	腹が上がる時胸が下がる（シーソー様）
陥没呼吸	肋間腔が吸気の際に凹まない	ようやく分かる程度に凹む	著明に陥没する
剣状突起部陥没	陥没しない	わずかに陥没する	著明に陥没する
下顎の沈下	顎が動かない	顎が下がり口唇が閉じている	顎が下がり口唇が開く
呻吟	うなり声はない	聴診器で認められる	よく聞こえる

Silverman.WA. et al：A controlled clinical trial of effect of water mist on obstructive respiratory signs, death rate and necropsy finding among premature infants. Pediatrics. 17（1），1956, 1-10.

表3 ▶ 呼吸障害の症状を呈する呼吸器疾患以外の疾患

- 先天性心疾患（VSD，PDA，TAPVRなど）の心不全
- 多血症　・敗血症　・イレウス，消化管閉鎖などによる高度腹部膨満
- 中枢神経異常（頭蓋内出血，新生児発作など）　・低体温，高体温
- 代謝性アシドーシスを伴う先天性代謝異常症
- 低血糖，低カルシウム血症，その他の電解質異常　・横隔膜神経麻痺

仁志田博司：新生児学入門（第4版），P.68，医学書院，2012.より引用，一部改変

血症・壊死性腸炎など），低血糖・電解質異常・高アンモニア血症などの代謝異常，頭蓋内出血・新生児けいれんなどの中枢神経系の異常が原因で起こる。成熟児の無呼吸は精査が必要である[1,7,9]。

●チアノーゼ

　四肢末端および口唇周囲に認められる末梢性チアノーゼは生後しばしば見られ，低体温や多血症の場合にも好発するが，必ずしも病的ではない。しかし，顔面全体や体幹に認められる中心性チアノーゼは異常所見であり，中心性チアノーゼが持続する場合は直ちにその検査・治療を必要とする。

　新生児のチアノーゼで重要なものは，呼吸性チアノーゼと循環器系の右左シャントによるチアノーゼである。**表4**に，チアノーゼを伴う疾患とその検査を示す。酸素投与によってチアノーゼが改善する場合は，呼吸性疾患の可能性が高い。しかし，右左シャントによるチアノーゼを起こす先天性心疾患では，酸素投与によって動脈管が閉鎖し急激に状態が悪化するリスクがあるため，安易に高濃度酸素投与を行ってはいけない[1]。

● 心雑音[10, 11]

　新生児は心拍数が多いため，心音や心雑音の評価は難しい。啼泣していない安静時に呼吸音と識別しながら聴取する。心雑音を聴取した場合は医師に報告し，必要があれば心エコーを行う。

　新生児期の心雑音は無害性の心雑音の頻度が高く，動脈管の自然閉鎖の過程で聞かれる連続性心雑音や，一時的な三尖弁逆流などによる収縮期心雑音がある。この場合は次第に雑音が消失していく傾向があり，病的な雑音とは経過が逆である。一方で，心雑音を聴取した時に，中心性チアノーゼを認めたりバイタルサインに異常を認めたりする場合は，即座に医師に報告し，心エコーによる精査が必要である。

　新生児期に外科的手術を急ぐ重篤な先天性心疾患と言えば，完全大血管転位症，総肺静脈還流異常症，左心低形成症候群，大動脈縮窄・大動脈弓離断複合，肺動脈閉鎖症などであるが，これらの疾患では心雑音が聞かれないことが多いのが特徴である。重篤な心疾患が必ずしも心雑音を有するとは限らないことを覚えておく。

● 嘔吐・腹部膨満・便秘[1, 12, 13]

　前述のように，新生児の嘔吐は生理的なものが多い。嘔吐の際に鑑別するべき項目（表5）と，新生児期に嘔吐を来す疾患（表6）を示す。便秘，腹部膨満に関しても，それぞれ単独の症状の場合は生理的範囲がほとんどである。嘔吐を伴う便秘，嘔吐を伴う腹部膨満時には，疾患が合併していることがあり注意が必要である。体重増加，バイ

表4 ▶ チアノーゼを伴う疾患とその検査

	原因疾患	検査・所見
呼吸器疾患による チアノーゼ	・呼吸窮迫症候群，胎便吸引症候群，肺炎などの肺疾患 ・無呼吸や低換気によるもの	・酸素投与でチアノーゼが改善する（高濃度酸素負荷試験でPaO_2の上昇が明らか） ・胸部X線で異常所見 ・血液ガスで$PaCO_2$の上昇
右→左シャントに伴う チアノーゼ	・チアノーゼ性心疾患（完全大血管転位，総肺静脈還流異常，総動脈幹症など） ・新生児遷延性肺高血圧症	・酸素投与でチアノーゼが改善しにくい（高濃度酸素負荷試験でPaO_2の上昇がない） ・胸部X線，心エコー，心電図で異常所見 ・血液ガスで$PaCO_2$の上昇は明らかでない
メトヘモグロビン血症		
多血症		

仁志田博司：新生児学入門（第4版），P.67，医学書院，2012.より引用，一部改変

タルサインを測定し，皮膚色，体温，排尿の状態で緊急性があるかどうかを判断する。

生理的な嘔吐で空気嚥下の過剰と思われる児では排気（ゲップ）の指導を行い，排便回数が少ない児では肛門刺激を指導してみる。生理的な消化器症状と判断した場合でも，外来で数日から1週間の間隔で哺乳状態や体重増加などを経過観察しながら鑑別診断を行うこともある。

● 血便・吐血[1]

血便は，血液を嚥下した場合や食道から肛門までの消化管粘膜からの出血が生じた場合に認められる。メレナ本来の意味は下血であるが，吐血や血便を含めて新生児期に認められる消化管出血を新生児メレナと言う。母体血の嚥下による吐血・下血は，仮性メレナとして区別している。仮性メレ

表5 ▶ 嘔吐の際に確認すべき項目

	経過観察	医師に報告
吐物の性状	透明	胆汁性，血性
嘔吐回数	減少傾向	増加傾向
活気	良好	不良
哺乳	良好	不良
羊水量	正常	過多
腹部	平坦	膨満
腹壁色	良好	不良
腹部の硬さ	軟らかい	硬い
腸蠕動音	聴取可能	聴取不可
24時間以内の排便	あり	なし
血便	なし	あり

隅清彰：生後24時間以上たつが，赤ちゃんがまだ吐いている．いつまで初期嘔吐と考えていいのだろうか？，ペリネイタルケア，Vol.31，No.11，P.27〜29，2012.より引用，一部改変

表6 ▶ 新生児期に嘔吐を来す疾患

生理的嘔吐	・初期嘔吐　・溢乳 ・過剰授乳　・空気嚥下（呑気症）
病的嘔吐	・消化管の異常 ①消化管閉塞・狭窄：食道閉鎖，十二指腸閉鎖・狭窄，小腸閉鎖・狭窄，肥厚性幽門狭窄症，鎖肛，腸回転異常，中腸軸捻転，輪状膵，横隔膜ヘルニア，胎便栓症候群，腸重積，鼠径ヘルニア嵌頓など ②機能的異常：胃食道逆流症，胃軸捻転症，ヒルシュスプルング病 ③消化管穿孔 ④消化管出血：新生児メレナ，急性胃粘膜病変など ⑤麻痺性閉塞：腹膜炎，重症低カリウム血症など ・肝胆道性疾患：胆道閉鎖症，胆道拡張症 ・腹部腫瘤病変：水腎症，神経芽細胞腫，腎芽腫など ・中枢性疾患：頭蓋内出血，核黄疸など ・重症感染症：敗血症，髄膜炎，尿路感染症，肺炎など ・内分泌・代謝性疾患：副腎皮質過形成，ガラクトース血症，フェニルケトン尿症，乳糖不耐症，低血糖など ・アレルギー：ミルクアレルギー ・その他：薬物中毒（テオフィリン，ジギタリス）

加藤文英：嘔吐（吐乳），便秘，腹部膨満等の消化器症状，周産期医学，Vol.37，No.1，P.113〜116，2007.より引用，一部改変

ナは，母体の乳頭からの出血や血性羊水などの出生時の状況とアプト試験で判断する。

母乳栄養児の便は比較的軟便で回数も多いため，排便刺激による腸粘膜の損傷や母乳性血便により，ごく少量の線状・点状の血液が便に混じることがあり，大部分が一過性で自然軽快する。

大量もしくは遷延する血便・吐血を認める場合，またバイタルサインの異常，活気低下などの全身状態の悪化，他の出血傾向（点状出血など）を伴う場合は，速やかに医師の診察が必要である（表7）。

● 病的黄疸[1, 14)]

生理的黄疸の経過を前述した。次の症状が見られる場合などを病的黄疸と呼ぶ（図1）。
①生後24時間以内に肉眼的に認められる早発黄疸
②血清総ビリルビン値（TB）の5mg/dL/日以上の上昇

表7 ▶ 新生児消化管出血を呈する疾患

除外すべき疾患 （必要があれば アプトテストで 鑑別）	1．嚥下血（出生時の母体血および胎盤血嚥下） 2．嚥下血（母体乳首からの出血，血乳） 3．局所の損傷（吸引カテーテル，喉頭鏡などによる） 4．肛門裂傷
鑑別疾患 （重篤なもの）	壊死性腸炎 新生児ビタミンK欠乏性出血，各種出血性疾患（先天性凝固異常，播種性血管内凝固症候群など） まれなもの（上記のものを除外して検索する） a．外傷　　b．メッケル憩室　　c．腸回転異常　　d．上部消化管潰瘍 e．直腸ポリープ/直腸血管腫　f．腸炎（感染性）　g．腸重積 h．腸管重複症

A manual of Neonatal Intensive Care Fifth edition Janet M Rennie, Giles S Kendall, CRC Press 2013 P285-286より引用，一部改変

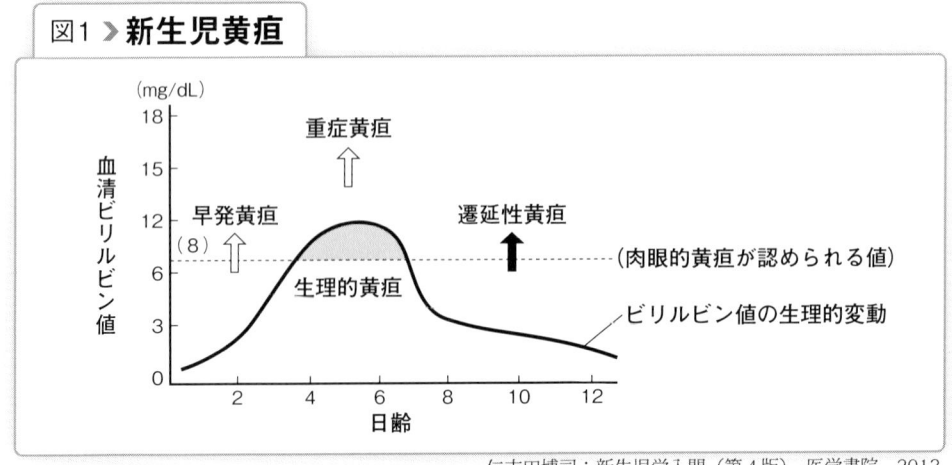

図1 ▶ 新生児黄疸

仁志田博司：新生児学入門（第4版），医学書院，2012.

③血清TB値が18mg/dL以上
④直接ビリルビン値が2mg/dL以上
⑤黄疸が生後2週間を超えて持続する遷延性黄疸

　新生児期早期の生理的黄疸は高間接ビリルビン血症であり、病的黄疸を放置しておくと中枢神経系を障害し、ビリルビン脳症（核黄疸）を惹起し、後に障害を来す可能性がある。

　生後12時間前後の早期に発症する早発黄疸の原因のほとんどは、赤血球が病的に壊れることでビリルビン産生が亢進して生じる溶血性疾患である。母体の血液型（血液型不適合〈ABO，Rh〉）、黄疸や溶血性疾患の家族歴などの確認が重要である。

　遷延性黄疸には母乳性黄疸、胆道閉鎖症、新生児肝炎、先天性甲状腺機能低下症などが原因として挙げられる。鑑別診断を行い、溶血性疾患、感染、甲状腺機能低下症、胆道閉鎖、代謝性疾患（ガラクトース血症など）など、治療可能な病態を早期に特定する。

●低血糖

　出生直後の新生児は、一過性にインスリンが増加してグルコースを消費する状態にある。さらに、母体からの糖の供給が途絶え、血糖を維持するために蓄積された肝臓のグリコーゲンの大半を消費するため、生理的に血糖が低下し出生後2～3時間で最低値となる。その後、血糖を保つホルモンの分泌促進とインスリン分泌抑制が起こり、血糖は維持される（**図2**）[15]。正常新生児の血糖値は生後1～2時間では28mg/dL、3～47時間では40mg/dL、48～72時間では48mg/dLが下限との報告が、ABM（The Academy of Breastfeeding Medicine）のガイドラインで採用されている[16]。低血糖性脳症などの後遺症を視野に入れて長期予後を考えると、50mg/dL以上を維持する管理が重要だとの報告もある[17]。低血糖のリスクがある児を**表8**に、低血糖の可能性がある臨床症状を**表9**に示した。

図2 ▶ 正期産児における出生後早期の血糖値の推移

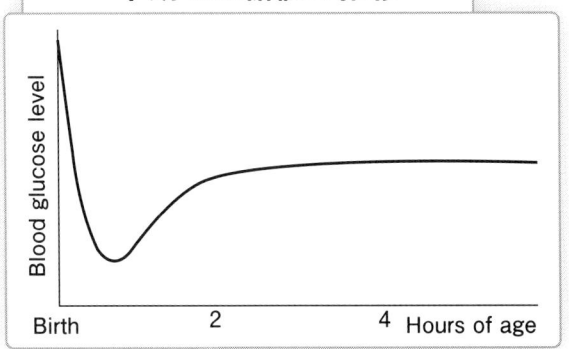

Srinivasan, G. et al.：Plasma glucose values in normal neonates：a new look. J. Pediatr.（1986）109（1），114-7

●けいれん[1, 18]

　新生児けいれん（新生児発作）は、児の予後に重大な影響を及ぼすリスクのある緊急性の高い治療を要する疾患の一つである。脳波検査・血液検査・髄液検査・頭部MRIなどの画像検査で鑑別診断を行う。

　新生児のけいれんは、年長児のけいれんのように明らかな間代性けいれんを示すことは少なく、臨床症状は微細である。

体をのけ反らしたり手足を突っ張ったりする筋緊張性発作，口をもぐもぐさせたり眼をパチパチさせたりするけいれんらしくない発作，体の一部のみをピクピクさせる発作などがあり多様である。Jitteriness（四肢の拮抗する筋肉同士が律動的に収縮と弛緩を繰り返す不随意運動）などとの鑑別は容易ではない。正確な診断には脳波検査が不可欠であるため，特にバイタルサインの変動や呼吸状態の悪化（無呼吸など），哺乳力低下を認める際には速やかに精査を行う。

● 感染症

新生児はB群溶血性連鎖球菌（GBS）のような弱毒菌でも感染症を来し，敗血症として急激に進行し死に至ることがまれではない。感染症を疑う何らかの症状がある場合はもちろんだが，感染症のリスクを持つ新生児に対しても，バイタルサインなどの注意深い経過観察を行うなど適切な対策が必要である（**表10**）[19]。

表8 ▶ 低血糖のリスクがある児（ルーチンに血糖値モニタリングが必要なリスクがある児）

- Small for gestational age（SGA）：体重が10パーセンタイル未満
- Large for gestational age（LGA）：体重が90パーセンタイル以上
- 大きさの不均衡な双胎で大きい児より10％以上小さい児
- 母体糖尿病児，特にコントロール不良例　　・低出生体重児（2,500g未満）
- 周産期にストレスのあった児，重篤なアシドーシスや低酸素・虚血
- 寒冷ストレス　　・多血症（静脈血Hct＞70％）／過粘稠
- 胎児赤芽球症　　・Beckwith-Wiedemann症候群
- 先天的代謝異常や内分泌疾患がある，または疑われる児　　・感染が疑われる児
- 呼吸障害
- 母親の薬剤治療（テルブタリン，プロプラノロール，経口血糖降下薬など）
- 低血糖と関連した症状を示す児（**表9**参照）

Stanley,CA. et Hypoglycemia in the neonate. Pediartr. Endocrinol. Rev.4（Suppl. 1）（2006）76-81より引用，一部改変

表9 ▶ 低血糖の可能性がある臨床症状

- 易刺激性，振戦，jitteriness
- モロー反射亢進　・かん高い泣き声
- けいれん・ミオクローヌス
- 傾眠，ぐったりしている，あまり動かない，筋緊張が弱い
- 昏睡　・チアノーゼ
- 無呼吸，呼吸不整　・多呼吸
- 低体温，体温の不安定
- 血管運動の不安定
- 吸啜が弱い，飲もうとしない

Stanley,CA. et Hypoglycemia in the neonate. Pediartr. Endocrinol. Rev.4（Suppl. 1）（2006）76-81

表10 ▶ 新生児感染症のリスク因子

- 前期破水
- 早産前期破水
- 子宮収縮抑制が困難であった早産
- 母体発熱
- 羊水混濁，悪臭羊水
- 原因の明らかでない新生児仮死，呼吸障害
- 母体GBS保菌

高橋尚人：感染症，周産期医学，Vol.37, No.1, P.101～103, 2007.より引用，一部改変

▶退院時から1カ月健診までに母親に指導しておく点〜疾患を疑う症状

●哺乳不良・何となく元気がない（not doing well）

　哺乳不良・何となく元気がない（not doing well）は，非特異的所見であるが，今まで比較的順調であった児では，その変化に母親が気づくことが多い。家族の過度の育児不安による訴えの可能性もあるが，随伴症状の出現（表11）と発症時期，家族歴・妊娠分娩歴などを確認し，疾患の可能性があれば医療機関への受診を勧める[1, 20]。最も重要な疾患は敗血症・髄膜炎などの全身感染症で，急激な経過でショックに陥ることがある。また，新生児期にnot doing wellで発症する代謝異常症や先天性心疾患もある。医療機関では，septic-work up（敗血症検査一式）などの検査が行われる（表12）。

●灰白色便

　胆道閉鎖症の発見の手がかりとなる。胆道閉鎖症では腸管への胆汁排泄がないため，胆汁を含まない便の色になる（写真4）。特発性新生児肝炎，肝内うっ滞症（Alagille症候群など）との鑑別が必要であるが，手術時日齢が予後を左右する（手術時日齢が30日以内の患児での黄疸消失率は60％を超えるが，90日を超えると40％台に低下する）ため，速やかに専門機関への受診を勧める。出生後，進行性に胆管が閉塞するタイプでは，生後早期には正常便が認められることがあり，退院時の指導が大切である。胆道閉鎖症の場合，ビタミンK吸収障害に伴う出血傾向により，頭蓋内出血・消化管出血などで発症する例も時に認められる。

表11 ▶ not doing wellの症状

体温	低体温，発熱
皮膚	蒼白，皮膚色不良，末梢冷感，黄疸，末梢チアノーゼ，発疹，出血斑，発汗，浮腫，ツルゴールの低下
神経	自発運動低下，筋緊張低下，傾眠傾向，不穏，過敏，痙攣，大泉門膨隆，弱い啼泣，無表情
呼吸器	無呼吸，多呼吸，陥没呼吸，呻吟，チアノーゼ
循環器	頻脈，徐脈，チアノーゼ，心雑音，ギャロップ音，肝腫大
消化器	哺乳力低下，嘔吐，腹部膨満，下痢
その他	乏尿，肝脾腫，出血傾向，体重増加不良，低血圧

与田仁志：何となく元気がないnot doing well，周産期医学，Vol.32, No.3, P.279〜282, 2002.

表12 ▶ not doing wellの検査項目　　　※[ ]はある程度，疾患が疑われてから施行する項目

感染症	Sepsis work up, CRP, 血算, 検尿, 髄液検査（ウイルス検査）
血糖・電解質異常	血糖, 血清Na, K, Cl, Ca
代謝・内分泌異常	血糖, 血中アンモニア, 血液ガス分析, ガスリー検査, 電解質, 検尿, 乳酸・ピルビン酸（血液, 髄液）, アミノ酸分析・有機酸分析（尿, 血液）, 尿酸, 甲状腺機能検査（TSH, free T4）
循環器系異常	心拍数, 血圧, 胸部レントゲン撮影, 心エコー, 心電図, 血液ガス分析, [造影CT, 心臓カテーテル検査]
呼吸器系異常	胸部レントゲン撮影, 血液ガス分析, 気管内吸引物検査, [胸部CT]
神経筋異常	画像検査（頭部エコー, CT, MRI）, 髄液検査, 脳波検査（aEEGを含む）, [眼底検査]
消化器系異常	胃内吸引物検査, 腹部レントゲン撮影（上部消化管造影, 注腸造影）
その他	薬物血中濃度

与田仁志：何となく元気がないnot doing well，周産期医学，Vol.32, No.3, P.279～282, 2002.より引用，一部改変

写真4 ▶ 胆道閉鎖症患児の灰白色便

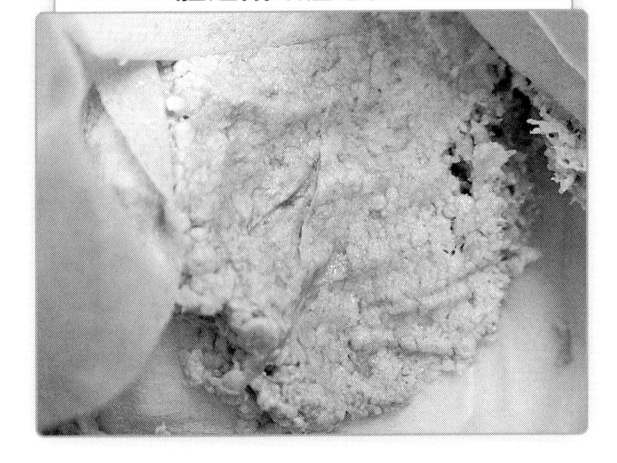

● 発熱，あるいは低体温

　一般に，正常新生児の体温は36.5～37.5℃に保たれている。皮膚温は環境温度に左右されているため，深部体温で35.5℃以下を低体温，37.5℃以上を高体温とする。新生児は重症感染症に伴い低体温になることがある。環境因子を改善し，安静時に再検温し，高体温・低体温が持続する場合は医療機関への受診を勧める（**表13，14**）[1]。

▶新生児マス・スクリーニング

　新生児のマス・スクリーニングとは，早期に診断し早期に対応すれば，児の予後に重大な影響を及ぼす結果を防ぐことができる先天性疾患を，行政的にスクリーニングすることである。早期発見・早期治療が，臨床症状の軽減や発症予防につながる。単に発見するだけではなく，遅れることなく治療を開始しフォローアップする必要があり，行政機関と産婦人科・小児科との連携が大切である。

● 先天性代謝異常症のマス・スクリーニング

　平均生後5日（日齢4）～7日に，濾紙に血液を滴下し，室温で乾燥後，各都道府

表13 ▶ 新生児の高体温の原因

内因性（児の異常による）：直腸温＞皮膚温	・感染症　　　　　　　・頭蓋内出血・けいれんなどに伴う中枢性発熱 ・脱水，飢餓熱　　　　・甲状腺機能亢進症 ・薬・輸血などによる発熱物質　　　・その他
外因性（環境温度の異常による）：直腸温≦皮膚温	・夏季熱などの高温度環境　　　・着せすぎ ・保育器などのサーボコントロールの異常 ・温室効果（green house effect）　　・その他

仁志田博司：新生児学入門（第4版），P.168，医学書院，2012.より引用，一部改変

表14 ▶ 新生児の低体温の原因

内因性（児の異常による）：直腸温≦皮膚温	・敗血症・髄膜炎などの重症感染症　　　・中枢神経系異常 ・甲状腺機能低下症　　　　　　　　　・低出生体重児 ・先天性心疾患などの原因による循環不全・ショック状態 ・その他（解熱薬など）
外因性（環境温度の異常による）：直腸温＞皮膚温	・出生後の処置の問題（皮膚乾燥・保温が十分でない） ・患児の輸送中の問題（輸送用保育器の温度が十分でない） ・室内の気温の低下 ・サーボコントロールの異常などによる保育器内の気温の低下 ・その他

仁志田博司：新生児学入門（第4版），P.168，医学書院，2012.より引用，一部改変

県で定められている検査施設に郵送し，そこで検査が行われる。表15に，新生児マス・スクリーニング対象疾患を示す[21, 22]）。

新生児マス・スクリーニング対象疾患の中で，メープルシロップ尿症，ガラクトース血症Ⅰ型，先天性副腎過形成症の重症例では検査施行以前に発症することがまれではなく，活気低下・哺乳不良・けいれん・嘔吐などの症状の際には鑑別が必要である。

先天性甲状腺機能低下症（クレチン症）は，新生児期には無症状または症状が非特異的である。臨床的な診断が難しい上，発見が遅れると児に不可逆的な知能障害や発達障害をもたらすため，マス・スクリーニングが極めて重要である[23]）。

アミノ酸代謝異常症（フェニルケトン尿症，メープルシロップ尿症，ホモシスチン尿症）は，哺乳量が少ない場合は偽陰性となることがあるため，検査用紙への記載も含め注意する。

1997年からタンデムマスによる先天性代謝異常のスクリーニングが開始され，積極的に導入が進められている。現行のスクリーニングと同じ濾紙血液を使用し，アミノ酸代謝異常・有機酸代謝異常・脂肪酸代謝異常など20疾患以上を同時にスクリーニングすることができる。タンデムマスの導入により，発達遅滞や突然死，急性脳症を来すリスクのある疾患の早期発見が可能である。診断や治療の詳細は「タンデムマ

表15 ▶ 先天性代謝異常症のマス・スクリーニング

疾患	頻度	症状	測定物質	cut off値（陽性基準）	治療
フェニルケトン尿症	6〜8万人に1人	発達遅滞, 赤毛, けいれん	フェニルアラニン	4 mg/dL	フェニルアラニン除去ミルク BH4負荷試験
メープルシロップ尿症	50万人に1人	発達遅滞, 発育障害, けいれん	ロイシン	4 mg/dL	アシドーシス等代謝異常に関する治療 ロイシン・イソロイシン・バリン除去ミルク, チアミン投与
ホモシスチン尿症	80万人に1人	発達遅滞, 水晶体脱臼, 骨格異常, けいれん	メチオニン	1.5〜2 mg/dL	メチオニン除去ミルク, ビタミンB₆, ベタインを投与
ガラクトース血症	3万人に1人		ガラクトース酵素活性	3 mg/dL 蛍光なしでガラクトースが高値	
Ⅰ型（ガラクトース-1-リン酸ウリジルトランスフェラーゼ欠損症）	80〜100万人に1人	発達遅滞, 低血糖, 肝障害, 白内障			乳糖除去ミルク
Ⅱ型（ガラクトキナーゼ欠損症）	80〜100万人に1人	白内障, 軽度の肝障害			乳糖除去食
Ⅲ型（エピメラーゼ欠損症）	50〜70万人に1人	末梢型：無症状 全身型：Ⅰ型と同症状			末梢型は治療は不要
先天性甲状腺機能低下症（クレチン症）	3,000〜5,000人に1人	黄疸遷延, 発達障害, 発育障害	TSH	上位3パーセンタイル 10μU/mL	レボチロキシンナトリウム内服
21-水酸化酵素欠損症	2万人に1人	女児の外性器の男性化, 脱水, ショック	17-ヒドロキシプロゲステロン（17-OHP）	上位3パーセンタイル 30 ng/mL	ヒドロコルチゾン補充

内山温：最近の新生児の代謝スクリーニングについて教えてください，小児内科，Vol.43，増刊号，P.414〜415，2011．
仁科範子，長谷川行洋：新生児マススクリーニングと疾患．渡辺とよ子専門編集，五十嵐隆総編集；小児科診療ピクシス16．新生児医療，P.42〜50，中山書店，2010．

ス導入にともなう新しいスクリーニング対象疾患の治療指針」「タンデムマスＱ＆Ａ」などを参照されたい。

●新生児聴力マス・スクリーニング

　自動聴性脳幹反応（automated auditory brainstem response：AABR）などを使用し，先天性難聴の早期発見・早期治療（人工内耳埋め込み術，就学前の難聴児に対する療育など）が勧められている。先天性難聴は出生数1,000人に対して約１人の割合で起こり，スクリーニングされていない地域では難聴幼児は生後1.5～２歳で発見されている[24]。

新生児健診

　生理的体重減少の後，産科施設を退院して生後28日までの新生児期は，哺乳量が増加し体重増加が著しい時期である。生後２週間での健診を行うことにより，児の哺乳量増加・体重増加の確認と母親の子育てへの悩みに対するアドバイスができる。

　１カ月健診では，母親の産褥後の診察と同時に，児の成長・発達を的確に診察する重要な健診である。前回診察時からの１日当たりの体重増加の計算を行い，哺乳量，授乳回数，母乳分泌などの確認をする。2011年11月の「新生児・乳児ビタミンＫ欠乏性出血症に対するビタミンＫ製剤投与の改訂ガイドライン（修正版）」[25]では，１カ月までにビタミンＫ製剤を３回投与することが提示されており，それに加えて生後１カ月以降３カ月まで毎週投与する方法が紹介されている。母乳と人工乳の割合などを確認し，ビタミンＫ製剤投与に関して説明する。また，先天性代謝異常症スクリーニング結果を確認し説明する。身体診察と共に，追視などの発達のチェックを行う。母親からの質問は睡眠パターン，啼泣，湿疹，母斑，眼脂などが多く，的確なアドバイスを行う。また，予防接種に関しても指導を行う。

引用・参考文献
1）仁志田博司：新生児学入門（第４版），医学書院，2012．
2）江崎勝一：新生児健診，新生児マススクリーニング，遠藤文夫総編集；最新ガイドライン準拠 小児科診断・治療指針，P.163～166，中山書店，2012．
3）高野由紀子：正常新生児室での診察とルーチン，渡辺とよ子専門編集，五十嵐隆総編集；小児科診療ピクシス16．新生児医療，P.28～33，中山書店，2010．
4）水野紀子，水野克己：哺乳状態の評価，周産期医学，Vol.37，No.1，P.47～53，2007．
5）佐野博之：生後24時間以上たつがまだ排尿が見られない．いつまで待っていいのだろうか？，ペリネイタルケア，Vol.31，No.11，P.23～26，2012．
6）河田興，久保井徹，伊藤進：黄疸のスクリーニング，周産期医学，Vol.37，No.1，P.55～59，2007．
7）長和俊：呼吸の評価，周産期医学，Vol.37，No.1，P.35～38，2007．
8）Silverman.WA. et al：A controlled clinical trial of effect of water mist on obstructive respiratory signs, death rate and necropsy finding among premature infants. Pediatrics. 17（1），1956, 1-10．
9）塚本桂子：無呼吸，渡辺とよ子専門編集，五十嵐隆総編集；小児科診療ピクシス16．新生児医療，P.150～153，中山書店，2010．
10）影山操：小さな心雑音が聞こえた．深夜帯だが，早くドクターに連絡した方がよいだろうか？，ペリネイタルケア，Vol.31，No.11，P.38～41，2012．
11）豊島勝昭：心雑音，周産期医学，Vol.37，No.1，P.121～123，2007．

12）隅清彰：生後24時間以上たつが，赤ちゃんがまだ吐いている．いつまで初期嘔吐と考えていいのだろうか？，ペリネイタルケア，Vol.31, No.11, P.27〜29, 2012.
13）加藤文英：嘔吐（吐乳），便秘，腹部膨満等の消化器症状，周産期医学，Vol.37, No.1, P.113〜116, 2007.
14）横山直樹：病的黄疸，周産期医学，Vol.37, No.1, P.87〜90, 2007.
15）Srinivasan, G. et al.：Plasma glucose values in normal neonates : a new look. J. Pediatr.（1986）109（1）, 114-7
16）Wright N. et al.：ABM Clinical Protocol#1：Guideline for Glucose Monitoring and Treatment of Hypoglycemia in Breastfed.（2006）
17）Stanley, CA. et Hypoglycemia in the neonate. Pediartr. Endocrinol. Rev.4（Suppl, 1）（2006）76-81
18）廣間武彦：けいれん（新生児発作），渡辺とよ子専門編集，五十嵐隆総編集；小児科診療ピクシス16．新生児医療，P.160〜163，中山書店，2010.
19）髙橋尚人：感染症，周産期医学，Vol.37, No.1, P.101〜103, 2007.
20）与田仁志：何となく元気がない not doing well，周産期医学，Vol.32, No.3, P.279〜282, 2002.
21）内山温：最近の新生児の代謝スクリーニングについて教えてください，小児内科，Vol.43, 増刊号，P.414〜415, 2011.
22）仁科範子，長谷川行洋：新生児マススクリーニングと疾患．渡辺とよ子専門編集，五十嵐隆総編集；小児科診療ピクシス16．新生児医療，P.42〜50，中山書店，2010.
23）九島令子：新生児の甲状腺機能．小児科診療ピクシス16．新生児医療，P.51〜54，中山書店，2010.
24）加我君孝，新正由紀子，内山勉，坂田英明：新生児聴覚スクリーニング，渡辺とよ子専門編集，五十嵐隆総編集；小児科診療ピクシス16．新生児医療，P.55〜59，中山書店，2010.
25）新生児・乳児ビタミンK欠乏性出血症に対するビタミンK製剤投与の改訂ガイドライン（修正版），日本小児科学会雑誌，Vol.115, No.3, P.705, 2011.
26）A manual of Neonatal Intensive Care Fifth edition Janet M Rennie, Giles S Kendall, CRC Press 2013 P285-286

ゆもと ゆうこ
2004年香川医科大学医学部医学科卒業．2006年国立病院機構岡山医療センター小児科後期研修．2009年同新生児科．2011年岡山大学小児科入局．2012年国立病院機構岡山医療センター新生児科，現在に至る．

確認テスト

1 以下の（　）を埋めよ。

a．新生児の呼吸障害の症状として，（①　　　），（②　　　），（③　　　），鼻翼呼吸，シーソー呼吸，周期性呼吸，無呼吸などがある。

b．新生児消化管出血の原因には，（①　　　）の欠乏が関与することがある。特に（②　　　）栄養児で欠乏するため，（①　　　）製剤の投与が行われる。

c．生後24時間以内に出現する黄疸は（①　　　）と呼ばれ，血液型不適合などの（②　　　）黄疸，多血症，感染症，頭血腫などの閉塞性出血が原因になる。

2 生後3日の正常新生児でみられるのはどれか？

胎便排泄の開始　　呼吸数80回/分　　体温37℃
15％の体重減少　　生理的黄疸の消失

答え
1 a．①多呼吸　②陥没呼吸　③呻吟　　b．①ビタミンK　②母乳　　c．①早発黄疸　②溶血性
2 体温37℃

❻ 乳房管理・母乳栄養

岡山大学大学院 保健学研究科 准教授　大井伸子

▶母乳育児への支援

　1989年に，WHOとUNICEFが母乳育児の保護，促進，支援のために「母乳育児成功のための10カ条」の共同声明を出し，世界のすべての国のすべての産科施設に対して，これを守ることを呼びかけた。そして，「母乳育児成功のための10カ条」を実践する産科施設は「赤ちゃんにやさしい病院」として認定され，2013年8月現在，日本国内では69施設となっている。

　母乳育児は母乳という観点だけでなく，親子の愛着形成や母子関係にとっても重要である。しかし，母親にとって母乳育児が軌道に乗るには時間と手間，そして根気が必要である。また，母乳育児を行う母親を支えるには，家族の役割も重要である。母親たちが自信を持って，楽しく母乳育児ができるよう，家族も巻き込みながら支援していく必要がある。妊娠中から，出産後の入院期間中，また退院後，そして1カ月健診以降も継続したかかわりや支援が重要である。

▶乳汁分泌の生理

　乳汁分泌の生理を理解していれば，臨床の場で，効果的に母乳育児を支援することができる。乳房の断面を**図1**に，妊娠中と授乳中のホルモン変化を**図2**に示す。妊

図1 ▶ 乳房の断面

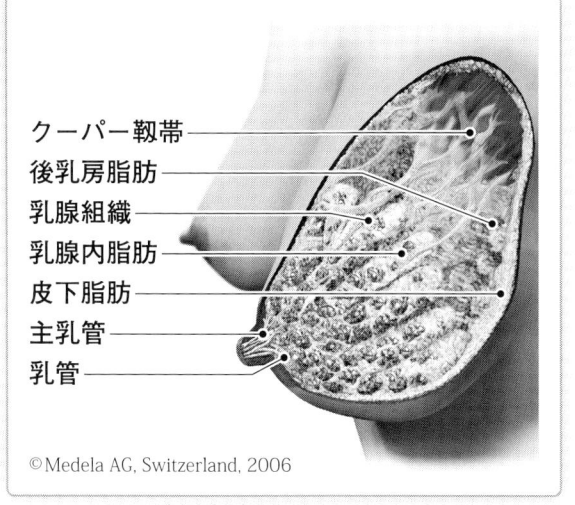

- クーパー靱帯
- 後乳房脂肪
- 乳腺組織
- 乳腺内脂肪
- 皮下脂肪
- 主乳管
- 乳管

©Medela AG, Switzerland, 2006

メデラ株式会社

図2 ▶ 妊娠中と授乳中のホルモン変化

- プロラクチン
- プロゲステロン
- オキシトシン
- エストロゲン

妊娠／出産／出産後

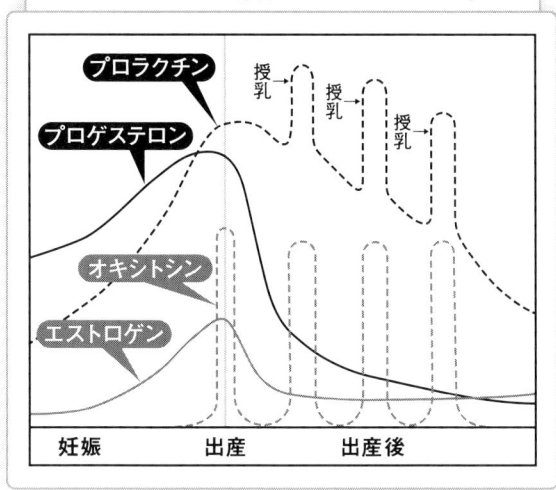

NPO法人日本ラクテーション・コンサルタント協会：母乳育児支援スタンダード，医学書院，2007．

娠・出産に伴う乳腺組織の成長や，乳汁生成の3段階（乳汁生成Ⅰ期，乳汁生成Ⅱ期，乳汁生成Ⅲ期）を正しく理解し，対象に応じた支援を行う。

●母乳分泌の各段階

乳腺発育期：妊娠中

エストロゲンとプロゲステロンの作用で，乳管や腺組織が増殖する。乳腺が発育し，乳房の大きさや重量が増加する。

乳汁生成Ⅰ期：妊娠中期～産後2日

プロラクチンによって，乳腺の分泌上皮細胞が乳汁を産生する。乳腺房の上皮細胞が分泌細胞に分化する。妊娠中期から妊娠末期に乳汁産生が開始する。

乳汁生成Ⅱ期：産後3日～8日

母親のプロゲステロン濃度が急激に低下することにより起こる。乳汁の分泌が急激に増加し，乳房の緊満や熱感を感じる。内分泌的調節からオートクリン・コントロールへ切り替わる。

乳汁産生Ⅲ期：産後9日～退縮期の始まり

産後乳汁分泌が確立し，維持される。オートクリン・コントロール（需要と供給の関係）で制御される。乳汁には乳汁産生抑制因子（feedback inhibitor of lactation：FIL）というホエイ蛋白が含まれ，乳汁分泌を調整している。ホエイ蛋白の濃度が上がると，乳汁分泌が低下する。産後6～9カ月で乳房の大きさが小さくなる。

乳房退縮期：最終の授乳～40日

▶乳房管理と乳房ケア

●妊娠中

母乳哺育を推進していくためには，母親に対して妊娠中からの意識づけを行わなければならない。妊娠期には，乳房や母乳分泌に関する生理的変化，母乳哺育の長所・短所を説明し，その上で母親自身が母乳育児を行うかを自分で考えることが重要である。中には，母乳哺育を選択しない，または母乳哺育を行うことができない方もいるので，そういった母親の意思を尊重することも大切である。

妊娠中の管理

・乳房を適正に支持する。妊娠すると乳房が増大し敏感になるので，下着で締め付けないことや，下着の材質についても注意する。

・乳汁が分泌するので，乳頭を清潔に保つ。

・妊婦健診時には必ず乳頭の形態を観察する。Pinchtest（親指と他の指で乳輪を乳頭基部圧迫し，乳頭の形態変化を見るテスト，**図3**）を行う。

図3 ▶ Pinchtest

親指とほかの指で乳輪を乳頭基部圧迫し，乳頭の形態変化を見る。CとDが陥没乳頭に相当。

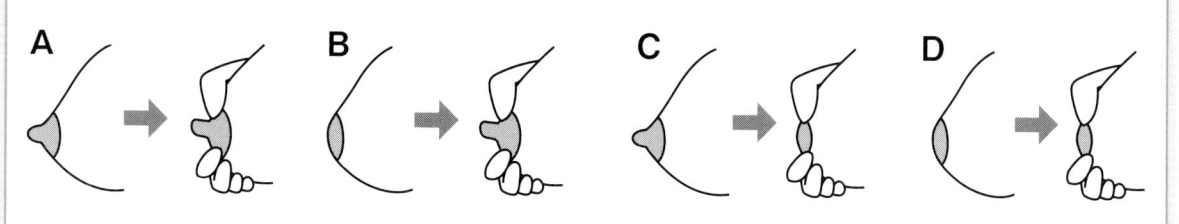

A　　　　　　　B　　　　　　　C　　　　　　　D

- 授乳困難や乳頭トラブルを起こしやすい陥没乳頭や扁平乳頭については，妊娠期のケアを行うことが望ましい。
- 出産後の授乳時の対策を検討する必要がある。
- 乳房・乳頭マッサージは妊娠中は必要ないという説もあるが，妊娠期から乳頭刺激や乳房に触れることに慣れることで，自分の乳房管理の意識を高めることが重要である。
- 母親の食事の内容が母乳に影響することを伝え，妊娠期から食生活や栄養に注意する。

写真1 ▶ 乳頭・乳輪の観察の視点

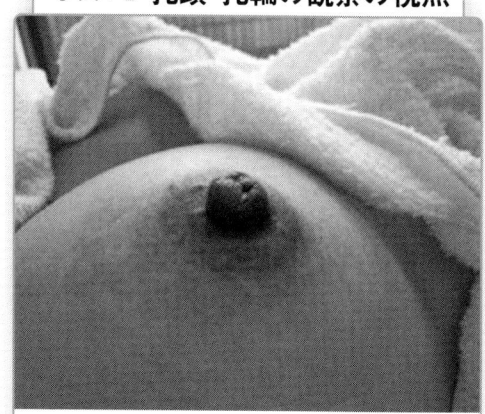

- 正常な乳頭の大きさは直径約1cm前後。
- 2cmぐらいの乳頭は大きめで，授乳困難が起こる可能性が高い。
- 乳頭や乳輪部の硬さや伸展性の観察も重要である。

● 出産後

授乳は母親と子どもの共同作業であり，母親側の条件と新生児の条件が整ってうまくいくと言われている。最近は入院期間が短縮傾向にあり，入院中に授乳が適切に行えない母親も多く見られる。授乳に問題がある母親に対しては，継続した支援や，地域の母乳育児に関する施設・機関を紹介する。

出産後の管理

- 出産後早期から，乳頭・乳房の観察（**写真1**）と授乳時の状況を観察しアセスメントを行い，適切な授乳が行えるように支援する。
- 子どもが母乳を欲しがっているサインを母親が理解し，適切な時期に母乳を飲ませられるようにする。授乳に適した状態は，Blazeltonの意識レベル（新生児の意識レベルの状態を6段階に分類）の第3〜5段階である。
- 授乳状況を観察し，効果的な抱き方（ポジショニング〈**表1**〉）と含ませ方（ラッチ・オン〈**表2**〉）ができるように支援する。
- 母親自身が行いやすい方法で授乳ができているかをよく観察し，確認する。
- 母親が自分で授乳できるように見守り，うまくできない場合は必要な部分のみ介入する。

表1 ▶ ポジショニングのポイント

・母親の胸や背中を支えるもの（枕，クッション，折りたたんだタオルなど）を使い，体位を快適にする。
・母親が児に向かうのではなく（前かがみになりやすい），母親が児を引き寄せる。
・児の身体がねじれていない。耳・肩・腰が一直線。
・母親の身体に巻きつけるように。
・母親の胸（おなか）と児の胸（おなか）を合わせるように引きつける。
・児の身体が安定している（母親が楽だと児も楽）。

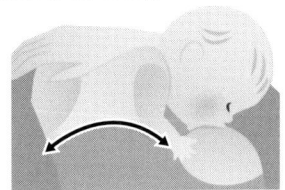

表2 ▶ 含ませ方（ラッチ・オン）のポイント

・乳頭で児の鼻先から口唇をなでるように刺激し，大きく口を開けるのを待つ。
・児が口を大きく開け，児の舌が出てくるのと同時に素早く児を引き寄せ，できるだけたくさんの乳房を口に入れる。
・児の口が大きく開き（140〜160°），上下の口唇は外側にめくれていて，乳頭・乳輪が児の口を満たしている状態にする。

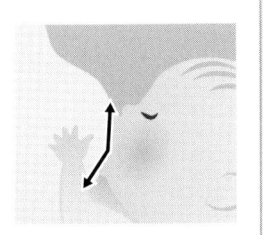

・退院前に授乳の課題について検討し，自分でできるように支援する。
・母親をよく観察し（痛み，喜び，不安，リラックスなど），母親の話をよく聞き，非言語的な母親のメッセージ（表情，動作など）にも注意する。
・乳頭亀裂などの乳頭トラブルは授乳が苦痛になるので，トラブルを起こさないように注意する。
・母乳育児を行う上での栄養や水分摂取について指導する。授乳中の食事について，バランスのとれた食事を摂ること，食事を抜かないことを説明する。

● 指導時に必要な知識とスキル

・乳汁産生Ⅰ期，Ⅱ期，Ⅲ期について説明できる。
・オートクリンコントロールとエンドクリンコントロールが説明できる。
・母親の乳頭・乳房の状態を観察し，正しくアセスメントできる。
・授乳状況を観察し，母子の状態をアセスメントし（表3），臨床での授乳指導が行える。
・母乳育児を行う上での食事指導のポイントが説明できる。

▶NICU収容児などハイリスク児の母乳育児支援

低出生体重児や児に何らかの疾患がある場合には，すぐに児に直接母乳をあげることができない。そういった場合には，いつでも児に母乳を飲ませられるように母乳分

表3 ▶ 授乳のアセスメント

・母親と赤ちゃんが密着しているか？
・母親の姿勢は？　前かがみになっていないか？　不自然ではないか？
・赤ちゃんの身体は安定しているか？
・母親に不快症状はないか？　肩こりは？　腰痛は？
・母親の足元は安定しているか？

表4 ▶ 低出生体重児を出産した母親と母乳

・母乳を搾る（搾乳）
　母親としての役割獲得
・授乳をする
　児との愛着形成，母子関係の形成，母親であることを実感，母親の役割を実感
・母乳育児の継続
　母親としての自信，育児への自信

表5 ▶ ハイリスク児の経過による支援のポイント

〈保育器に入っている時〉
・母親のストレスを軽減する
・母児の愛着形成や母子関係形成への支援を行う
・母乳分泌を促進・維持する→母親の役割獲得の面からも重要
・母親退院後も，継続した乳房管理への援助を行う

〈保育器からコットへ出る時期〉
・特に児を身近に感じる時期なので，愛着形成促進への介入を行う
・直接授乳が可能となっている場合が多いので，直接授乳への介入を行う
・面会時に育児に関する指導を行い，退院に向けての支援を行う

〈退院後〉
・授乳への不安が大きいため，継続した授乳指導を行う
・ハイリスク児の母親は特に育児不安が大きいので，継続した育児支援を行う
・地域の保健機関と連携し，母親が安心して育児が行えるように支援する

泌を促進し，維持していく必要がある。特に，低出生体重児を出産した場合，児は保育器に収容され母子分離を余儀なくされ，愛着形成が行われにくいとされている。しかし，低出生体重児を出産した母親に対する調査では，搾乳することや授乳を行うこと，母乳育児の継続が児との愛着形成，母親としての役割獲得や自信につながっていた（**表4**）。

　表5に，ハイリスク児の経過による支援のポイントを示す。

▶搾乳

　母親が児の状態により，分娩後に直接授乳ができないことが予測される場合には，出産後早期から母乳分泌促進に向けた支援を行う。搾乳のポイントを**表6**に示す。

表6 ▶ 搾乳のポイント

- 1日の搾乳回数はできるだけ多く行う（理想は8回以上）。
- 負担なく搾乳が行えるよう，母親の状態に合った搾乳方法を選択する。
- 短時間で搾乳できるようにする（15～20分程度，理想は10～15分）。
- 自分の乳頭・乳房の観察ができ，乳房の自己管理ができるようにする。
- 乳房トラブル発生時，専門家への相談など，適切な対処が行えるようにする。

※短い時間で，回数は多く搾乳するのが望ましい。

写真2 ▶ 電動式搾乳器と手動式搾乳器

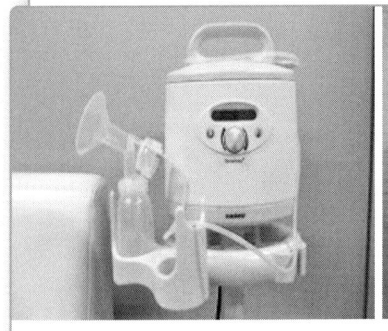

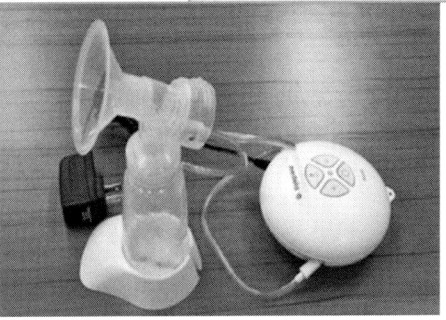

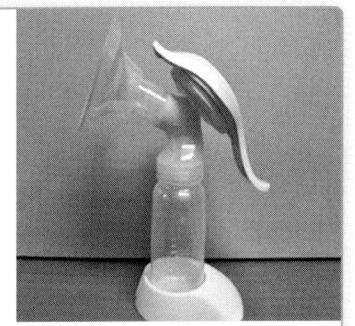

電動式搾乳器　　　　　　　　　　　　　　　　　　　　手動式搾乳器

表7 ▶ 電動式搾乳器を使用する際の確認

- 乳頭が搾乳口の中央に位置しているか
- 搾乳口の大きさが合っているか
  乳頭の搾乳口のトンネル内の動きを観察
  →合っていないと痛みが生じたり，傷ができたりする

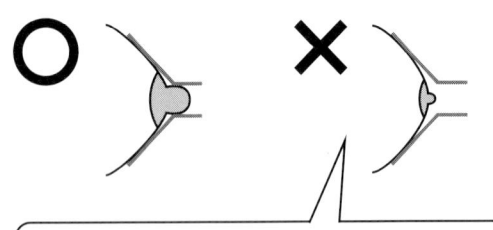

  サイズが合っていません。乳頭と搾乳口の大きさを必ず確認しましょう!!

- 搾乳器の圧が適切であるか

●直接授乳ができない場合の支援

- 分娩後できるだけ早く（少なくとも産後12時間までに）母親が母乳を搾乳できるよう支援する。
- 15～20分，少なくとも24時間で7回以上搾乳する。
- 搾乳方法は，最終的に母親自身が選べるように，手による搾乳法，手動式搾乳器，電動式搾乳器（ダブル・シングルポンプ）を試せる環境があればよりよい。それぞれの違い（**写真2**），確認事項（**表7**），利点・欠点を知り，母親のニーズに合った方法を選択するのが望ましい。
- 射乳反射を促すための工夫（精神的リラックス，児の声・写真，マッサージなど）を行う。

・搾乳や母乳を保存する方法が書かれた手引き書を渡し，説明する。

●退院前の確認事項

退院する前には，母親が搾乳方法を正しく理解できているか，どのような方法で退院後に搾乳を行うのか，その方法でうまく搾乳が行えるのか，保存の方法が正しく理解できているかを必ず確認する。搾乳器を使用する場合にも，使用の前後に手によるマッサージや搾乳を行うと効果的である。

●退院後の搾乳への支援

入院期間中は搾乳の回数が多かったのに，退院後は回数が減少する母親が多い。私たちが行った調査（2008年）では，退院後搾乳回数が減少した人が60％で，乳房トラブルを生じた人が85％であった。また，搾乳回数が減少した人は有意に乳汁分泌量が減少していた。以上のことからも，母親が退院後も搾乳回数，母乳分泌量，乳房トラブルの有無の確認を行い，母乳分泌促進のための継続したケアが必要である。

●指導時に必要な知識とスキル

・早産児に対する母乳の利点を説明できる。
・直接授乳ができない母親に対する母乳分泌を促進する方法を説明できる。
・冷凍母乳の取り扱い方を説明できる。

▶乳腺炎への対応

授乳中の乳腺炎は24〜33％と報告されており，主な原因は乳汁のうっ滞と感染である。症状として乳房の硬結，発赤，疼痛，熱感などがあり，うっ滞性乳腺炎と感染性乳腺炎に分類される。

うっ滞性乳腺炎：乳管の閉塞や乳汁のうっ滞が原因で，細菌感染していないが炎症症状が生じた状態。

感染性乳腺炎（写真3）：発熱が見られ悪寒や身体の痛みがある。乳汁の除去を行っても，発症から12〜24時間以内に症状が改善されない時は，細菌感染の可能性が高い。
　※所見や臨床症状からは鑑別は不可能と言われている。

写真3 ▶ **感染性乳腺炎**

3日前から硬結，発赤，疼痛

●対応のポイント

・乳房・乳頭の状態や痛みについて視診と触診を行い，乳腺炎の可能性と程度を把握する。
・症状の出現はいつからか，今までの経過や対

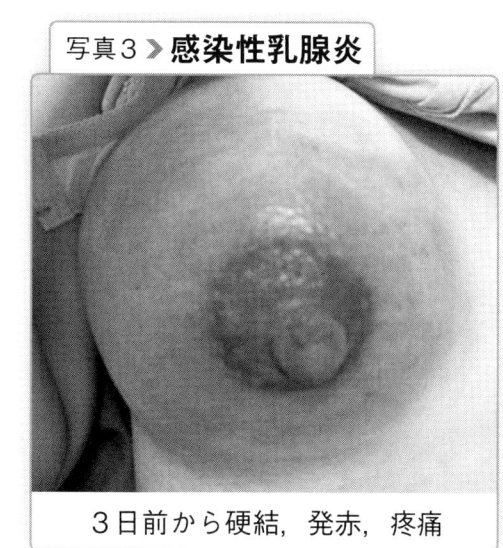

応について問診する。
・うっ滞性か感染性かを検討し，医師の診断を受ける必要性を判断する。

●乳腺炎のケア
・効果的に乳汁を除去する。乳汁うっ滞の原因を取り除き，授乳を行う。
・罹患した乳房の乳汁をよく排出する。頻回授乳を行う。
・母親の症状に対する対症療法を行い，疲労を軽減する。
・乳腺炎症状の経過を注意深くモニターする。
・母親の日常生活に関して情報収集し，乳房の自己管理ができるよう介入する。
・母親が授乳継続できるように支援する。
　※非感染性の場合は，効果的に乳汁を除去することで一般的には8～24時間以内に症状の改善が見られる。
　※最初から症状が激しい時，乳頭損傷がある時には乳汁の除去を行い，12～24時間しても症状がよくならない時には，医師による診断を受ける。

●指導時に必要な知識とスキル
・乳腺炎の患者に対して，観察するポイントを説明できる。
・「乳腺炎の対応アルゴリズム」（**図4**）の内容を理解し，説明できる。

❯そのほかの対応

　母乳育児を希望されても，精神疾患やがんといった母親の疾患などにより，母乳をあげることができない場合がある。そのような場合には，医療チームで連携して可能な限り母親の意思を尊重し，対応していく。

①精神疾患の既往がある母親への対応
　特に，精神疾患は産褥期に悪化する場合があるので，母親の産後の経過について注意深く観察し，早期に専門医への受診を勧める。

②授乳や育児技術がぎこちなく，自信がなく，抑うつ傾向の母親への対応
　退院後，母乳育児がうまくいかないことで，自分自身を追い込んだり，抑うつ傾向が強くなっていったりする場合がある。何となく気になる母親に対しては，温かいかかわりや継続した支援を行う必要がある。

●母乳育児を支援する上で重要なこと
・今までの経過（妊娠中，分娩時，産褥経過），家族背景，母親の体調，生活習慣などを把握する。
・母親の話をよく聞き，母親の意向に沿えるように一緒に考える。

図4 ▶ 乳腺炎の対応アルゴリズム

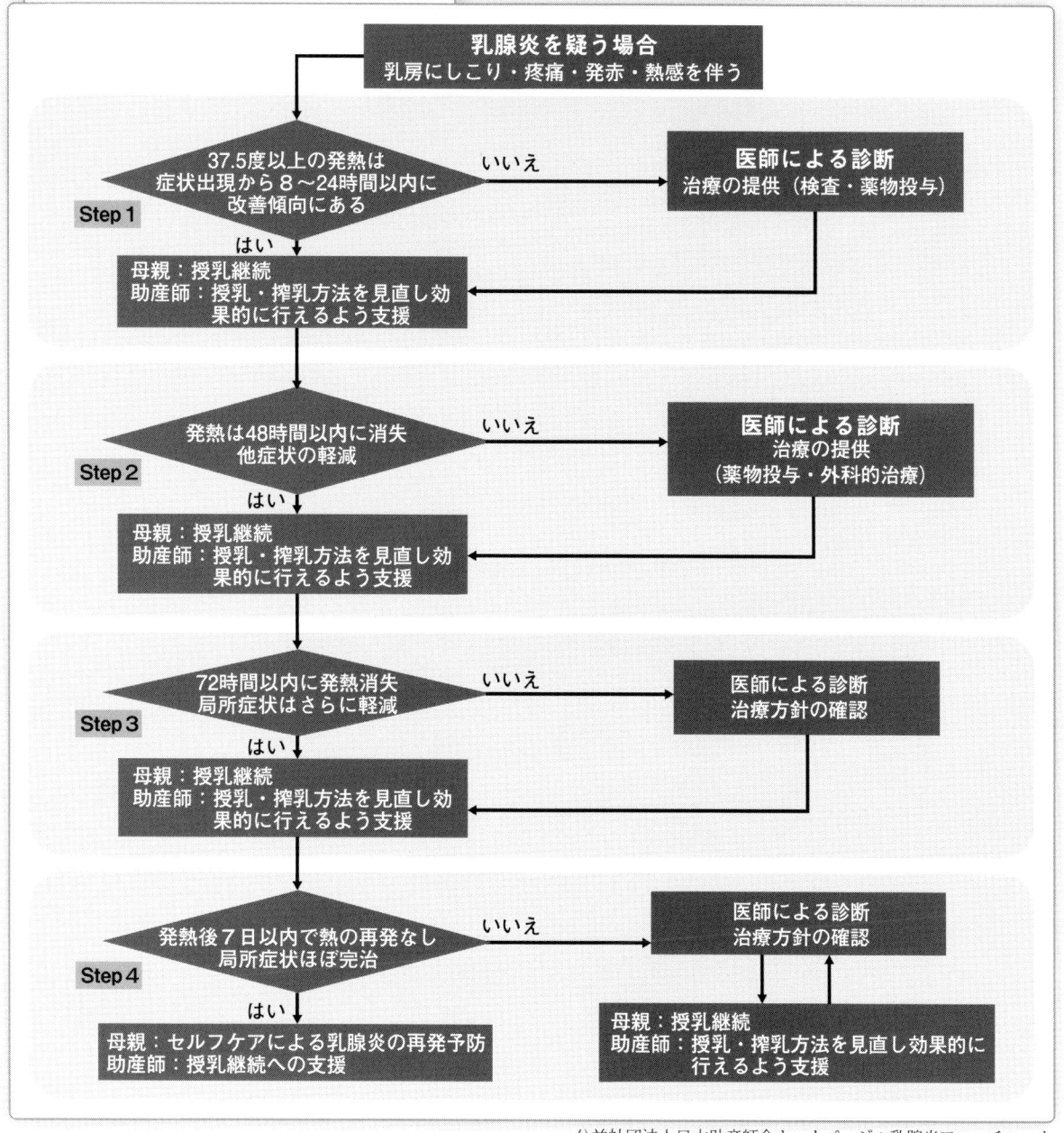

乳腺炎を疑う場合
乳房にしこり・疼痛・発赤・熱感を伴う

Step 1
- 判断：37.5度以上の発熱は症状出現から8〜24時間以内に改善傾向にある
  - いいえ → 医師による診断　治療の提供（検査・薬物投与）
  - はい → 母親：授乳継続／助産師：授乳・搾乳方法を見直し効果的に行えるよう支援

Step 2
- 判断：発熱は48時間以内に消失　他症状の軽減
  - いいえ → 医師による診断　治療の提供（薬物投与・外科的治療）
  - はい → 母親：授乳継続／助産師：授乳・搾乳方法を見直し効果的に行えるよう支援

Step 3
- 判断：72時間以内に発熱消失　局所症状はさらに軽減
  - いいえ → 医師による診断　治療方針の確認
  - はい → 母親：授乳継続／助産師：授乳・搾乳方法を見直し効果的に行えるよう支援

Step 4
- 判断：発熱後7日以内で熱の再発なし　局所症状ほぼ完治
  - いいえ → 医師による診断　治療方針の確認 ／ 母親：授乳継続／助産師：授乳・搾乳方法を見直し効果的に行えるよう支援
  - はい → 母親：セルフケアによる乳腺炎の再発予防／助産師：授乳継続への支援

公益社団法人日本助産師会ホームページ：乳腺炎フローチャート

●必要なコミュニケーションスキル

・相手の話を聞き，相手を知るためのスキル
・自信を持たせて支援するためのスキル

●退院後によくある相談とその対応例

・**母乳不足感**：児が十分に母乳を摂取しているのに，母親が「母乳が足りない」と感じる。「母乳が足りている」というだけでなく，不安な気持ちを受け止め，母親が自信が持てるようにかかわる。

・**母乳摂取不足**：母乳が十分に分泌する能力があるのに，児が十分な量を飲むことが

できない．抱き方，飲ませ方を十分に観察して，介入を行う．
- **母乳分泌不全**：母乳分泌状態についてアセスメントし，母乳分泌不良の原因とその対策を母親と一緒に考える．

イラスト：大森紀子

引用・参考文献
1）公益社団法人日本助産師会ホームページ：乳腺炎フローチャート
　http://www.midwife.or.jp/pdf/flow_chart/nyusen_flow.pdf（2014年4月閲覧）
2）水野克己他：よくわかる母乳育児，へるす出版，2008.
3）水野克己他：よくわかる母乳育児 改訂第2版，へるす出版，2012.
4）大山牧子：NICUスタッフのための母乳育児支援ハンドブック—あなたのなぜ？に答える母乳のはなし 第2版，メディカ出版，2010.
5）水野克己他：母乳育児支援講座，南山堂，2011.
6）BFHI 2009翻訳編集委員会：UNICEF/WHO赤ちゃんとお母さんにやさしい母乳育児支援ガイド ベーシック・コース—「母乳育児成功のための10カ条」の実践，医学書院，2009.
7）BFHI 2009翻訳編集委員会：UNICEF/WHO赤ちゃんとお母さんにやさしい母乳育児支援ガイド アドバンス・コース—「母乳育児成功のための10カ条」の推進，医学書院，2009.
8）NPO法人日本ラクテーション・コンサルタント協会：母乳育児支援スタンダード，医学書院，2007.
9）米国小児科学会：医師のための母乳育児ハンドブック，メディカ出版，2007.
10）松原まなみ他：母乳育児の看護学，メディカ出版，2003.

おおい のぶこ
1978年岡山大学医学部附属助産婦学校卒業後，岡山大学医学部附属病院で助産師として勤務．その後，新見女子短期大学（現・新見公立大学），岡山大学医療技術短期大学部看護学科，岡山大学医学部保健学科看護学専攻，岡山大学大学院保健学研究科（名称変更）に勤務．母性看護学・助産学を担当．2004年4月より岡山大学病院・総合患者センターで「母乳育児相談室」を開設し，院内外からの相談に対応している．

確認テスト

1 以下の（　）を埋めよ．
a．乳汁産生Ⅱ期は母親の（　　　）濃度が急激に低下することにより起こる．
b．オキシトシンの分泌は（　　　）反射を起こす．
c．母乳（特に初乳）中に最も多く含まれる免疫グロブリンはIg（　　　）である．
d．乳汁には乳汁産生抑制因子の（　　　）が含まれ，乳汁分泌を調整している．
e．母乳分泌は初期ではホルモンによって調整されるが，その後分泌が確立・維持されていくと（　　　）で制御される．

2 早産児を出産した母親への乳汁分泌の確立と維持の対応について，正しい記述はどれか．
a．出産後から夜も2時間ごとに搾乳を行う．
b．子どもの写真を見ながら搾乳を行う．
c．搾乳回数は1日5〜6回行うよう指導する．
d．産後2〜3日は夜間には搾乳を行わず，体力の回復に努める．
e．出産後できるだけ早い時期（12時間以内）に搾乳を始める．

答え
1　a．プロゲステロン　b．射乳　c．A　d．ホエイ蛋白　e．オートクリン・コントロール
2　b，e

❼ ベビーマッサージ

はせ川助産院 院長
長谷川喜久美

▶大切な肌と肌との触れ合い

　親子のスキンシップやコミュニケーションなしに，子どもは育たない。近年のさまざまな研究の結果，子どもは抱きしめられ，触れられたりすることで，親の愛情や温もりを受け，愛されていることを感じ取り，情緒的にも肉体的にも健やかに成長すると言われている。また，母親についても，子どもに寄り添い，子どもの気持ちを感じ取ることで，信頼や絆を育むことができる。その結果，自然に子どもと向き合え，母子関係を築くことができ，母親が育児においてさまざまな気づき，自信やゆとりを得られるという効果も持ち合わせている。

▶助産師の専門性を活かす

　核家族になり，共働き世帯が増加していることに伴い，子どもとゆっくり触れ合う時間が取れない家庭が増えている。多発するDVや犯罪の低年齢化，虐待の背景には，乳幼児期の家庭での愛着の絆の弱さがあり，それはタッチング不足であると指摘する専門家も多くいる。そうした現状の中，乳幼児期の親子の触れ合いをいかに進めていくかに注目が集まってきた。子どもとの触れ合いは，子どもの心と身体を育む一方で，親の育児不安やストレスをもやわらげる。子どもへの虐待予防としても，ベビーマッサージやタッチケアは積極的に導入され普及してきている。

　母子それぞれの体を知る専門の助産師が寄り添いながら，ベビーマッサージを伝えていくことによって，親は安心して子どもと向き合い一緒に楽しむことができ，母子関係が構築できていくのである。

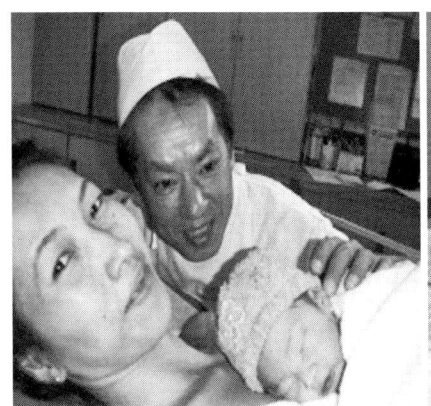

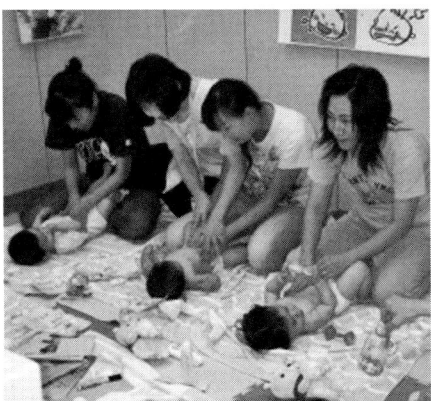

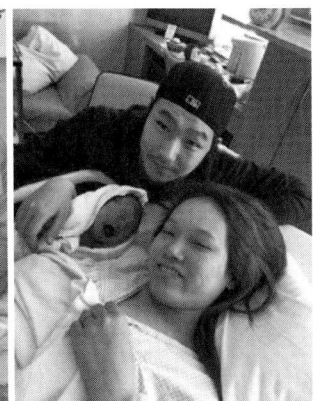

**スキンシップは言葉と同じか，それ以上に大切なコミュニケーションである。
ベビーマッサージは親子の絆が深まる心と体のコミュニケーション。**

▶ベビーマッサージの目的

・赤ちゃんの心身の発達を促し，精神を安定させる。
・親に育児への自信とゆとりを持たせる。
・親と子の強い絆をつくる。

▶ベビーマッサージの効果

●赤ちゃんへの効果
・五感を刺激して脳の発達を促す。
・肌を刺激することで免疫力を高め，丈夫な身体をつくる。
・赤ちゃん自身がリラックスの感覚を覚え，ストレスが解消される。
・赤ちゃんの運動能力と内臓機能を高め，下痢や便秘が解消される。
・深い呼吸で眠りが深くなり，夜泣きにも効果が見られる。
・成長ホルモンの分泌を高め，体重や身長の増加が促進される。
・母親への信頼感を育む。

●母親への効果（マッサージを行う人への効果）
・赤ちゃんへの愛情がわき，赤ちゃんとの信頼と絆が深まる。
・赤ちゃんの成長や身体の変化，不調などを感じ取れる。
・精神の安定・育児への自信につながる。
・母親も癒されリラックスできる。
※低出生体重児の体重の増加，ストレスの目安となる尿や唾液中のコルチゾールの量が減少したという報告もある（日本タッチケア協会）。

▶ベビーマッサージの実際

●準備・環境
何を準備するの？
　マットや座布団などの上に防水シートなどを重ね，その上にバスタオルなどを敷く。

部屋の環境は？
　家の中の一番落ち着く静かな場所で，赤ちゃんと母親が集中できる時間帯を選ぶ。室温は肌寒くない程度（24〜28℃くらい）にし，BGMを流すなど楽しい雰囲気づくりに努める。

マッサージする人の準備は？
　爪を切り，手は清潔にして温めておく。腕時計やアクセサリーなどは，できれば外しておく。赤ちゃんは，母親の匂いが大好きであるため，化粧や香水は控えめにする。

マッサージはいつごろから始めるの？
　出生直後の赤ちゃんでもマッサージを始めることができる。発達段階に応じてできるところから，やさしく，ゆっくりと，さする程度から始める。しっかり全体がマッサージできるようになるのは，首がすわる頃（3カ月～）からである。

マッサージの方法は？
　動きの少ない乳児期は，赤ちゃんの皮膚を傷つけないように，基本的には力を入れずに，やさしく，穏やかなタッチでゆっくりと行う（**資料**）。タオルやオイルを見せたりして，「はじまり」のサインを知らせる。

　マッサージは部分的に行っても構わないが，左右対称に行う。自分で動ける乳児期になってくると，お互い楽な姿勢で，赤ちゃんは，あお向けやうつ伏せ姿勢で，大きくなればひざの上に乗せた状態や抱っこしたまま行うのもよい。目を見ておしゃべりしながら，童謡や好きな歌を歌いながらリラックスして行う。ハイハイなどしはじめる時には，マッサージに遊びの要素を取り入れるなど，赤ちゃんの発達段階に応じて，オリジナルに多様化したマッサージにしていく。

何分くらいマッサージするの？
　全身で5～10分ぐらい，1カ所5～10回ぐらいで行う。

マッサージが終わったら？
　「おしまい」のサインを知らせ，バスタオルにくるみ，しばらくそのままリラックスする。母乳の赤ちゃんは母乳を，ミルクの赤ちゃんは湯冷ましなどで，水分を補給する。オイルを使用した時は，余分なオイル分を蒸しタオルなどで軽く拭き取っておく。

▶マッサージを控える時

●赤ちゃんの状態がいつもと違う
　病気や熱がある時，下痢が続いている時，授乳直後や空腹時，機嫌が悪い時，予防接種を受けた直後，皮膚病などで炎症がある時などは，マッサージを控える。

●マッサージする側に支障がある
　心配や不安がある時，イライラしている時，気持ちが乗らない時，体調が悪い時，皮膚の感染症などがある時は，マッサージを控える。

▶ベビーマッサージとオイル

●オイルを使うメリット
・オイルを使用した方が，むずかることが少ない。
・赤ちゃんの肌をマッサージの摩擦から守る。

資料 ▶ **ベビーマッサージの手技・方法**

●**頭～顔**
・赤ちゃんの額に両手を当て，中心からこめかみに向かってゆっくりなでる。
・目の下，小鼻，鼻の下，あごも同様に中心から外側へ親指でゆっくりマッサージする。

●**胸**
・胸の中央に両手を置き，手のひら全体でハートを描くようにする。
・両手を交互に使い，胸にたすき掛けするように（クロス），ゆっくりマッサージする。

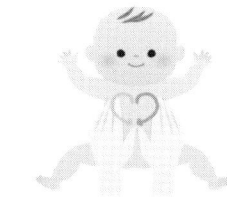

●**腕～手のひら・指**
・赤ちゃんの腕を手のひらでつかみ，やさしく捻るようにする。
・赤ちゃんの腕を両手ではさみ，転がすようにする。
・両手で赤ちゃんの手のひらを広げるように揉む。指も1本ずつつまみ回しながら伸ばす。

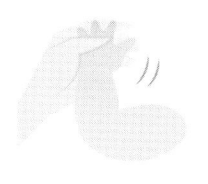

●**おなか**
・両手を交互に使い，赤ちゃんのおなかを時計回りに円を描くようにする。
・両手を交互に使い，おへそから下へ向かってやさしくなでおろす。

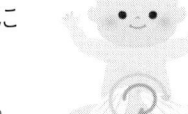

●**脚～足裏・指**
・赤ちゃんの脚を両手ではさみ，転がすようにする。
・両手を交互に使い，太ももから足首に向かってやさしく捻るようにする。
・足の裏は，かかとからつま先方向に両手でマッサージする。
・足指も1本ずつつまみ回しながら伸ばす。

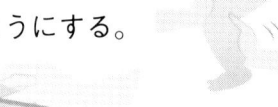

●**背中～おしり**
・肩～背中～おしりまで指の腹で円を描くようにやさしくマッサージする。
・両手のひらで，背中全体を縦方向や横方向にもゆっくりマッサージする。
・おしりは，手のひらで円を描くように大きくマッサージする。

※**全体留意点**
・無理してやらない。目を見ておしゃべりしながら，童謡や好きな歌を歌いながら楽しく行う。
・何歳までという制限はない。9カ月頃まで行えば十分（それ以外は別のふれあい）。
・動いて遊びたがるようになれば，手足の部分的なマッサージなどや別の方法でスキンシップをとる。

> **ワンポイントアドバイス**
>
> **マッサージの種類と順番**
> 　自己流でも大丈夫。順番にもこだわらず，赤ちゃんの好むところから始める。大切なのは，マッサージを通じて母子ともに心の交流を図ることである。赤ちゃんの表情や声，しぐさなどから，赤ちゃんが一番喜ぶやり方を見つける。
>
> **マッサージの圧**
> 　リンパの流れをよくするために，ソフトタッチを心がける。肌の表面を軽くなでるのではなく，皮膚の色が少し白く変わるくらいの圧がよい。赤ちゃんの感じ方には個人差があるが，圧を加えた方が反応がよく，神経の仕組みからもよい効果が見られる。赤ちゃんの様子を見て喜ぶように調節する。
>
> **マッサージと湿疹**
> 　湿疹やかぶれ，極度の乾燥状態にあるなど，肌の状態が悪い部分は避ける。オイルなどの使用は，かかりつけの小児科医・皮膚科医に相談するようにする。塗り薬を処方されている場合は，マッサージやオイルなどの使用について確認する。
> 　マッサージを始めると，代謝がよくなり老廃物が外に排泄されることから，一時的に湿疹ができる場合もある。様子を見て再開する。

・保湿効果が高く，赤ちゃんのスキンケアになる。
・手の動きが滑らかになり，スムーズにマッサージができる。
・オイルの感触と心地よいタッチによって安心感と満足感を得ることができる。

表 ▶ **マッサージに適したオイル**

ホホバオイル
セサミオイル
スイートアーモンドオイル
グレープシードオイル
マカデミアナッツオイル

●オイル使用時の留意点

・オイルを使用する場合は，無添加で100％天然の食物油がよい（**表**）。
・初めて使う場合には，パッチテストを行う（皮膚に変化がある時はほかのものを試す）。
・オイルは，使用する分量を湯煎して温めるとよい。
・独断でのブレンドは避ける。
・エッセンシャルオイル（精製オイル）は，刺激が強すぎるので使用しない。

●オイル使用後のケア

・余分な油分を蒸しタオルなどで軽く拭き取っておくか，ぬるま湯で洗い流しておく。
・マッサージ後，発疹やかゆみの有無を確認しておく。
・症状が改善しない場合は，かかりつけ小児科や皮膚科へ相談する。

❯人として最も大切なコミュニケーション方法

　母子間のベビーマッサージを紹介したが，母親だけの体験として終わることがないように，その過程に父親の存在があり，一緒に参加することで，自然に夫婦や親子の

間に愛着の絆を結べるような関係性がとれることが大切と考える。本来，愛情と信頼感を基盤にした人と人が触れ合うことは，赤ちゃんだけでなく，乳幼児，思春期の子どもたちをはじめ夫婦間でも，さらに更年期，老年期においても，心のやすらぎをもたらす癒しの効果がある。肌と肌との触れ合いはどの年代にも必要な，人として最も大切な心とからだのコミュニケーションである。

命の大切さを知る助産師の専門性を活かしたベビーマッサージを，子育て・親育てにも応用していただければ幸いである。

イラスト：大森紀子

引用・参考文献
1）金寿子：マッサージで赤ちゃんとふれあう方法，日本助産師会：親子ふれ愛ガイドブック（DVD付），P.161～168，2009.
2）長谷川喜久美：ふれ合促進と子ども虐待予防，日本助産師会：親子ふれ愛ガイドブック，P.117～129，2009.
3）長谷川喜久美：助産師の妊娠中からの母親へのかかわり，子どもの虐待とネグレクト，Vol.10，No.2，P.166～174，2008.
4）日本タッチケア協会：タッチケアマニュアルⅡ　乳・幼児編.
5）飯野孝一，遠藤宏子，吉永陽一郎，橋本武夫：タッチケア―親子の結びつきと母性の誘発，ローリスク児に対するタッチケア，小児保健研究，Vol.60，No.2，P.177，178，2001.
6）篠沢薫：ベビーマッサージにおける親子間のかかわりの発達的研究，人間科学研究，Vol.19，Supplement，2006.
7）ピーター・ウォーカー著，菅田倫子監修：ベビーマッサージ入門ガイド，産調出版，2006.

はせがわ きくみ
岡山大学医学部付属助産婦学校卒業後，倉敷成人病センター，防衛医科大学校病院で勤務。夫の転勤により転居を重ねるが，居住先の各地域で「はせ川助産院」を開設する。現在，岡山県で保健指導を中心とした助産院を再開。これまで各地で，子どもの虐待防止活動や思春期教育に取り組み，行政の非常勤や大学の非常勤講師，性教育から孫育て講座，育児相談，各種の電話相談員などを受け持ち活動している。日本助産師会をはじめ，学会やNPO団体にも多数所属している。著書（共著）多数あり。

確認テスト

1　以下の（　）を埋めよ。

a. マッサージの開始時期は，（①　　　）からでもよいが，（②　　　）に応じてできるところからでよい。

b. マッサージを控える時は，赤ちゃんの状態が普段と違う時，（①　　　）や（②　　　）がある時，授乳直後，空腹時，機嫌が悪いなどの時である。

c. マッサージをする部屋の環境は，（①　　　）場所で，室温は（②　　　）くらいが適している。

d. ベビーマッサージに使用するオイルは，無添加で（①　　　）から作られている純粋な（②　　　）が適している。

e. オイルは肌の乾燥を防ぎ，すべりをよくして（①　　　）をかけないために使用するが，初めてオイルを使用する場合には，（②　　　）を行い，肌に合わなければ使用しなくてもよい。

答え 1 a.①出生直後　②発達段階　b.①熱　②下痢　c.①落ち着く静かな　②24～28℃
d.①100％天然成分　②植物オイル　e.①肌に負担　②パッチテスト

❽ 早期母子接触

医療法人井上医院 院長
井上誠司

　カンガルーケアとは通常，全身状態が安定した早産児にNICU内で従来から実施されてきた母子の皮膚接触を指す。一方で，正期産新生児の出生直後に分娩室で実施される母子の皮膚接触は，異なるケアが求められるにもかかわらず，この「カンガルーケア」という言葉が用いられ，用語の定義が明確にされなかった。そこで，2012年に関連学会によりその呼称について検討され，正期産新生児の出生直後に実施する母子の皮膚接触については，「早期母子接触」と呼ぶことが提唱された[1]。

▶目的・効果

　分娩施設において，出生直後から児が母親から引き離されてケアされることが，生後早期の母子相互関係に悪影響を及ぼすことが示されている。早期母子接触とは，出生後早期の児を母親の素肌に胸と胸とを合わせるように抱かせ，双方の肌を接触させることであるが，早期母子接触の有効性は，生後1〜4カ月の母乳栄養率を向上させ，母乳期間を延長する効果が見られた[2]。

　また，母親の児に対する愛着行動や母子相互関係の確立などに対する効果が証明されている。その効果は，タッチングなど授乳中の効果だけでなく，退院後のキスなどの愛着行動の多さにも表れている。さらに，正期産児においての検討では，早期母子接触群はコントロール群に比べ，心拍数，呼吸数，血糖値，体温の安定化が認められた[3]。反対に，生後早期の母子分離は，児の啼泣を強め，卵円孔を通しての右左シャントを増加させ，肺血流を減少させるため動脈血の酸素化が妨げられる[4]。したがって，早期母子接触には児の啼泣時間を短縮させる効果があることから，児の動脈血の酸素化にも寄与すると考えられる。

　よって早期母子接触は，母子相互関係，母乳育児，児の全身状態や情緒の安定化などに効果があり，早期母子接触を実施できない特別な医学的理由が存在しない場合は，周産期医療従事者としてその機会を設けることを考える必要がある。

▶ガイドライン

　カンガルーケアガイドライン（2010年）より抜粋し，**表1**に示す[5]。早期母子接触はトピック3に該当する。表中の注6に関しては，2012年に発表された「早期母子接触実施の留意点」より，適応基準，中止基準の例が明記された（**表2**）。具体的な実施方法について**表3**に示す。

表1 ▶ カンガルーケアガイドライン

トピック1　全身状態が落ち着いた低出生体重児に対する「カンガルーケア」

全身状態がある程度落ち着いた低出生体重児[※注1]には，まず母子同室を行った上で，できる限り24時間継続した[※注2]カンガルーケアを実施することが薦められる。【推奨グレードA】

※注1　ここでは，体重が2,500g未満の児で，バイタルサイン（体温，呼吸数，脈拍数など）が安定していて，原発性の無呼吸（呼吸中枢の未熟性による無呼吸）がない，または治療済みの場合を指します。
※注2　できるだけ長時間，できるだけ中断なく実施することが望まれます。

トピック2　集中治療下にある児に対する一時的な「カンガルーケア」

集中治療下[※注3]にある児へのカンガルーケアは，体温・酸素飽和度などのモニタリングで安全性を確保し，児の経過・全身状態から適応を入念に評価する[※注4]必要がある。さらにご家族の心理面に十分に配慮する環境が得られた場合[※注5]，実施を考慮する。【推奨グレードA】

※注3　超急性期は除く。人工呼吸管理下を含むか否かは，各施設の状況に合わせ，あらかじめ医療スタッフ内で十分な意思統一が必要です。
※注4　カンガルーケア実施中のみならず，前後数時間の状態，移動中も含めて児の状態を評価することが必要です。
※注5　ご家族の心の準備が十分にできていない状態でのカンガルーケアは不安を増大することがあるので注意を要します。

トピック3　正期産児に出生直後に行う「カンガルーケア」いわゆる早期母子接触

健康な正期産児には，ご家族に対する十分事前説明と，機械を用いたモニタリングおよび新生児蘇生に熟練した医療者による観察など安全性を確保[※注6]した上で，出生後できるだけ早期にできるだけ長く[※注7]，ご家族（特に母親）とカンガルーケアを実施することが薦められる。【推奨グレードA】

※注6　今後さらなる研究，基準の策定が必要です。
※注7　出生後30分以内から，出生後少なくとも最初の2時間，または最初の授乳が終わるまで，カンガルーケアを続ける支援をすることが望まれます。

カンガルーケア・ガイドラインワーキンググループ：根拠と総意に基づくカンガルーケアガイドライン，P.7，8，2009．

▶事故とその予防

昨今，早期母子接触中の呼吸停止などの重篤な事象，およびその訴訟に関する報道が多く認められる。報道の中には，明らかに原因が早期母子接触とは異なる事例にもかかわらず，早期母子接触が原因であり早期母子接触自体が危険であるかのような取り上げ方が目立つ。しかし，こうした危急事態は早期母子接触を行わなくとも生じ得るものであり，早期母子接触により増加するわけではない。

出生直後の新生児は，胎内生活から胎外生活への急激な変化に適応する時期であ

表2 ▶ 早期母子接触の適応基準, 中止基準

	適応基準	中止基準
母親の基準	・本人が「早期母子接触」を実施する意思を示す ・バイタルサインが安定している ・疲労困憊していない ・医師, 助産師が不適切と認めていない	・傾眠傾向 ・医師, 助産師が不適切と判断する
新生児の基準	・胎児機能不全がなかった ・新生児仮死がない（1分・5分 Apgar scoreが8点以上） ・正期産新生児 ・低出生体重児でない ・医師, 助産師, 看護師が不適切と認めていない	・呼吸障害（無呼吸, あえぎ呼吸を含む）がある ・SpO_2：90％未満となる ・ぐったりし活気に乏しい ・睡眠状態となる ・医師, 助産師, 看護師が不適切と判断する

日本周産期・新生児医学会：「早期母子接触」実施の留意点, P.4, 5, 2012.

表3 ▶ 早期母子接触の実施方法

母親	・「早期母子接触」希望の意思を確認する ・上体挙上する（30度前後が望ましい） ・胸腹部の汗を拭う ・裸の赤ちゃんを抱っこする ・母子の胸と胸を合わせ両手でしっかり児を支える
新生児	・ドライアップする ・児の顔を横に向け鼻腔閉塞を起こさず, 呼吸が楽にできるようにする ・温めたバスタオルで児を覆う ・パルスオキシメータのプローブを下肢に装着するか, 担当者が実施中付き添い, 母子だけにはしない ・以下の事項を観察, チェックし記録する 　呼吸状態：努力呼吸, 陥没呼吸, 多呼吸, 呻吟, 無呼吸に注意する 　冷感, チアノーゼ 　バイタルサイン（心拍数, 呼吸数, 体温など） 　実施中の母子行動 ・終了時にはバイタルサイン, 児の状態を記録する

日本周産期・新生児医学会：「早期母子接触」実施の留意点, P.5, 6, 2012.

り, 呼吸・循環機能は容易に破綻し, 呼吸循環不全を起こし得る。この時期には早期母子接触の実施にかかわらず, 呼吸停止などの重篤な事象は約5万出生に1回, 何らかの状態の変化は約1万出生に1.5回と報告されている[6, 7]。したがって, 早期母子接触の実施にかかわらず, この時期は新生児の全身状態が急変する可能性があるため, **表2, 3**に示すような注意深い観察と十分な管理が必要である。

引用・参考文献
1）日本周産期・新生児医学会：「早期母子接触」実施の留意点，2012.
2）Moore ER, Anderson GC, Bergman N. Early skin-to-skin contact for mothers and their healthy newborn infants：Cochrane Detabase Sys Rev. 2007；18.
3）Bystrova K, Widstrom AM, Matthiesen AS, et al. Skin-to-skin contact may reduce negative consequences of "the stress of being born"：a study on temperature in newborn infants, subjected to different ward routines in St. Petersburg. Acta Paediatrica 2003；92：320-6.
4）Anderson GC, Chiu SH, Dombrowski MA, et al. Mother-newborn contact in a randomized trial of Kangaroo（skin-to-skin）care. Journal of Obstetric, Gynecologic and Neonatal Nursing 2003；32：604-11.
5）カンガルーケア・ガイドラインワーキンググループ：根拠と総意に基づくカンガルーケアガイドライン，2009.
6）Poets A, Steinfeldt R, Poets CF, et al. Sudden deaths and severe apparent life-threatening events in term infants within 24 hours of birth. Pediatrics. 2011；127：e869-73.
7）久保隆彦：分娩室・新生児室における母子の安全性についての全国調査，財団法人こども未来財団平成23年度児童関連サービス調査研究事業報告書，2012.

いのうえ せいじ
2000年岡山大学病院産婦人科入局。その後三豊総合病院，広島市立広島市民病院，兵庫県立こども病院で研修。2008年岡山大学病院産婦人科助教。2013年4月より現職。医学博士，日本産科婦人科学会認定産婦人科専門医，日本周産期新生児医学会認定周産期専門医，臨床遺伝専門医，母体保護法指定医。

確認テスト

1 以下の（　）を埋めよ。

a. 早期母子接触は，（①　　　），（②　　　），（③　　　）などに効果がある。

b. 早期母子接触は，出生後（①　　）分以内から，出生後少なくとも最初の（②　　）時間，または最初の授乳が終わるまで続けることが推奨される。

c. 実施中は，（①　　　），（②　　　），（③　　　），（④　　　），（⑤　　　）について注意深く観察する。

答え **1**
a. ①母子相互関係　②母乳育児　③児の全身状態や情緒の安定化
b. ①30　②2
c. ①呼吸状態　②冷感　③チアノーゼ　④バイタルサイン　⑤実施中の母子行動

❾ 新生児蘇生

独立行政法人国立病院機構
岡山医療センター 新生児科 医師　森田啓督

　まずは新生児蘇生のシナリオを通じて，どのように新生児蘇生が行われるか一例を示す．実際に蘇生を行う立場に立って読んでほしい．

▶新生児蘇生シナリオ

　あなたは，分娩を取り扱う産科開業医で助産師として勤務している．ある日の勤務中の出来事で，その場には産科医師が1人，あなたを含めて助産師が2人いたとする．

出生までの経過

　母親は30歳，初産婦であり，妊娠経過中は特に異常を指摘されていなかった．妊娠40週2日に，陣痛発来のため入院となった．分娩は順調に進行していたものの，陣痛開始から14時間後に子宮口全開大，Station＋2となり，その後児頭の下降を認めなかった．陣痛は規則的で弱くなく，胎児心拍数陣痛図では変動一過性徐脈を認め，基線細変動も減少していた．このため，吸引分娩とクリステレル胎児圧出法を行うことを決定した．吸引カップ装着中に胎児心拍数は80/分まで低下し，児に吸引分娩とクリステレル胎児圧出法を行い，児を娩出した．羊水混濁は認めず，出生後に胎便の排泄を認めた．臍帯巻絡が頸部に1回認められた．

出生前

　出生前の用意として，ラジアントウォーマーの電源を入れ加温しておき，2枚の大きなタオルを置いて温めておいた．分娩経過から出生後の児の状態がよくない可能性を予測し，自己膨張式バッグ（あるいは流量膨張式バッグ）を酸素配管につなぎ，適切に換気できるか，酸素を投与することができるか確認した．吸引チューブを吸引器に接続し，吸引圧が適切にかかるか（100mmHgあるいは13kPa）確認した．パルスオキシメーターを準備し電源を入れ，新生児用プローブを装着した．新生児用の聴診器を用意し，感染防御のため標準予防策に則り手袋を装着した．

　胎児心拍数が低下している段階で，病院での取り決めに従い，新生児搬送について地域の周産期医療センターに相談した．

出生時

　出生後，児は啼泣なく，呼吸を認めず，筋緊張は低下していた．出生時の児の確認事項は，①早産児，②弱い呼吸・弱い啼泣，③筋緊張低下の3点で，いずれかを認めれば蘇生の初期処置を行うこととなっている．この症例では早産児ではないが，呼吸を認めず，筋緊張低下のため蘇生の初期処置を行うこととした．

出生後から出生30秒後まで

　蘇生の初期処置を行った。タオルで児の羊水をしっかりと拭き取り，濡れたタオルを取り除き，もう1枚の乾いた温かいタオルの上に児を置いた。児の頭部は蘇生者の方に向けた。体位保持し，気道確保のためハンドタオルを使って肩枕を入れた。口腔内に分泌物が多いため，口，鼻の順序で，10Frの吸引チューブを用いて，吸引圧100mmHgで吸引した。自発呼吸が認められなかったため，背中や足底をこすって呼吸刺激を行った。

出生30秒後から60秒後まで

　出生から30秒が経過したので，呼吸と心拍の確認を行った。心拍の確認は左胸の聴診により6秒間で心拍数をカウントし確認した。心拍数は60/分であり自発呼吸は認めなかった。この時に右手にパルスオキシメーターを装着した。

　心拍数が100/分未満，あるいは，自発呼吸がなければ人工呼吸を行うことを確認し，人工呼吸を開始した。

　人工呼吸は適切なサイズのフェイスマスク（鼻と口を覆うが眼球を圧迫しない大きさ）と，自己膨張式バッグ（あるいは流量膨張式バッグ）を用いて，最初は酸素を投与せず，空気を用いて人工呼吸を行った。フェイスマスクをICクランプ法で保持し，1分間に40～60回の頻度で，最初はしっかりと20～30cmH$_2$O程度の圧で（その後は胸がしっかりと上がるまで）換気を行った。

出生60秒後から90秒後まで

　出生から60秒後に，呼吸と心拍の確認を行った。その後も30秒間処置を行った後に，呼吸と心拍の確認を行うことを繰り返した。

　児は心拍数が50/分で自発呼吸は認めなかった。パルスオキシメーターは心拍数50/分，SpO$_2$60％を示した。

　心拍数が60/分未満であれば，人工呼吸と胸骨圧迫を行うことを確認した。

　人工呼吸と胸骨圧迫をそれぞれ1人で行った方が有効に蘇生を行うことができるので，2人で蘇生を行うこととした。胸骨圧迫は両手で児の胸郭を包み込んで，両母指を胸骨の下3分の1（両側乳頭を結んだ線の真ん中，やや足側で，剣状突起は避ける部位）に置き，児の胸の3分の1の深さまでしっかりと抑えた。人工呼吸と胸骨圧迫のリズムは，2秒間で胸骨圧迫を3回，人工呼吸を1回，1サイクル2秒で，これを30秒間15サイクル行った。この時に胸骨圧迫を行った人が「1，2，3，バッグ」と声を出し，ペースメーカーとなった。胸骨圧迫が開始された時に，人工呼吸を高濃度酸素（80％以上の酸素濃度）で行うようにした。

出生90秒後以降

30秒ごとに呼吸と心拍の確認を行い，心拍数が60/分未満であれば，人工呼吸，胸骨圧迫を継続することを確認した。

児は人工呼吸と胸骨圧迫を行っているが，心拍数は50/分と心拍数60/未満のままであった。また，人工呼吸を続けていたため児の上腹部が膨満してきた。このため胃管を挿入し，胃内から空気を抜いて腹部膨満の悪化に対応した。

気管挿管の準備

蘇生を2分以上行うこととなり，気管挿管を行った方が有効に人工呼吸を実施できると判断し，必要物品の準備を進めることとした。児は体重が3,000gと推定されており，気管チューブのサイズは内径3.5mmを用意し，それ以外にも3.0，4.0mmを用意した。気管チューブの挿入の深さは，上口唇から体重（kg）＋6cmの深さが目安となることから，9cm程度で固定することを確認した。喉頭鏡に新生児用の直型ブレード（No.0）を装着して用意し，実際に光源が点灯するか確認した。気管挿管の確認のため，呼気二酸化炭素検出器（カプノメーターやカロリメトリー法の検出器）を用意した。さらに，挿管チューブの固定用のテープも用意した。

薬剤投与

人工呼吸，胸骨圧迫を行っているにもかかわらず，心拍数が60/分未満が持続するため，アドレナリン（ボスミン®）の投与を検討した。薬剤投与のルートとしては，末梢静脈，臍静脈，挿管の上での気管投与があることを確認した。

我が国では0.1％アドレナリンの規格であり新生児に使用するため，まず1アンプル（1mL）を生理食塩水9mLと合わせて合計10mLの希釈液（0.01％アドレナリン）を用意しておいた。希釈液にはアドレナリン希釈液であることを確認できるようにラベルを貼った。投与量は経静脈投与の場合，希釈液で0.1～0.3mL/kg，気管内投与では希釈液で0.5～1.0mL/kgであることを確認した。経静脈投与の場合は，アドレナリン投与の場合には薬剤投与後，同量の生理食塩水でルート内を後押しするので，生理食塩水をシリンジに別に用意した。

ほかに，循環血液増量剤としての生理食塩水を用意した（乳酸リンゲル液や，胎児期からの貧血が予測される場合にはO型Rh〈－〉の濃厚赤血球を用意しておくことも可能）。

その後

産科医師が母体の処置を中断することが可能であり，気管挿管，薬剤投与などの処置を行い，蘇生を継続した。数分後，新生児搬送の依頼を受けた小児科医が到着し，蘇生を継続しながら状態の安定化を行い，新生児搬送を行った。

＊　＊　＊

　以上が，『日本版新生児蘇生法ガイドライン2010』に準じて蘇生を行ったシナリオの一例である。出産にかかわる医療者には，新生児が出生後に泣かず怖い思いをしたことのある人が多いと思う。その時に，どのように対処し，どのように児の状態が変化したのか思い出してほしい。準備は適切であったか，どのような手技や知識が必要かを次に述べる。

▶準備物品

　新生児蘇生を行う時のために，事前に準備を整えておくことは必須である。大人用の物品では役に立たず，倉庫の奥に保管していれば間に合わない。新生児に合ったサイズの物品を用意し，それらが実際に使用できるかを確認しておく必要がある。準備物品の一例を示す（**表1**）。

　分娩を扱う施設では通常備わっている物品がほとんどではないかと思われるが，いま一度確認が必要である。特に普段から頻繁に使用する物品は在庫も多く使用に問題ないことが多いが，緊急時にしか使用しない物品については，いざ使用する時に正しく使用できないような状態（劣化や故障など）となっていることがあり，注意が必要である。

　物品は，保温，気道確保，児の状態把握，呼吸管理，薬剤とその投与といった目的ごとに大別される。施設ごとに救急カートと同様に必要物品のチェックリストを作成し，物品が用意されていることはもちろん，使用可能な状態か定期的に確認しておくと，緊急時への備えとして万全となる。

●保温

　保温に必要な物品はラジアントウォーマー，タオルなどである。ラジアントウォーマーは通常の分娩で使用している施設が多いと思われる。新生児は羊水で濡れているため，体温が奪われやすく，容易に低体温に陥る。低体温では循環，呼吸の確立に支障を来してしまう。出生前には，あらかじめ電源を付けて加温し，児をくるむタオルが温まった状態にしておきたい。

●気道確保

　気道確保のためには，ハンドタオルを用いて体位を整え，必要なら適宜，口腔，鼻腔の順で吸引を行う。新生児は後頭部が大きいため，ハンドタオルを肩枕として使用する。吸引には，吸引配管を使用する吸引器やポータブル式の吸引器を用意し，新生児の大きさ，用途に応じたサイズの吸引チューブ（6，8，10，12Fr）を用意したい。吸引器が使用できない場合には，ゴム球式吸引器もあると便利である。出生前には，

表1 ▶ 新生児蘇生を行う時の準備物品の一例

名称	使用サイズ	備考
ラジアントウォーマー		インファウォーマi®
バスタオル（2枚）		
フェイスタオル（2枚）		
バルブシリンジ	大 小	鼻腔，口腔の吸引
吸引チューブ	12Fr 10Fr 8 Fr 6 Fr	羊水混濁時の吸引用 成熟児用 低出生体重児用 低出生体重児用，気管チューブ用
ポータブル式吸引器		
新生児用聴診器	新生児用	リットマン™
パルスオキシメーター		Nellcor™, Masimo SET™
SpO_2センサー	新生児用	Nellcor™, Masimo SET™，それぞれに対応するプローブ
自己膨張式バッグ		アンブ蘇生バッグ®，レールダル・シリコン・レサシテータ®
流量膨張式バッグ		ジャクソンリース蘇生回路，MPI T-ピース®
フェイスマスク	大（新生児用） 小（新生児用）	非円形（三角形），円形
酸素ボンベ		
空気ボンベ		
酸素流量計（ブレンダー）		
マノメーター		
喉頭鏡（直型）	No.00 No. 0 No. 1	低出生体重児用 新生児用 乳児用
気管チューブ（カフ無）	内径3.5mm 内径3.0mm 内径2.5mm	体重2,000〜4,000 g 体重1,000〜3,000 g 体重500〜1,500 g
スタイレット	2.5以上対応 2.0以上対応	標準タイプ 極細タイプ
呼気炭酸ガス検出器		ペディキャップ™ ミニ・スタットキャップ
テープ（弾性テープなど）		気管チューブ固定，胃管固定，点滴ライン固定等
栄養チューブ	6.0Fr	カテーテルチップ型，造影剤ライン入り
多用途チューブ	3.0Fr 4.0Fr 5.0Fr	造影剤ライン入り
注射器	1.0mL 2.5mL 5.0mL 10.0mL 20.0mL 30.0mL 50.0mL	カテーテルチップ型（色付き）
臍帯静脈カテーテル	5.0Fr	PVCフリー
注射器	1.0mL 2.5mL 5.0mL 10.0mL 20.0mL 30.0mL 50.0mL	汎用型（透明）
ボスミン®	1 A（1 mL）	生理食塩水で10倍に希釈して使用
メイロン®	1 V（20mL）	蒸留水で2倍に希釈して使用
生理食塩水	20mLなど	

適度な吸引圧（100mmHgあるいは13kPa）で吸引できることを確認しておく。

●児の状態把握

　児の状態の把握のために，聴診器，パルスオキシメーターを準備する。聴診器は成人用でも代用は可能であるが，使いづらいため新生児用のものを準備する。感染対策として個別に滅菌しておくとよい。パルスオキシメーターは新生児蘇生での使用を推奨されている。児の状態の把握には欠かせないため，分娩施設に複数個，ぜひ用意しておいてほしい。使用に際しては，新生児用のプローブが必要となる。成人用では代用できない。パルスオキシメーターは機種によって差はあるものの，電源を入れてから使用可能な状態となるまでに数十秒程度かかることがあり，出生前に電源を入れてプローブの発光を確認しておくと，迅速に使用可能となる。

●呼吸管理

　呼吸管理に必要な物品は，自己膨張式バッグ，流量膨張式バッグ，新生児用フェイスマスク，吸入酸素濃度調整用ブレンダー，酸素ボンベ，気管チューブ（内径2.5，3.0，3.5mm），新生児用喉頭鏡（直型ブレード：サイズ00，0），マノメーター，呼気二酸化炭素検出装置である。フェイスマスクは口と鼻を十分に覆い，かつ眼球を圧迫しない大きさのものを選択する。マスクの中には，エアバッグ式に空気をシリンジで充填してフィットさせるタイプのものがあり，準備段階でこの点を確認しておく必要がある。涙型，円型のタイプがあり，それぞれ抑え方に若干の違いがあり，ICクランプ法での固定法に慣れておくとよい。

　人工呼吸に用いるバッグには，大別して自己膨張式バッグ，流量膨張式バッグの2種類がある。それぞれに特徴があり，使い方にも違いがある。**表2**にその特徴を示す。

表2 ▶ **蘇生用バッグ**

	流量膨張式バッグ	自己膨張式バッグ
製品名	ジャクソンリース蘇生回路 MPI T-ピース®	アンブ蘇生バッグ® レールダル・シリコン・レサシテータ®
通称	ジャクソン	アンビュー
ガス源	必要	不要
高濃度酸素投与	可能	閉鎖式リザーバーや蛇管が必要
空気での換気	酸素流量計（ブレンダー），空気ボンベが必要	可能
圧リリーフ弁（過剰な圧を防ぐ安全弁）	備えていない	備える
フリーフローでの酸素投与	可能	不可能（一部製品で可能）
持続的気道陽圧管理	可能	不可能（一部製品で可能）
呼気終末陽圧（PEEP）	可能	不可能（一部製品で可能）
児の呼吸状態の確認	バッグの感触で把握可能	不可能
特徴	慣れが必要だが呼吸管理しやすい	比較的使いやすい

バッグの準備として，破損がないか，適切に空気を送ることができるか，酸素との接続はできているか，実際に酸素を流して確認しておきたい。特に流量膨張式バッグは流量調節弁の扱いも含めて慣れが必要であり，事前に触って慣れておきたい。

気管挿管に関しては医師が行う処置であるため，助産師の役割としては介助が主となる。このため，特に物品の扱い，使用する順序，挿管しやすい体位の保持について習熟しておきたい。適切に気管挿管できたか確認することが重要であるので，この確認のために聴診，呼気二酸化炭素検出装置があるとよい。

長時間人工呼吸を行う場合には，胃の膨満に対処するために胃管の挿入を行う。適切なサイズの胃管と，吸引用のシリンジを用意する。

● 薬剤とその投与

薬剤投与を行う場合，薬剤の投与ルートは末梢静脈，臍静脈，気管と主に3つあり，状況によっては骨髄針を用いることがあるかもしれない。それぞれに対応するデバイス，物品の用意が必要となる。アドレナリン投与の場合には，新生児には投与方法が異なっても，まずは生理食塩水で10倍に希釈して（ボスミン® 1 mLと生理食塩水9 mL）使用する。さらに0.1mL単位での投与量の調整が必要であるので，薬剤吸引のみならず，希釈，投与に使用するためのシリンジは1 mL，2.5mL，5 mL，10mL，20mL，30mLなどを複数個揃えておく。希釈後に他薬剤と混同しないようにラベル，マーカーがあるとよい。

新生児蘇生に当たり，臍帯動脈血の血液ガスの測定結果が，児の状態の把握ならびにその後の治療（低体温療法）の適応を検討する際に重要となるので，ヘパリン加シリンジなどで検査のため保存しておき，可能なら血液ガス分析を行っておく。

蘇生の人数が十分であれば，蘇生の記録を残すことも覚えておきたい。このための記録用紙があるとよい。新生児搬送を依頼する周産期センターの連絡先も記しておくとよい。

▶基本的考え方と手技・介助

詳細については，『日本版救急蘇生ガイドライン2010に基づく新生児蘇生法テキスト』[1]（メジカルビュー社）を参照されることを強く勧める。この中で，特に新生児蘇生のアルゴリズムについて1枚の表を理解することが重要となる。記載されている手技は，蘇生の初期処置，人工呼吸，胸骨圧迫，酸素投与，持続的気道陽圧管理（CPAP）が中心となっている。これらの手技は，熟練した一部の医師，助産師のみが可能な手技ではないことを強調したい。分娩にかかわるであろう医師，助産師，看護師が，一定の指導を受ければ習得可能な手技である。

出生時に約10％の新生児は吸引や刺激などのサポートを必要とし，約１％は救命のためにバッグマスク換気や胸骨圧迫などの積極的な蘇生手段を必要とする。さらに新生児仮死の90％は，気道確保とバッグマスク換気で対応可能と言われている。新生児仮死の頻度が低くないことを考えても，分娩に携わる医療者のほとんどが身につけておく必要がある手技と言っても過言ではない。

　気管内挿管，薬剤投与については，これらの手技そのものはある程度慣れた医師が対応することが主であるが，立ち会ったほかのスタッフがこれらの手技について知識を得ることで，介助の際に手技一つひとつを速やかに実行することが可能となる。

　全体の流れは新生児蘇生のアルゴリズムに沿って進んでいく。評価し，どのように対処するか判断し，処置を行い，また評価を30秒ごとに繰り返していく。最初は早産児かどうか，呼吸・啼泣が弱いかどうか，筋緊張が低下しているかどうかの３点について評価し，このいずれかを認めれば蘇生の初期処置に入る。その後は呼吸と心拍の確認，さらに自発呼吸があり，かつ心拍数が100/分以上であれば努力呼吸とチアノーゼの確認を行った上で，対応する処置を行っていく。

　蘇生の初期処置は，まずは保温のため羊水を乾燥した温かいタオルで十分に拭き取り，その後拭き取ったタオルは取り除いて，別の新しいタオルの上に寝かせるようにする。保温は新生児蘇生で非常に重要である。その後は気道確保のため，肩枕を置き体位を整え，必要であれば気道の分泌物を口腔内，鼻腔内の順序で吸引する。自発呼吸が十分でなければ，背中を優しくこする，あるいは足底を刺激することで自発呼吸を促す。

　この時点で状態があまりよくないような印象であれば，パルスオキシメーターを右手に装着しておいてもよい。パルスオキシメーターの活用については，特に重要視されるようになっている。児の酸素化の評価は皮膚色のみでは正確に判定しにくいため，経時的に脈拍，酸素化を評価する上で信頼性の高いデバイスとなっている。分娩施設に必須の物品となっており，有効な活用が望まれる。

　蘇生の初期処置と，それに引き続いての人工呼吸，胸骨圧迫，さらに薬剤投与，気管挿管と，持続的気道陽圧管理，酸素投与などが新生児蘇生に必要な主な手技となる。これらについては，新生児蘇生法講習会や各施設で行われる勉強会において，新生児の蘇生人形を使って実際に各施設で使用する器具を用いて指導を受けることが効果的である。このため，個々の手技の説明については割愛する。こういった講習会，勉強会を通じて必要時に本当に使える手技を身につけることが重要であると考える。

▶新生児蘇生法講習会

　時間があれば，新生児蘇生法講習会にぜひ参加してほしい。いったん現場から離れ

ていても受講には問題ない。今の標準的な知識，手技を学ぶ絶好の機会となる。講習会の特徴として，シミュレーション教育が挙げられる。新生児の蘇生人形を用いて，重症例も含めた新生児蘇生について，実際の状況に近い形で学習していく。状態のよくないシナリオ演習で，うまく対応できないこと，失敗したことを経験することが可能である。どうすればよかったかを，その場で振り返ることにより，実践的な臨床現場で使える手技，知識を習得することを目的としている。これは講義形式の研修会と異なっている点である。

　新生児蘇生においてもチーム医療の推進は重要であり，標準的な知識を共有し，うまく連携していかなければならない。このため，出産に従事する医療者共通の知識，手技として普及することが望まれている。また，知識，技術を安定して維持するために，各施設で定期的に学習し，実際の症例からフィードバックする機会を設けておきたい。

引用・参考文献
1）田村正徳監修：日本版救急蘇生ガイドライン2010に基づく新生児蘇生法テキスト（改訂第2版），メジカルビュー社，2011.
2）田村正徳監修：日本版救急蘇生ガイドライン2010に基づく新生児蘇生法インストラクターマニュアル（改訂第3版），日本周産期・新生児医学会，2013.

もりた ひろすけ
2004年岡山大学卒業。同年国立病院機構岡山医療センター初期臨床研修医。2006年同小児科後期研修医。2009年岡山大学病院小児科。同年10月より現職。

確認テスト

1 以下の（　）を埋めよ。

a. 新生児のうち，約（①　　）%は呼吸確立のため吸引や刺激などの処置を必要とし，さらに約（②　　）%は積極的な蘇生を必要とする。

b. 新生児仮死の（　　）%はバッグとマスクを用いた人工呼吸だけで蘇生可能である。

2 新生児に初期の処置が必要か判断する上で必要な3つの項目を述べよ。
（　　　　　　　　）（　　　　　　　　　　）（　　　　　　　　　　）

答え
1 a. ①10　②1　b. 90
2 早産児　弱い啼泣・呼吸　筋緊張の低下

⑩ 知っておいてほしいNICUの現在(いま)

独立行政法人国立病院機構 岡山医療センター 新生児科 医長 **影山 操**
5B病棟 副師長／新生児集中ケア認定看護師 **石野陽子**

　NICUは，ご存じのようにNeonatal Intensive Care Unit（新生児集中治療室）の略称である。狭義では診療報酬で新生児特定集中治療室管理料を算定している病床を意味するが，広義ではGCU（Growing Care unit）を含めた新生児病棟を指す。我々がNICUについて助産師に知ってほしいことは，新生児病棟で働く者，つまり新生児科医，看護スタッフが何を目指して，どう考えながら診療や看護に当たっているかということであり，ここでは広義のNICU，つまり赤ちゃんが入院している病棟全体について述べる。

　周産期医療は母子へ一貫したチーム医療を提供すべきであり，医師（産科，新生児科，小児外科など），助産師，看護師，臨床心理士，保健師など多職種で上手に連携しなければ成り立たないが，NICUは院内でも特殊な閉鎖空間であり，若手や開業産院の助産師にとっては自分とは非常に遠い存在に感じられるかもしれない。本稿を読むことで，助産師にとってNICUが少しでも身近なものになり，連携発展の一助になればと願う。

▶NICUにおける新生児看護〜子どもと家族のために

　胎児期から新生児期は身体的のみならず，神経系を中心とした機能においても急速に発育・発達する時期である。そのため，人間の一生の土台はこの時期につくられると言っても過言ではない。NICUにはこの時期を過ごす新生児が入院しているので，後障害のない成長・発達を支援するだけではなく，その子の人生の質を保証することまで考えて看護の目標を設定し実践しなければならない責任があるが，これは容易に実践できることではない[1]。

　大きな障壁の一つは家族関係の形成である。NICUにおける両親は，早産児や疾病を有する赤ちゃんの親となったということに対する悲嘆や喪失感，罪悪感，怒りといったさまざまな反応に対処し，長い時間をかけて親役割へ適応していくという課題に直面している[2]。この最初の過程にかかわるNICUの看護師は，両親への心理的援助，親子関係の形成，愛着を促す援助という重要な役割を担う[3]。そのために提唱されてきたのがファミリーセンタードケア（Family-Centered Care，以下，FCC）という概念であり，児の正常な発達を促すために広まってきたディベロップメンタルケア

表1 ▶ FCCの基本概念　　　　浅井宏美：基本に戻ってもう一度確認しよう！ファミリーセンタードケアの4つの中心概念，ネオネイタルケア，Vol.26, No.10, P.9, 2013.

尊厳と尊重	医療者は患者・家族の見解や選択を傾聴し，尊重すること。 患者・家族の持っている知識，価値観，信念，文化的背景をケア計画に組み入れること。
情報の共有	医療者はすべて偏りのない情報を確実かつ役立つ方法で，患者・家族に伝え，共有すること。 患者・家族はケアや意思決定に効果的に参加するために，タイムリーにすべての的確な情報を受けること。
参加	患者・家族が望むレベルでケアや意思決定に参加することを奨励・支持されること。
協働	患者・家族と医療者はケアを実施する際，また施設の方針，ヘルスケア施設も設計や医療者の教育に関してもプログラムの開発・実施・評価について協働すること。

も含まれる。この概念に基づく看護は，看護師だけでは実践不可能であり，医師，臨床心理士，理学療法士，作業療法士，薬剤師，助産師などNICUに入院している子どもとその家族にかかわりのあるすべての職種がチームとして協力しなければできないことである[4, 5]。

●NICUにおけるFCC

　FCCとは，両親と医療者がパートナーシップを組み，子どもの治療，ケアなどを考えていくという概念である。母性看護がFCCであるべき理由は，母親は胎児を育むという責任から逃れることはできないが，自分を愛してくれる人（夫）と責任を分かち合い愛されることによって，信頼と強さを獲得し責任を果たしていくことができるからである。その基本概念は「尊厳と尊重」「情報の共有」「参加」「協働」である[5〜7]（表1）。

　母親と子どもの絆形成は，妊娠中・胎児期から始まる。母親は胎動を感じることで胎児との情感的絆の発達が促され，胎児を自己とは別の存在として認識するようになる。新生児は生後の母親と父親からの刺激で，広範囲にわたる感覚的能力による反応が誘発される。その結果，両者の間にコミュニケーションのチャンネルが次々に開き，お互いが存在を感じながら親子形成されていく大切な時間と空間となる。

　しかし，超早産で出産した母親は，あまり胎動を感じることがなく胎児を自覚せず分娩を迎える。その結果，NICUに入院となる子どもたちの母親は，十分な母子の相互作用も行えないまま引き離され，危機的状況に陥ることになる。予期せぬ分娩，それまで抱いていた自分の赤ちゃんへのイメージと現実とのギャップ，産んだはずの赤ちゃんがそばにいないことなどから正常な母子関係の確立が妨げられ，「我が子への無償の愛」が生まれにくい環境がある[5, 8, 9]。

　その上，以前のNICUでは児の安静や感染対策などを重視するあまり，両親の面会

やスキンシップが極度に制限されていた現実があり，その結果として自宅に子どもを連れて帰りたがらない親が増加し，虐待，養育放棄の頻度上昇を招いた。子どもが早産や，疾患を持って生まれたことは虐待のハイリスク要因の一つとされている[10]。

超早産児が自宅で生活するのは少なくとも3カ月先であり，正期産児と同様に正常な家族関係を形成し虐待を予防するには院内外での連携が重要になる。多職種がそれぞれの立場から家族を見つめ，チームを組んで赤ちゃんと家族との関係を育む場をつくっていくことができるように協力していく必要があり，そのためにFCCの概念が重要になる。両親が子どもを育てるための自信と能力を身につけるように，産後の母親や家族の気持ちに寄り添う支援が必要となり，両親とかかわる時間が最も長い助産師も重要な役割を担う[11]。

FCCが進んでいるスウェーデンのウプサラ大学NICUでは，重症な新生児が個室で診療されている。人工呼吸管理されている児が，いつでも両親のベッド上でカンガルーケアを実践でき，その気管吸引なども両親によって実施される。しかも良好な治療成績を上げている[12,13]。社会事情が大きく異なる我が国ではまだそこまで進んだ施設はないが，今後ますますその重要性は高まり，児へのケアは家族主導に進むものと確信している。

岡山医療センター（以下，当院）NICUでは，FCCの1つとして24時間面会および，祖父母，同胞を含めた拡大面会を実践している。人工呼吸管理中の児であっても沐浴などのケアに参加してもらい，退院前には小児科病棟やNICU内ではなく，正常新生児と同じ産褥病棟での母子同室入院を導入し，入院中から一般的な親子関係が構築できるように工夫している。

● ディベロップメンタルケア

新生児は不適切なケアによりストレスを受け続けると，神経系の正常な発達が阻害される。そのため，NICUへ入院した新生児を対象としたケア方法として，ディベロップメンタルケアが広がってきた。ディベロップメンタルケアとは，赤ちゃんを保護するだけではなくストレスを回避し適切な時期に適切な刺激を促し，正常な成長と発達を促すケアのことである。つまり，赤ちゃんの反応を読み取り，その対応能力にマイナスにならないようにサポートし，強みを引き出すことを目的にしている。この基本概念には，児の養育に家族を取り込むこと，家族の情緒的支援を行うことが含まれており，これまでの医療者中心（Hospital based／Provider based）のケアから患者および患者および家族を中心としたPatient and Family-Centered Careへ変革する重要性を示していると言える[14]。

例えば，新生児の1睡眠時間は40〜50分である。起きる時間帯を知っておくと，

医療者はケアのタイミングを前もって計画できるため、寝ている新生児を起こしてまで何かをすることは少なくなる。また、児にとって何よりのストレスは痛みである。採血など痛みを伴う処置が繰り返し行われていると脳の構造が破壊され、さらにその痛みをそのまま放置しておくと脳のネットワークが壊れていく。そのため、各施設で痛みを伴う処置の方法や痛みを緩和するケアを考える必要がある。そのほか、ポジショニング、遮光、防音など、種々の工夫がなされている[15, 16]（**写真**）。

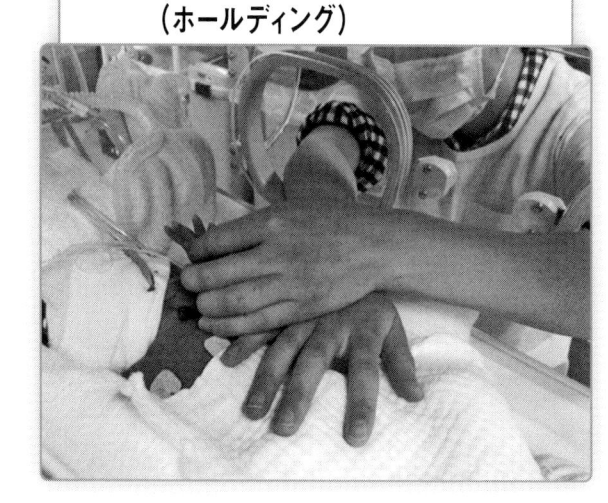

写真 ▶ **母親によるディベロップメンタルケア（ホールディング）**

●早産児の母乳育児支援

　胎児は臍帯を通して母胎から経静脈的に栄養を受け取るのと同時に、腸粘膜の成長因子を含む羊水を嚥下することで、出生後に開始される経腸的な栄養に備えている。そのため正期産児の出生時には、多くの消化管機能がある程度の発育を遂げているが、早産児の消化管機能は未熟でありその後に始まる栄養の刺激により構造的・機能的に発達していく。

　新生児にとって最高の栄養は母乳であることは言うまでもないが、早産児の母親の母乳は成熟児の母親の母乳と成分が異なっている。早産児の母親の母乳は出産早期から脂肪、タンパク質に富んでおり、成長に必要な摂取カロリーを得やすくなっている。脂肪の中でも中枢神経や視神経の発達に不可欠であるドコサヘキサエン酸（DHA）やアラキドン酸が多く含まれており、乳糖を分解する酵素活性や脂肪を分解するリパーゼの割合が高く、消化に適している。タンパク質ではホエイに富んでおり、ホエイタンパクは免疫抑制物質と抗炎症因子を多く含み、早産児の消化管機能にとってさまざまな利点がある。また、胃内の停滞時間が人工乳に比べて短く、消化吸収が早い。結果、早産児の予後に大きく関与する壊死性腸炎の発症率を有意に低下させる[17]。

　以上のような早産児の母乳栄養の利点を母親自身が知った上で、母乳育児に取り組むよう支援する必要がある。NICUに入院した新生児の状態によっては、母親は母乳育児を躊躇する場合も生じ得る。医療者による価値観の強制は避け、母親の母乳育児への意思や価値観を尊重し、意欲が高まるように、疑問に応えながら必要な情報を提供することが必要である。それを実践するには、助産師、新生児科医、NICU看護師、産科医が共通した正しい知識を有し、連携していくことが必須である。

図1 ▶ NICU入院児の退院時栄養（2011〜2012年出生）

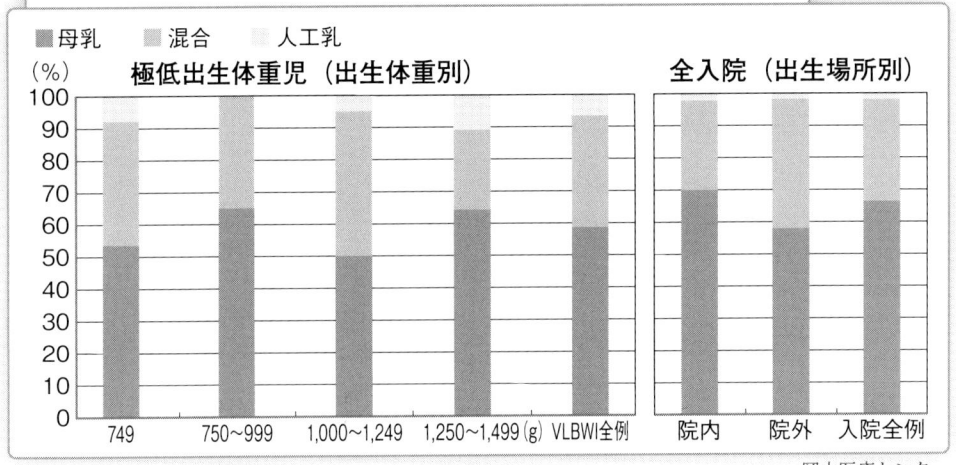

凡例：■母乳　■混合　■人工乳

極低出生体重児（出生体重別）: 749／750〜999／1,000〜1,249／1,250〜1,499(g)／VLBWI全例

全入院（出生場所別）: 院内／院外／入院全例

岡山医療センター

　当院は総合周産期母子医療センターであると共に，先進国で最初にBaby Friendly Hospital（赤ちゃんにやさしい病院）に認定された病院でもあり，20年以上にわたり母乳育児支援を継続している。極（超）低出生体重児であっても，継続した支援により退院後も正期産児と同様の母乳栄養が可能であり，6割弱が母乳のみ，9割以上が混合栄養で退院している。また，院外出生児でも6割弱の母乳栄養が可能になっている（**図1**）。

▶NICU入院患者の予後

　予後について論じる時，疾病の予後と患者の予後を分けて考えないといけない。例えば，「Aちゃんの呼吸窮迫症候群は治癒したが，その後Aちゃんは脳性麻痺になった」といった場合，疾病予後は良好であったが，患者予後は不良ということになる。ここでは，NICU患者の代表として早産・低出生体重児の予後を述べると共に，NICUで死亡したり長期に入院する患者について概説する。

●早産児・低出生体重児の予後

　早産児・低出生体重児医療の目標は，後障害なき生存（intact survival）と一般的に言うが，では後障害なき生存とは何であろうか。おそらく持って生まれた能力を失わずに，将来的には正期産児と同等の運動発達・知的発達，身体発育，外観でなければならず，そこに至るまでも正期産児と同様な家族関係の中で育つことであろう。しかし，この達成は現状では容易ではない。ファミリーケアについて前述したので，ここでは神経学的予後や身体的な予後について限定して述べる。

　我が国の超低出生体重児の生存率は85％を超え，極低出生体重児では90％以上であり，世界の最高水準にある。いまだに在胎24週未満，出生体重500g未満では生命予後が不良な場合も少なくないが，それでも生存する児の方が多い。当院NICUで

2010～2012の3年間に治療した81例の超低出生体重児の生存退院率は91.3％であった。であれば救命は大前提として，早産で生まれた赤ちゃんが持って生まれた能力（正期産児と同等の運動発達・知的発達，身体発育，外観）を失わないように，医療・看護することが目標になるのは必然である。

後障害なき生存を真に達成するためには，神経学的後障害の原因になり得る疾病（脳室内出血，脳室周囲白質軟化症，壊死性腸炎，慢性肺疾患，未熟児網膜症など）に罹患しない，傷（術創はもちろん，点滴挿入後の瘢痕，テープ固定後の瘢痕，心電図・経皮酸素分圧・経皮酸素飽和などモニタリングプローベによる熱傷瘢痕など）を残さない，正常な身体発育（胎児発育と同等の栄養摂取を得て，未

表2 ▶ 超低出生体重児における障害発生率（2005年出生児）

障害		6歳時判定（%）
脳性麻痺		16.8
知能発達障害	遅滞	20.3
	境界	23.8
視覚障害	両眼失明	0.5
	片眼失明	0.0
	弱視	12.5
	斜視	6.4
	判定不能	1.8
	不明	1.0
聴覚障害		2.3
	判定不能	1.0
	不明	0.3
てんかん		3.1
注意欠陥多動障害		1.3
	不明	1.0
反復性呼吸器感染症		4.6
気管支喘息		9.0
在宅酸素療法		1.3

上谷良行：2005年出生の超低出生体重児6歳時予後の全国調査集計結果，厚生労働科学研究費補助金「重症新生児のアウトカム改善に関する多施設共同研究」，平成24年度総括・分担研究報告書，P.80～86.より改変

熟児骨代謝性疾患に罹患せず，いわゆる未熟児顔貌にならない，胸郭が変形しないなど）を得るなどハードルが多数あり，特に極低出生体重児においてはまだまだ満足できるレベルにない。神経学的予後をとってみても，上谷の報告によれば2005年出生の超低出生体重児の6歳時調査で脳性麻痺を16.8％に認め，正常な知能発達は60％にも満たないのが現実である（**表2**）[18]。

そのような背景もあり，藤村らが2003年に，ランダム化比較試験実施による治療法の開発，極低出生体重児の周産期因子（児の特性・疾病・合併症・実施した予防・治療など）およびアウトカム（児の罹病率・死亡率・3歳までの発達障害発症率・成長発達予後など）に関する症例別診療記録データベースを構築，フォローアップ体制の構築を3本の柱とした新生児臨床研究ネットワークNRN（neonatal research network）を立ち上げた[19〜21]。その中で明らかになってきた予後の施設間差を埋めるために，厚生労働科学研究費補助金による「周産期医療の質と安全の向上のための研究（INTACT）」も開始されている[22]。

●死亡症例と長期入院

当院NICUには年間約400人の入院があるが，2010〜2012年の3年間に27例の死亡（うち積極的な治療を行わなかった看取り7例）があった。死亡症例で最も多いのは染色体異常，先天奇形などの先天異常11例で，超低出生体重児，新生児仮死，感染症を上回っており，全国的にも同様の傾向にある。

長期入院症例については，入院期間が180日以上365日未満は11例で，超低出生体重児7例，先天性心疾患を合併した低出生体重児2例，その他奇形に関連する症例が2例であり早産児が主となるが，入院期間が365日以上では低酸素性虚血性脳症5例，先天性心疾患に関連する症例2例，超低出生体重児2例，骨系統疾患1例となり，重症新生児仮死や先天異常にかかわるものが目立つようになる。つまり，超低出生体重児は順調でも3カ月以上の入院が必要であり，合併症などで治療が長引くと半年の入院が必要になることがあるが1年を超えることは少ない。

2009年末に楠田らが新生児医療連絡会に加盟している新生児医療施設の計206施設を対象に実施した動態調査では，長期入院児の基礎疾患は先天異常＞早産児＞新生児仮死の順に多いが，新生児仮死症例が特にNICU内に長期に留まる傾向が強いことが分かった（**図2**）[23]。その原因は，障害児施設への転院には病床数に限りがあり待機患者が多いこと，また在宅医療移行には家庭事情や地域の福祉サービスが不足することなどが挙げられる。

図2 ▶ 長期入院中の児の基礎疾患

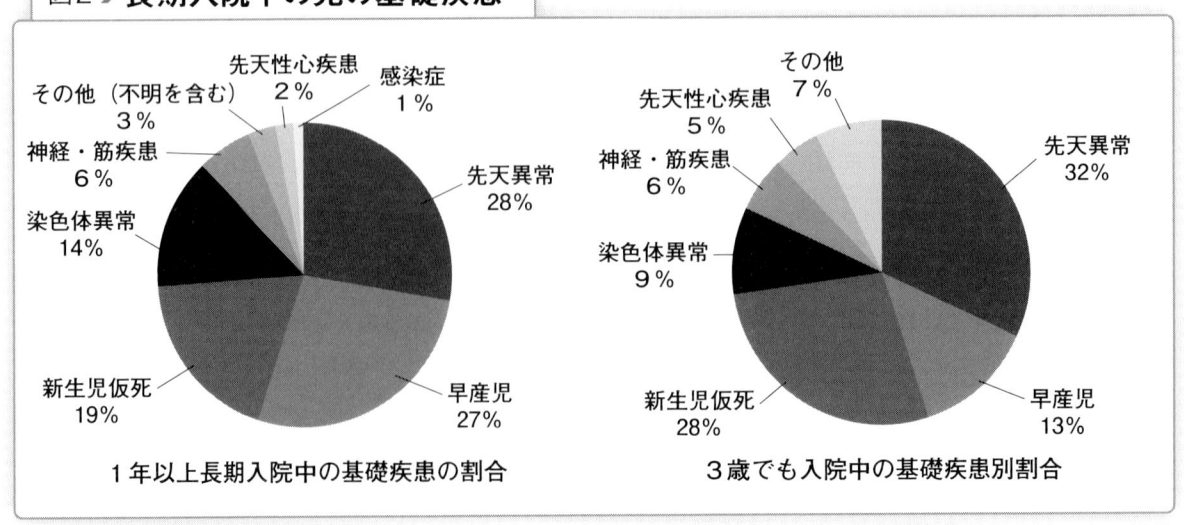

1年以上長期入院中の基礎疾患の割合
- 先天異常 28%
- 早産児 27%
- 新生児仮死 19%
- 染色体異常 14%
- 神経・筋疾患 6%
- その他（不明を含む）3%
- 先天性心疾患 2%
- 感染症 1%

3歳でも入院中の基礎疾患別割合
- 先天異常 32%
- 新生児仮死 28%
- 早産児 13%
- 染色体異常 9%
- その他 7%
- 神経・筋疾患 6%
- 先天性心疾患 5%

田村正徳：長期入院児支援システム，母子保健情報，62，P.93〜101，2010.

●予後改善に向けて

　極（超）低出生体重児については，前述したように予後改善への努力は継続されている。先天性心疾患については詳しく述べなかったが，術式の開発改良や標準化，開心補助手段の進歩に加え，胎児診断，薬物療法などの著しい進歩により，新生児・乳児期での生存率は飛躍的に向上している[24]。現時点では重症の先天代謝異常，染色体異常などの根本的な治療法は見つけられないが，「重篤な疾患を持った新生児の医療をめぐる話し合いのガイドライン」が策定され，FCCの理念に基づいた緩和ケア，看取りの医療，グリーフケアなど[25]が講じられ，さらに遺伝カウンセリングの充実化が図られている。

　その中で今日，我々が最も目を向けなければならないものの1つは新生児仮死である。現状で仮死をゼロにすることはできないため，2009年に分娩に関連して発症した重度脳性麻痺の子どもとその家族の経済的負担を速やかに補償すると共に，脳性麻痺発症の原因分析を行い，同じような事例の再発防止に資する情報を提供することなどにより，紛争の防止・早期解決および産科医療の質の向上を図ることを目的とした産科医療補償制度が創設された[26]。

　また，仮死児の生命予後・神経学的予後を改善するには，出生時に胎外呼吸循環が順調に移行できない新生児に対して迅速かつ適切な蘇生ができる医療従事者が分娩に立ち会う必要がある。そのため，日本周産期・新生児医学会は2007年から新生児蘇生法（NCPR）普及事業を開始した。新生児科医のみならず分娩にかかわる産科医，助産師・看護師，さらには医学生・看護学生，救急救命士などがNCPR講習会を受講し，標準的な新生児蘇生法の理論と技術に習熟することにより，児の救命と重篤な障害の回避できる期待がある[27]。

▶NICUと院内産科および産科施設との連携

　治療を必要とする新生児を入院させる経路には，大きく分けて母体搬送と新生児搬送の2つがある。近年，産科と新生児科の連携が進んだことにより重症児の多くは母体搬送後に周産期センターで出生するようなり，さらに現在ではハイリスク妊婦は重症化する前に外来に紹介される傾向がある。当院でもその傾向は強くなり，10年ほど前にはNICU入院児の約半数が院外出生児であったが，現在は母体外来紹介が約半数に上り，院外出生は3割まで低下している（**図3**）。

●院内産科との連携

　この傾向が強くなると，新生児科はMFICU（母体・胎児集中治療室）にいる患者はもとより，自院で出産予定の外来ハイリスク妊婦も把握しておかなければならない

ため，産科と新生児科は常に情報を共有し合わなければならない。また両科は各病棟，関係各科とも情報を共有する必要がある。

周産期医療はチームとしての機能が重要であり，赤ちゃんおよび両親を中心に，立場の異なる各医療スタッフが同じ目的を共有して取り組む姿勢が必要である。当院では，出生前には産科・新生児科の周産期カンファレンス，助産師・NICUスタッフ間の交換研修，ハイリスク妊婦へのプレネイタルビジット（産前訪問），産前両親のNICU見学案内，看護スタッフ間の母体体調・母乳分泌状況・児の状況報告などを通じて，その連携を強化している。特にハイリスク妊婦へのプレネイタルビジットには力を入れて取り組んでいる（表3）。決して強制はせず，産科主治医や助産師による家族の希望の確認後に訪問時期を見計らってもらい，生まれてくる我が子の病気，NICUという場所，分娩方法，出産後の母体の健康や生活などに対する家族の不安を少しでも軽減し，赤ちゃんに向き合えるように支援している。訪問時には主治医，新生児科医師，助産師，NICU看護師，NICU専属臨床心理士が同席し，必要な場合は関係科の医師や認定遺伝カウンセラーにも参加してもらっている。具体的な例として，先天性横隔膜ヘルニア症の胎児が紹介されてきた場合を表4に示す。

図3 ▶ NICU入院児の出生場所（2011〜2012年）

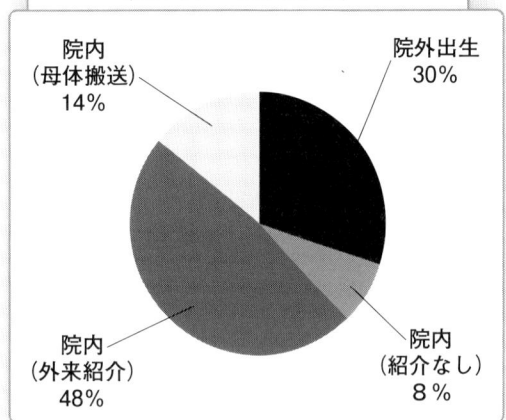

- 院外出生 30%
- 院内（母体搬送）14%
- 院内（外来紹介）48%
- 院内（紹介なし）8%

岡山医療センター

表3 ▶ ハイリスク母胎へのプレネイタルビジット対象

NICU入院がほぼ確実な場合や胎児疾患	妊娠28週未満の切迫早産：胎胞脱出，前期破水 多胎：品胎，双胎間輸血症候群，dicordant twins 胎児疾患：染色体異常症，骨系統疾患，先天性横隔膜ヘルニア，消化管閉鎖，肺嚢胞性疾患，胎児腫瘍，胎児水腫，胎児腔水症，脊髄髄膜瘤など 重症胎児発育遅延（FGR） その他：重症PIHなど母体疾患のための早期termination，Rh不適合妊娠
入院の要否にかかわらず胎児異常がある場合	先天性心疾患，胎児不整脈，先天性水腎症，口唇裂，口蓋裂など原因不明の羊水過多
母体の基礎疾患や薬剤投与のために，生まれてくる児に医療的介入が必要な場合	母体HTLV-1陽性 母体薬剤投与

岡山医療センター

●新生児搬送と母体紹介(緊急母体搬送を含む)

　母体紹介が主体となってきた今日においても,急激に分娩が進行する症例や出血がひどく搬送不能な症例,出生後初めて分かる異常もあり,新生児搬送はなくなることはない。しかし,事前に母体紹介が可能であったと思われる症例にもかかわらず,新生児搬送になることがあるのが現実である。疾患によっては緊急性が非常に高く,児の生命予後,神経学的予後を大きく左右する場合もある。重症の先天性心疾患などが典型であり,ショックに陥ってから気づかれる症例もあるので,可能な限り胎児期に発見し周産期センターで出生するのが望ましい。

　そのほか,母児分離,家族への負担などの面から考えても,新生児搬送は可能な限り避けるべきである(**表5**)。やむを得ず新生児搬送になった場合にも,帰院搬送(バックトランスファー)や産後母体搬送(母親の当院への転院)を積極的に進めることで,母児分離や家族の負担を軽減する努力を行うべきである。

　また別の視点として,周産期センターにおける妊産婦数増加による社会的デメリッ

表4 ▶ 先天性横隔膜ヘルニア症におけるプレネイタルビジット

時間経過
1. 胎児超音波異常で母体外来紹介
2. 当院産科医による胎児診断
3. 新生児科,小児外科に連絡
4. 妊娠36週で胎児MRIによる肺低形成評価
5. 関係3科(産科,新生児科,小児外科)による重症度判定および治療計画会議
6. 母体入院
7. プレネイタイビジット(新生児科,小児外科,産科,NICU看護師,助産師,臨床心理士)

	プレネイタルビジットでのIC内容
小児外科	・先天性横隔膜ヘルニア症の概要 ・外科治療(手術時期,術式・合併症など)
新生児科	・予測される重症度,予後など ・sleeping baby ・具体的な治療戦略:呼吸管理,循環管理(特定生物由来製品投与の承諾),特殊治療(一酸化窒素吸入療法,膜型人工肺,術後管理…) ・新生児センター(NICU,GCU) ・24時間面会,同胞・祖父母面会
産科	・全身麻酔下の帝王切開術

8. 希望に応じ,両親のNICU見学(NICU看護師による案内・説明)
9. 妊娠38週　予定帝王切開(全身麻酔)

岡山医療センター

表5 ▶ **母体紹介と新生児搬送の比較**

	母体紹介（緊急母体搬送を含む）	新生児搬送
児の予後への影響	胎盤，臍帯の機能が保持されていれば，胎児にとっては比較的安全な搬送が可能である。分娩までの間に産科と新生児科が綿密に情報交換を行うことが可能であり，適切な分娩時期や分娩様式，胎児治療（母体副腎皮質ステロイド剤投与など）を検討することができる。出生直後からの検査，治療が可能になる。	重症度が高い場合には，熟練の新生児科医にとっても危険性が高く困難な仕事である。また，蘇生開始，検査，治療が遅れ，院内出生に比べてマンパワーも不足する。
Informed Consent	プレネイタルビジットが可能であり，出生前に予想される疾患，治療，経過などの説明ができ，病院，医師と家族の信頼関係構築の時間をつくることができる。出生後も随時，説明を聞くことができる。	出生前の説明は不可能である。突然の入院のなるため，疾患への理解，医療者との信頼関係構築を困難にする可能性がある。母親は入院時の説明を聞けない。
母児分離	母親の体調によるが，長時間，頻回の接触，面会が可能である。児の状態に応じて抱っこや，カンガルーケア，直接授乳が可能であり，新鮮搾母乳の口腔内塗布などが可能で，母乳哺育が進めやすい。	母親の退院までは，児への面会は1日1回未満になる。
家族への負担	父親にとっては，妻と子が同じ医療機関に入院している状態であり，一般の出産と同様になる。	父親にとっては家族が別々の医療機関に入院している状態であり，その精神的負担，冷凍母乳の運搬などの肉体的・経済的負担も増加する。

トも考えなければならない。新生児搬送であれば二次施設に搬送されていた軽症・中等症の新生児例も三次施設に母体紹介（搬送）されるようになると，MFICUや産科病棟の慢性的満床を来し，最終的には新生児科医の疲弊を招き，超緊急の母体搬送に対応できなくなる危険性が生じる。そのため当院産科では，一度紹介された母体でもリスクが低いと判断できた場合には紹介元での分娩を勧めている。

母体紹介に関する決まり事がないのも問題である。大阪では新生児診療相互援助システム（NMCS）および産婦人科診療相互援助システム（OGCS）が機能している[28]が，これは逆に例外的であり，全国的には整備されていない地域が多い。各医療施設だけでシステムを構築するのは不可能であり，行政を巻き込んでどういった場合に（切迫流早産，preterm PROM，母体合併症，羊水量異常，多胎妊娠，子宮内胎児発育不全，胎児異常など），いつ，どこに（総合周産期母子医療センター，地域周産期センター，近隣の総合病院など），どうやって（母体外来紹介，緊急母体搬送，立ち会い分娩依頼，新生児搬送，新生児外来紹介）紹介するのかが定まった，実際に機能するシステムを

構築しなければならない。自治体の縦割りのシステムではなく医療圏で構築するのが理想であるが，現状では難しい側面もある。

　周産期医療は，赤ちゃん（胎児・新生児）と家族を中心にチームを構成して医療・看護を進めるべきものであり，NICUは早産や疾病を有する赤ちゃんが育つところである。また，1つの周産期センターで完結する医療ではなく，地域の産科施設，二次施設，ほかの三次施設との連携なくしては成立しない。1施設，1スタッフの工夫・努力のみでは完璧な対応は不可能であり，行政を巻き込んだ方針の策定，整備計画が必要な分野である反面，変化する時代のニーズを個人個人が学び，実践しなければならない。助産師も含め，赤ちゃんとその家族にかかわる者は，その主要メンバーであることを自覚しなければならない。

引用・参考文献
1) 仁志田博司：発育・発達とその評価，新生児学入門，P.4～13, 26～27, 医学書院，2010.
2) Sammons.W.A.H.&Lewis.M. Premature babies A different begining.（小林登，竹内徹監訳：未熟児その異なった出発，P.48～49, 84～86, 医学書院，1985.）
3) 安積陽子：早産児をもつ母親の親役割獲得過程に関する研究，日本助産学会誌，Vol.16, No.2, P.25～35, 2003.
4) 横尾京子：周産期におけるファミリーセンタードケアの実践，日本新生児看護学会雑誌，Vol.17, No.2, P.5～8, 2011.
5) Glenys Boxwell編，沢田健，エクランド源稚子監訳：新生児集中ケアハンドブック，P.46～67, 医学書院，2013.
6) 木下千鶴：NICUにおけるファミリーセンタードケア，日本新生児看護学会雑誌，Vol.8, No.1, P.59～67, 2001.
7) エビデンスに基づく助産ガイドライン―分娩期2012, 日本助産学会誌，26別冊，P.154～304, 2012.
8) 浅田宏美：NICUにおける看護師のファミリーセンタードケアに関する実践と信念，日本新生児看護学会誌，Vol.15, No.1, P.10～19, 2009.
9) 仁志田博司：母子相互作用，新生児学入門，P.125～138, 医学書院，2010.
10) 厚生労働省：平成21年度福祉行政報告例結果の概況，2014.
11) 岡真代編著：NICU看護技術必須テキスト，ネオネイタルケア秋季増刊，P.228～288, メディカ出版，2011.
12) Kerstin Hedberg Nyqvist：Professional Neonatal Nursing Today：Holistic Family-Centered Neonatal Care, 日本新生児看護学会誌，Vol.16, No.1, P.2～7, 2010.
13) 大山牧子：ウプサラ大学NICU訪問記，ネオネイタルケア，Vol.21, No.12, P.1268～1274, 2008.
14) 大城昌平，一之瀬大資：総論ディベロップメンタルケアから見たストレスと環境，ネオネイタルケア，Vol.26, No.2, P.8～14, 2013.
15) 前掲5), P.240～259.
16) 「新生児の痛み軽減を目指したケア」ガイドライン作成委員会：NICUに入院している新生児の痛みのケアを発展させるために，ネオネイタルケア，Vol.26, No.11, P.69～74, 2013.
17) 大山牧子：母乳の特性と母乳育児の意義，NICUに入院した新生児のための母乳育児支援セミナー，P.72～93, 2011.
18) 上谷良行：2005年出生の超低出生体重児6歳時予後の全国調査集計結果，厚生労働科学研究費補助金「重症新生児のアウトカム改善に関する多施設共同研究」，平成24年度総括・分担研究報告書，P.80～86.
19) Neonatal Research Network
　　http://nrn.shiga-med.ac.jp/（2014年4月閲覧）
20) 周産期母子医療センターネットワークデータベース解析報告
　　http://plaza.umin.ac.jp/nrndata/（2014年4月閲覧）
21) 藤村正哲：新生児臨床研究ネットワークNRN（neonatal research network），母子保健情報，62, P.81～87, 2010.
22) 厚生労働科学研究費補助金による「周産期医療の質と安全の向上のための研究（INTACT）」
　　http://www.nicu-intact.org/（2014年4月閲覧）
23) 田村正徳：長期入院児支援システム，母子保健情報，62, P.93～101, 2010.
24) 越後茂之（班長）：先天性心疾患術後遠隔期の管理・侵襲的治療に関するガイドライン（2012年改訂版），日本循環器学会
　　http://www.j-circ.or.jp/guideline/pdf/JCS2012_echigo_h.pdf（2014年4月閲覧）
25) 田村正徳（主任研究者）：重篤な疾患を持つ新生児の医療をめぐる話し合いのガイドライン，厚生労働省・成育医療研究委託事業「重症障害新生児医療のガイドライン及びハイリスク新生児の診断システムに関する総合的研究」最終報告書，2004.
26) 産科医療補償制度
　　http://www.sanka-hp.jcqhc.or.jp/（2014年4月閲覧）
27) 新生児蘇生法普及事業
　　http://www.ncpr.jp/（2014年4月閲覧）

28）母体及び新生児の搬送及び受入のための医療連携体制，大阪府周産期医療体制整備計画［計画期間：平成25年度から平成29年度まで］
http://www.pref.osaka.lg.jp/iryo/syusankiiryo/syusankikeikaku.html（2014年4月閲覧）
29）浅井宏美：基本に戻ってもう一度確認しよう！ファミリーセンタードケアの4つの中心概念，ネオネイタルケア，Vol.26，No.10，P.9，2013.

かげやま みさお
1994年岡山大学医学部卒業は，岡山大学医学部附属病院，広島市民病院小児科で小児科，岡山大学医学部附属病院で小児循環器を研修後，大阪府立母子保健総合医療センター新生児科を経て，2000年より国立岡山病院（現・独立行政法人国立病院機構岡山医療センター）新生児科に勤務し，2009年に新生児科医長に就任。2010〜2011年にトロント小児病院新生児科に留学。日本小児科学会専門医。日本未熟児新生児学会評議員。

いしの ようこ
卒業以来，岡山医療センター NICUで臨床看護に携わり続けている。2012年に新生児集中ケア認定看護師資格を取得。

確認テスト

1 以下の（ ）を埋めよ。

a. ファミリーセンタードケアは，両親が子どもを育てるための（①　）と（②　）を身につけることができる。

b. 早産児を産んだ母親の母乳には，生後早期から早産児に必要な栄養素である（①　）や（②　）が多く含まれている。

c. 極低出生体重児の生存率は（　）％以上である。

d. 極低出生体重児の医療，看護における現在の目標は，（　）である。

2 正しいものを1つ選択せよ。

a. NICUの急性期看護は，家族には参加できない専門性の高いものばかりである。

b. 乳児の虐待は増加しているが，児の疾病やNICU入院との関係はない。

c. NICUに半年以上の長期にわたって入院する児は，超低出生体重児が大半である。

d. NICUに入院する児は，母体搬送されるよりも新生児搬送される方が予後がよい。

e. 新生児仮死児の予後を改善する一つの方策は，NCPRの普及による産科医と助産師の蘇生技術の熟練である。

答え　1 a.①自信 ②能力　b.①脂肪 ②タンパク質　c.90　d.後障害なき生存
2 e

学会へ行こう ②
岡山大学大学院 保健学研究科 教授　中塚幹也

●臨床研究

　例えば，マニュアルを変更したとしよう。そのプロトコルが有効であるかどうかを検証する必要がある。個々のスタッフの印象のみでは，本当の効果が見えにくい場合も多い。職場全体でデータをまとめて統計を取ってみよう。ある程度の数を集めて解析した上で，有用であれば継続できるし，問題があればさらに改善することが必要である。その結果は，妊産婦への説明などの際にも利用できる。

　職場で臨床研究をする場合を考えてみよう。今，現場で問題になっていることは何だろうか。例えば，母乳外来を始めたとしよう。お母さんたちは，その母乳外来に満足しているのだろうか。この場合，対象は母乳外来を受診したお母さんたちである。質問紙を作って配布し，満足度を明らかにする。何人くらいに聞けばよいだろうか？

　とりあえず，うまくいっているのかどうかを知りたいのであれば，少数意見でも有用である。しかし，例えば「30分枠で行う場合と60分枠で行う場合のどちらがよいのかを比較したい」と考えれば，数人の意見を聞いただけでは評価できない。30分枠と60分枠とで2群に分けて，ある程度の数の対象の満足度を比較する必要がある。初産婦と経産婦とで希望する内容が異なる可能性があるので，その2群をさらに2群に分けて検討する必要があるかもしれない。「担当するスタッフの経験年数によって満足度が違うのかどうかも明らかにしたい」と考えれば，さらに対象数を増やす必要がある。

　また，母乳外来を続けるかどうかを判断するのであれば，完全母乳達成率が母乳外来導入の前後で変化したかを調査することもできる。この時の助産師の負担の調査や，やりがいの調査を行うことも可能である。

　検討した結果を，エクセルなどの表計算ソフトでまとめて図表にする。簡単な統計の知識も必要になる。パワーポイントなどで結果を示すと共に，重要な点をプレゼンテーションする。それをいかに正確に伝えるかというスキルも必要である。倫理的配慮が必要な内容であれば，倫理委員会での承認が必要になる。経験のある研究者のアドバイスをもらいながら行うと，初心者でもできるものである。

➡ P.234へつづく

学会へ行こう ③

岡山大学大学院 保健学研究科 教授　中塚幹也

●文献検索

　文献検索をするために，医学中央雑誌のホームページ（http://www.jamas.or.jp/）を見てみよう。医中誌WEBデモ版（http://demo.jamas.or.jp/）であれば無料で検索する体験ができる。一つのキーワードで検索してもあまり多くの文献がヒットしない場合は，類似したいくつかの言葉でも試してみよう。

　国立情報学研究所（National Institute of Informatics：NII）のCiNii（NII論文情報ナビゲータ［サイニィ］）（http://ci.nii.ac.jp/）も，誰でも使用できる学術情報検索データベース・サービスである。一部の論文本文など，有料のコンテンツについては「機関定額制（法人単位のご利用登録）」やID（個人単位のご利用登録）を取得すると料金優待などの特典がある。

　Pubmed（http://www.ncbi.nlm.nih.gov/pubmed）は，アメリカの国立衛生研究所（National Institutes of Health：NIH）の下の国立医学図書館（National Library of Medicine：NLM）の一部門である国立生物工学情報センター（National Center for Biotechnology Information：NCBI）が無料で提供している医学・看護学・生物学分野の学術文献検索データベース・サービスである。

　CINAHL（Cumulative Index to Nursing & Allied Health）は，CINAHL Information System社が作成している看護学・保健学・生物学分野のデータベースであり，看護関係の外国語論文を探す場合には，Pubmedよりも有効な場合もある。

●論文にしてみよう

　症例報告や臨床研究が終わったら，できれば論文にしてみよう。論文を書くためには過去の論文を批判的な目で見てみる必要がある。教科書に書いてあることでも間違っていたり，古くなっていたりすることはある。そのまま鵜呑みにしていないだろうか？　日頃行っている一つひとつの処置や対応を本当に正しいのであろうかと考え，見直す習慣にもつながる。

　論文を書くには，科学的で論理立った思考が必要である。また，正確で分かりやすい表現を使う必要がある。もし，それを英文で書けば世界の困っている妊婦に役立てることもできる。

6章

新たに求められる役割

❶ 出生前診断

岡山大学大学院 保健学研究科 教授 中塚幹也

▶先天異常のスクリーニング

　先天異常（birth decfect）のスクリーニング（**表1**）の対象としては，二分脊椎などの神経管閉鎖障害（NTDs：Neural Tube Defects）や無脳症，腹壁破裂（gastroschisis）や臍帯ヘルニア（onphalocele）などの腹壁異常，心疾患などがあり，超音波検査で形態の観察が行われる。

　また，21トリソミー（ダウン症候群），18トリソミー（エドワーズ症候群），13トリソミー（パタウ症候群）などの染色体の数の異常もその対象となる。しかし，スクリーニングの対象とならない新生児の異常は多く，対象疾患のスクリーニングを妊婦やその家族が希望しても発見されない場合があることも念頭に置いておく必要がある。

▶スクリーニング検査

●頸部浮腫（Nuchal translucency：NT）

　妊娠10〜14週の超音波検査によりNTのスクリーニングが行われ，カットオフ値としては3mmなどが用いられている。これにより，約8割の21トリソミーを発見可能（偽陽性率約4％）とされる。ちなみに，超音波検査での鼻骨描出不能により約7割の21トリソミーを発見可能（偽陽性率0.5％）とされる。

　カットオフ値の設定にもよるが，NTのスクリーニングで染色体正常の胎児全体の

表1 ▶ **出生前スクリーニング**

検査	方法	施行時期（妊娠週数）	結果の位置づけ
無侵襲的出生前遺伝学的検査（NIPT）	血液検査（胎児由来のcell-free DNA）	10〜22週	スクリーニング
NT（Nuchal translucency）	超音波検査	11〜14週	スクリーニング
FTS（first trimester screening）	血液検査（PAPP-A, β-hCG）＋超音波検査（NT）	11〜14週	スクリーニング
母体血清マーカー検査（クアトロテスト）	血液検査（AFP, β-hCG, E3, インヒビン-A）	15〜20週	スクリーニング
絨毛染色体検査	絨毛採取（CVS）	15〜18週	確定診断
羊水染色体検査	羊水穿刺	15〜18週	確定診断

4～8％が陽性になるとされる。この胎児の予後を見ると，2～10％が流産，0.5～12％が周産期死亡となるとの報告がある。NTが大きいほど予後は不良であり，6.5mm以上であれば約20％が流・死産になるとされる。また，NTの見られた胎児では心疾患の合併率も高く，妊娠20週前後での心臓のスクリーニングが行われる。

●FTS (First Trimester Screening)

FTSは妊娠11～14週に施行され，血液中のPAPP-A（pregnancy associated plasma protein A）とβ-hCG（human chorionic gonadotropin）の濃度とNTから82～87％の21トリソミーを発見可能とされる。また，18トリソミーなどそのほかの染色体異常のスクリーニングにも有用とされる。

●母体血清マーカー検査

クワトロテストは妊娠15～20週頃に施行され，AFP（α-フェトプロテイン），β-hCG，E3（エストリオール），インヒビン-Aの4つの血清マーカーを測定し，約8割の21トリソミーを，またAPF値から約8割の神経管閉鎖障害（二分脊椎など，Neural Tube Defects：NTDs）を発見可能とされる。

▶確定検査

●絨毛採取 (chorionic villi sampling：CVS)

妊娠8～9週から施行可能であるが，この時期の施行により胎児の四肢異常を起こす可能性があり，通常は妊娠10～14週に施行されている。経腹的に絨毛を採取する方法と経頸管的に採取する方法の2種類があり，いずれも超音波ガイド下に行われるが，成功率や安全性から現在は経腹的採取が主流になっている。胎児の細胞の染色体を分析するため，確定的な診断が可能である。胎盤の位置によっては採取が困難な場合もある。

●羊水穿刺

我が国では，CVSと比較して多くの施設で行われている。妊娠15週頃から施行可能であるが，15週では絨毛膜と羊膜が分離していることもあり注意を要する。約300例に1例の割合で流産を起こすとされる。CVSでは，胎児と胎盤との染色体が異なる胎盤限局性モザイク（confined placental mosaicism：CPM）が約1％に見られ，CVSで染色体異常と診断されても胎児の染色体は正常である場合がある。このような場合には，羊水検査による胎児染色体の再確認が必要となる。

▶海外の状況

アメリカではACOG（American Congress of Obstetricians and Gynecologists）のガイドラインで，「年齢にかかわらず，すべての妊婦に染色体異常のスクリーニング検

査を提供すべきである」としている。イギリスでもThe NHS Fetal Anomaly Screening Programme（FASP）が行われており，政府の政策としてNHS（National Health Service）が妊娠10〜14週に超音波検査と血清マーカー検査，18〜21週に超音波検査を行うスクリーニングプログラムを全妊婦に提供している。

無侵襲的出生前遺伝学的検査（Noninvasive prenatal genetic testing：NIPT）

母体血細胞フリー胎児遺伝子検査（maternal blood cell-free fetal nucleic acid test：cffNA test）などとも呼ばれる。妊娠10〜22週に施行される。母体から採血（20mL）し，血漿中に存在する胎児由来のcell-free DNAを母体由来のDNA断片と共に解析し，各染色体に由来するDNA断片の量の差異を比較することで胎児の染色体の数的異常を評価するものである。

日本では，21トリソミー，18トリソミー，13トリソミーの3つの染色体の数的異常のみを検査するとしているが，性染色体の異数性を見ることで，Xモノソミー（ターナー症候群），XXX（トリプルX），XXY（クラインフェルター症候群），XYY（ヤコブ症候群）などの評価も可能である。均衡型転座や不均衡型転座などの染色体の構造異常については検査できない。

日本にNIPTが導入される前に「99％の精度でダウン症候群を診断」との報道がなされたが，現実的にスクリーニングすることを考えると，陽性と判定された場合の検査結果の精度は，母親の年齢や背景によって異なる。高齢妊娠や超音波検査で胎児が異常を有する可能性がある妊婦，上の子に染色体の異常がある妊婦などに限ると精度は約95％，35歳以上の妊婦全体に検査を行うと約75％，すべての妊婦に行うと約30％ともされる。スクリーニング検査であるため，陽性と判定された場合も羊水検査などにより診断する必要がある。

検査結果が陰性であれば，胎児が染色体異常でない確率は，年齢や背景に関係なく100％に近い。このため，高齢女性などではNIPTで陰性であれば，流産のリスクが少しでもある羊水穿刺を行わないという選択をしたいとしてNIPTを受ける場合もある。

我が国では現在，NIPTコンソーシアムが臨床研究として行っており，参加可能な施設として**表2**のような条件を挙げている。このNIPTコンソーシアムの定める施設条件は，日本産科婦人科学会が公表した指針とは若干異なっている。対象は，胎児の3つの染色体疾患についての検査希望があり，次のいずれかの条件を満たす妊娠女性としている。

表2 ▶ NIPTを施行する施設の基準（NIPTコンソーシアム）

1. 出生前診断に精通した臨床遺伝専門医・認定遺伝カウンセラーが複数名所属し専門外来を設置して診療している。
2. 専門外来で，一人30分以上の診療枠を設定してカウンセリングを行い，その中で検査や対象疾患の説明を行う。
3. 検査後の妊娠経過についてのフォローアップが可能である。
4. 絨毛検査や羊水検査などの侵襲的胎児染色体検査に精通し安全に行える。
5. 産婦人科医は，臨床遺伝専門医であり，かつ小児科医は臨床遺伝専門医であるか，周産期（新生児）専門医であることを要し，その小児科医とも遺伝カウンセリングなどの連携をとれる体制である（21トリソミー，18トリソミー，13トリソミーの妊娠・分娩ならびに生後の管理ができる）。
6. 臨床遺伝専門医・認定遺伝カウンセラーは，検査についての研修などを通し，NIPTについての知識を十分に有している。院内で検査についての結果説明やカウンセリングに十分対応できる。

NIPTコンソーシアムホームページより

①染色体疾患（21トリソミー，18トリソミー，13トリソミーのいずれか）に罹患した児を妊娠，分娩した既往を有する場合
②高齢妊娠の場合（分娩時35歳以上）
③胎児が染色体疾患（21トリソミー，18トリソミー，13トリソミーのいずれか）に罹患している可能性の上昇を指摘された場合（超音波検査，母体血清マーカー検査で可能性の上昇を指摘されている場合や両親にロバートソン転座〈21/13染色体など〉がある場合）。

▶出生前診断における助産師の立場は？

　私たちの調査（2013年）では，「NIPTで陽性と判定されても羊水検査により診断する必要がある」ことを知っていた妊婦は約3割であり，その必要性を説明した後でも，約5％の妊婦は「NIPTで陽性と判定されれば羊水検査をせずに中絶する」と回答していた。その理由の1つに，羊水穿刺の施行まで待てないとの意見が見られていた。この点ではより早期に施行されるCVSが有用かと思われるが，その場合でも待ち時間がないわけではない。遺伝カウンセラーには心理カウンセリングのスキルが必要であるし，NIPT検査のために初めて会った他施設のカウンセラーよりも，自身が健診を受けている医療スタッフの精神支援が有効であると考えられる。

　出生前診断のための新たな技術が出現すれば，現実問題としては，誰もそれを使用しないように禁止するという選択肢はほぼあり得ない。グローバル化した現在，日本で禁止したとしても海外へ検体を送ることも可能である。

　各医療スタッフが自分自身の考えを持つことは重要である。しかし，その価値観を妊婦やその家族に押し付けることには問題がある。中立的な立場で妊婦やその家族に

接し，正確な情報を十分に提供し，適切に「自己決定」できるように支援することに努めるべきである。また，その「自己決定」が適切に行われたものであれば，それを尊重することが重要である。

　先天異常のスクリーニングには，マススクリーニングとして全妊婦に行う場合とハイリスクと考えられる妊婦に限定してスクリーニングを行う場合とが考えられるが，いずれの場合も「スクリーニングを受けない」という選択肢を保証することは重要である。もちろん，政策や学会の指針，ガイドラインのレベルで，システム設計上の配慮として「スクリーニングを受けない」という選択肢は必要である。また，施設レベルでも，通常の妊婦健診での超音波検査で偶然発見された場合に「告知を希望しない」という選択肢も用意し，あらかじめ意向を確認しておく必要がある。さらに言えば，胎児に異常があったとしても産み育てることが可能な社会でなければ，社会のレベルで暗に妊婦に対して，異常を持った胎児を排除するためにスクリーニングを受けるようプレッシャーを課していることになる。

　羊水検査で（新生児の検査でも）21トリソミーという結果であった場合，医療スタッフが「残念ですがダウン症でした」と声をかけることがある。この中に出てくる「残念」という言葉がどのような意味を持つのか，もう一度考えたい。

参考文献
1）共同通信：新出生前診断「陽性で中絶」6％ 「命選別，加速の恐れ」，2013年8月28日
　　http://www.47news.jp/CN/201308/CN2013082801000917.html（2014年4月閲覧）
2）山陽新聞：陽性で「中絶」5.7％　新出生前診断，岡山大報告，2013年7月6日
　　http://iryo.sanyo.oni.co.jp/hosp/h/055/c2013091510361735（2014年4月閲覧）
3）坂井律子：いのちを選ぶ社会—出生前診断のいま，NHK出版，2013.
4）大野明子：子どもを選ばないことを選ぶ—いのちの現場から出生前診断を問う，メディカ出版，2003.
5）野辺明子，横尾京子，加部一彦編集：障害をもつ子を産むということ—19人の体験，中央法規出版，1999.

確認テスト

1 以下の（　）を埋めよ。

a．NTのスクリーニングが行われる妊娠週数は，
　妊娠（①　　）〜（②　　）週である。

b．日本で行われているNIPTのスクリーニングの対象となる染色体疾患は，
　（①　　），（②　　），（③　　）である。

c．助産師は出生前診断を受ける妊婦に対して，
　適切に（　　）できるように支援し，それを尊重する。

答え **1** a．①10　②14　　b．①21トリソミー　②18トリソミー　③13トリソミー　　c．自己決定

❷ 不妊症の基礎知識

岡山大学大学院 保健学研究科 教授　中塚幹也

▶妊娠の成立

　月経開始日から14日頃に排卵が起き，卵管采から取り込まれる。この時，精子が卵管膨大部まで来ていれば，そこで受精が起きる（**図1**）。受精卵（胚）は約5日で胚盤胞（Blastocyst）となり子宮の中まで運ばれた後に，受精から約7日で着床が成立する。その後，胚は成長し，胎盤絨毛から絨毛性ゴナドトロピン（hCG）が分泌される。胚が着床してから1週間ほどすると，妊娠反応が尿中で検出されはじめる。

▶不妊症の原因と治療

　比較的よく見られる排卵障害としては，多嚢胞性卵巣症候群やストレスや体重減少に伴う視床下部性の排卵障害などであり，内服ではクロミフェンなど，注射ではFSH製剤などが使用される（**表**）。また，高プロラクチン血症を伴う場合はカベルゴリンなどが使用される。排卵の有無は基礎体温が二相性であることで判断するが，排卵の時期は，超音波検査で卵胞径が20mm前後になっていることや尿中LHキットで陽性となることなどにより予測する。

　卵管の異常は，手術的に改善させるか，それができない場合やその時間的余裕がない場合は体外受精を行う。子宮因子に関しては，アッシャーマン症候群や粘膜下筋腫では手術が優先されるが，体外受精で良好胚の移植を反復しても妊娠しない着床障害

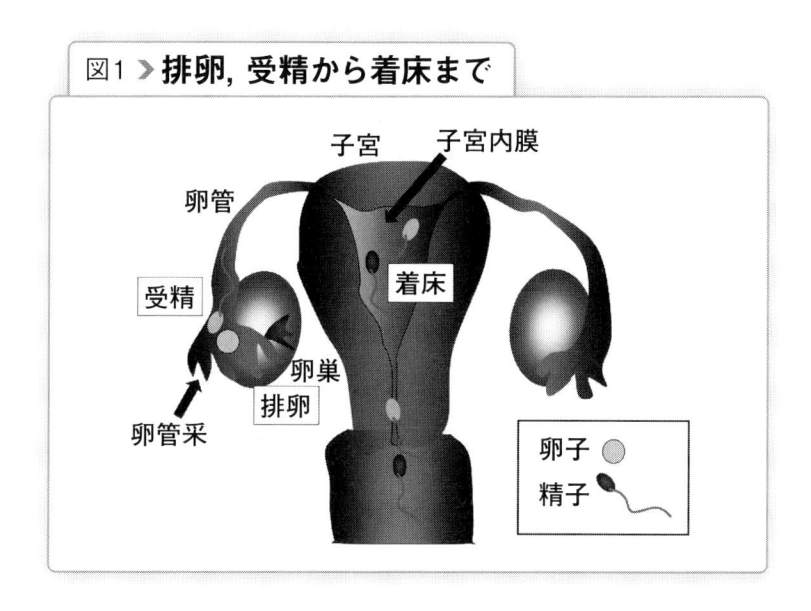

図1 ▶**排卵，受精から着床まで**

表 ≫ **不妊症の原因・検査・治療**

不妊の原因	検査	分類	治療
排卵因子	基礎体温,超音波検査,LH, FSH, PRL,テストステロン,GnRH負荷テスト,TRH負荷テストなど	視床下部性	クロミフェン,FSH（hMG）製剤
		多囊胞性卵巣症候群	クロミフェン,FSH（hMG）製剤
		高プロラクチン血症	薬物療法（カベルゴリンなど）
		下垂体性	FSH（hMG）製剤
		卵巣性	治療困難（卵巣の活性化？）
卵管因子	子宮卵管造影,通気検査	卵管采癒着	腹腔鏡下癒着剥離術，体外受精
		卵管間質部閉塞	卵管鏡下卵管再疎通術（FTカテーテル），体外受精
		卵管水腫	体外受精（＋腹腔鏡下卵管切除術）
子宮因子	超音波検査,子宮卵管造影	アッシャーマン症候群	子宮鏡下癒着剥離術
		粘膜下筋腫	子宮鏡下筋腫切除術
		着床障害（良好胚の移植を反復しても妊娠しない）	治療困難（血流改善？ 不育症に準じた治療？）
頸管因子	頸管粘液検査,性交後検査,抗精子抗体	頸管粘液不良頸管内の精子の運動不良	人工授精エストロゲン製剤体外受精
男性因子	精液検査,LH, FSH, PRL,テストステロン,遺伝子検査	乏精子症	ビタミンB$_{12}$，カリクレイン,漢方薬，人工授精，体外受精,顕微授精
		精索静脈瘤	手術
		閉塞性無精子症	顕微鏡下精路再建手術顕微鏡下精巣内精子回収術（MD-TESE）＋顕微授精
		非閉塞性無精子症	顕微鏡下精巣内精子回収術（MD-TESE）＋顕微授精
		逆行性射精	薬物療法（イミプラミンなど）膀胱から精子回収＋人工授精

に対しては，確立した治療法はなく，種々の方法が試行されている。頸管因子に関しては，性交後検査で精子は存在しているが動いていない場合は，妻が抗精子抗体を持っていないか確認する。

不妊の原因の約半数は，男性側の因子によるとされる。男性にビタミンB_{12}，カリクレイン，漢方薬などを内服してもらって精液所見の改善を期待することもあるが，効果不良の場合や時間的余裕のない場合は人工授精，体外受精，顕微授精などを行う。

≫体外受精のステップ

1978年にイギリスの生理学者ロバート・エドワード（Robert Edwards）と産婦人科医パトリック・ステプトー（Patrick Steptoe）が世界初の体外受精に成功し，ルイーズ・ブラウン（Louise Brown）という名の女の子が誕生した。通常の体外受精のステップを追って見てみる（**図2**）。まず，排卵誘発を行い，麻酔や鎮痛剤を使用して経腟超音波ガイド下に卵巣に針を刺して採卵する。培養皿（ディッシュ）の中で卵子に精子をかけて受精させ，正常に分割した受精卵（胚）を，ETカテーテルにより子宮頸管から子宮内へ移植する（胚移植）。まれではあるが，排卵誘発による卵巣過剰刺激症候群（OHSS）による血栓症が起こったり，採卵時の麻酔の事故，腹腔内出血や腸管の損傷などが起こったりすることがある。

不妊症女性の年齢と体外受精などの成功率のデータなどから，女性の妊娠しやすさは30代後半から低下するスピードが速くなることが知られている。体外受精の成功率もこの頃から低下しはじめ，40歳では1回の体外受精で妊娠する確率も10％台まで低下する（**図3**）。

40代後半には自然に妊娠する確率はごくわずかになり，不妊治療によっても妊娠を期待しにくくなる。閉経の時期には個人差があるが，平均的には50歳頃であり，

抗ミュラー管ホルモン（AMH）

出生時に100万個あった原始卵胞は，37～38歳の頃には2万5千個以下と急激に減少し，卵子の質の低下も起こる。卵子の老化が話題になっているが，卵巣の予備能を評価する方法の1つとして，近年，血液中の抗ミュラー管ホルモン（AMH）が注目されている。AMHは年齢と共に低下していくため，各年齢の平均値と比較することで卵巣年齢を推測する。しかし，個人差も大きいので「AMH値が低かったから，もう自分は妊娠しない」などと数字にとらわれすぎるのは間違いである。特に独身者の場合，AMHを測定したいと思った時にも，その前に本当に必要かどうかよく考えてみなければならない。

図2 ▶ 体外受精の各ステップ

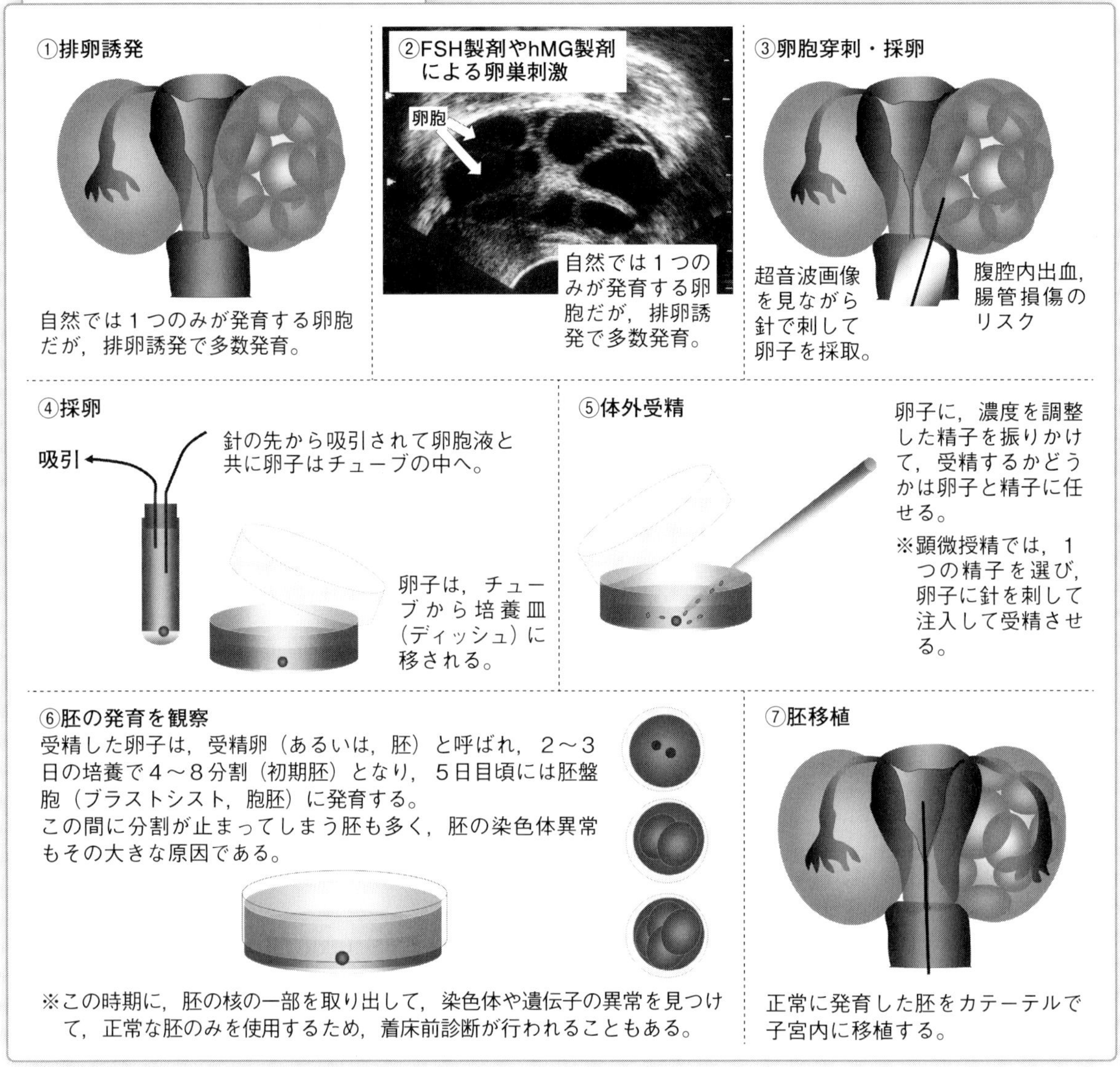

①排卵誘発
自然では1つのみが発育する卵胞だが,排卵誘発で多数発育。

②FSH製剤やhMG製剤による卵巣刺激
卵胞
自然では1つのみが発育する卵胞だが,排卵誘発で多数発育。

③卵胞穿刺・採卵
超音波画像を見ながら針で刺して卵子を採取。
腹腔内出血,腸管損傷のリスク

④採卵
吸引
針の先から吸引されて卵胞液と共に卵子はチューブの中へ。
卵子は,チューブから培養皿(ディッシュ)に移される。

⑤体外受精
卵子に,濃度を調整した精子を振りかけて,受精するかどうかは卵子と精子に任せる。
※顕微授精では,1つの精子を選び,卵子に針を刺して注入して受精させる。

⑥胚の発育を観察
受精した卵子は,受精卵(あるいは,胚)と呼ばれ,2〜3日の培養で4〜8分割(初期胚)となり,5日目頃には胚盤胞(ブラストシスト,胞胚)に発育する。
この間に分割が止まってしまう胚も多く,胚の染色体異常もその大きな原因である。
※この時期に,胚の核の一部を取り出して,染色体や遺伝子の異常を見つけて,正常な胚のみを使用するため,着床前診断が行われることもある。

⑦胚移植
正常に発育した胚をカテーテルで子宮内に移植する。

図3 ▶ 女性の年齢と生殖補助医療(体外受精)での妊娠率・生産率・流産率

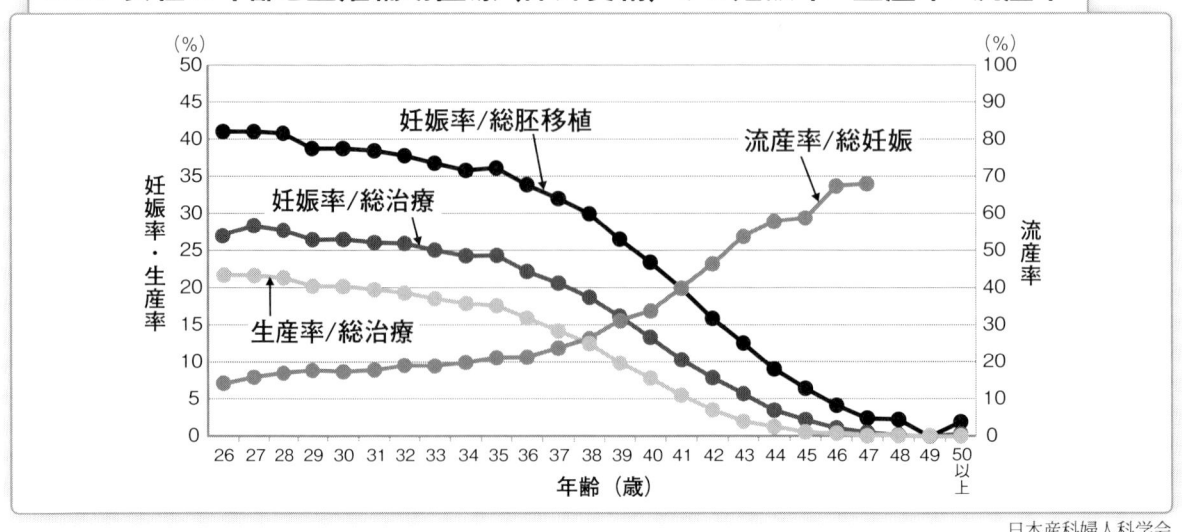

妊娠率/総胚移植
妊娠率/総治療
生産率/総治療
流産率/総妊娠

年齢(歳)

日本産科婦人科学会

図4 ▶ 女性の年齢と生殖補助医療（体外受精）実施数

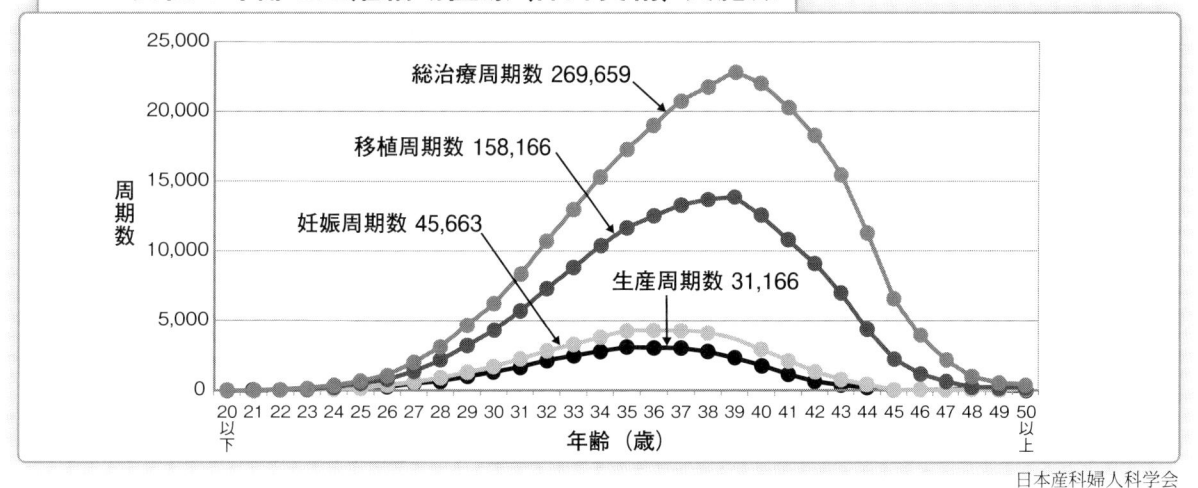

総治療周期数 269,659
移植周期数 158,166
妊娠周期数 45,663
生産周期数 31,166

日本産科婦人科学会

それ以降の自然妊娠は不可能となる。現在，体外受精を受ける女性の年齢は上昇してきており，40歳以上の比率は5割に迫っている（**図4**）。

▶生殖医療と多胎防止

　排卵誘発を行う際に注意すべきこととしては，卵巣過剰刺激症候群以外に多胎もある。多胎，特に品胎は，1975年のhMG製剤（排卵誘発剤）の保険適用化と共に増加しはじめ，1980年代の体外受精の普及によりさらに増加，1993年頃には1974年以前の数倍となった。

　日本産科婦人科学会は，1996年，体外受精での移植胚数を3個以内に制限するよう勧告した。また，多嚢胞性卵巣症候群などではFSH製剤の使用などにより過排卵や卵巣過剰刺激症候群を予防する方法がとられるようになった。さらに，日本産科婦人科学会は，2008年，移植胚を1つに制限した（ただし，35歳以上の女性や2回以上続けて妊娠不成立であった場合は2胚移植を許容する）。このため，多胎の発生率が低下し，多胎の低出生体重児がNICUベッドを占有する事態は緩和されてきている。

▶今，生殖医療に何が？

　2013年は，生殖医療を取り巻く種々の出来事が起きた。1月には，民間団体「卵子提供登録支援団体」（OD-NET，岸本佐智子代表）が国内初の「卵子バンク」事業を開始するとの記者会見を行い，「卵巣機能が低下した患者を対象に，第三者から健康な卵子をもらって，夫の精子と体外受精させ，妊娠を目指す」と発表した。

　4月には，厚生労働省の研究班が「40歳以上では体外受精の有効性が低い」とし，「現状の公的助成に年齢制限を設ける場合，39歳以下とするのが望ましい」とする報告書をまとめたため議論が起きた（最終的には42歳以下への助成と変更された）。11

月には，日本生殖医学会が「未受精卵子および卵巣組織の凍結・保存に関するガイドライン」を示し，悪性腫瘍の治療により妊娠しにくくなる場合は「医学的適応」として，加齢などの要因により妊娠しにくくなる場合は「社会的適応」として，未受精卵子や卵巣自体の凍結保存を認めることとした。

同じく11月，NPO法人「全国骨髄バンク推進連絡協議会」は，白血病などの治療で不妊になる可能性のある女性患者を対象に，卵子の凍結やその卵子を使った体外受精の費用の一部を助成する「こうのとりマリーン基金」を設立した。そして12月，最高裁は一審，二審の判決を覆して，性別適合手術後に戸籍の性別変更をした性同一性障害当事者が婚姻し，第3者の提供精子による人工授精で妻との間に生まれた子どもを，この夫婦の子と認める判決を確定した。皆さんは，このうちいくつを知っているだろうか？

▶不妊症女性のストレス

不妊症の治療は，時に，患者にとって先の見えない長く暗い洞窟の中を手探りで進んでいくようなものとなる。通常の疾患のように，一定のプロトコールに沿って，検査，治療という形をとらない場合も多い。治療の選択肢は多岐にわたり，患者は，妊娠せずに月経を迎えるたびに，毎月，次はどちらの道を進むかの選択を迫られる。

不妊症を放置しても体調が悪くなるわけではない。また，結婚していて子どもがいない状態でも本人に挙児希望がなければ不妊症ではない。不妊症の最終診断は医師ではなく，本人が決定するのである。本人が諦めれば不妊症という病名は消える。

40代後半となれば治療を終結する場合も多く，閉経は妊娠を諦める契機となるが，卵子提供が可能になった今，それも絶対的な終結時期ではなくなった。このような環境下で，不妊治療をやめることを本人が選択しなければならないため，精神的なストレスは大きい。また，不妊は夫婦に生じる問題であるが，その影響は周囲に波及するため，家族全体の問題にもなる。

このような状態が続けば，普通の人間であれば，種々の適応障害を起こしても不思議ではない。実際，不妊症患者では，不安感，うつ状態の発生が高率である。我が国においては，不妊治療に対する夫の協力がない場合は，妻に不安やうつ状態が発生しやすいことも報告されている。

不妊カウンセリングは，検査や治療などに関する医学的事項の説明と心理学的なサポートとからなる。また，不妊症当事者グループのピアサポートも有用である。精神的ストレスが軽減されれば，患者のQOLを向上させるのは当然であるが，不妊症の治療成績向上にも寄与する可能性も報告されている。

▶産科に来る不妊症治療後の妊婦

　前述のような思いをして治療をしてきていることを知らないと，単に印象で，「不妊症治療後の妊婦は神経質」などと敬遠する産科スタッフも多い。生殖医療の現状にも目を向けることで，支援の内容も深まると思う。体外受精での妊娠，また高齢であったり，卵子提供での妊娠であったりすれば，医学的ハイリスクであることは知られている。さらに，不妊症治療の既往は子育てにおいても社会的なリスク因子となることが推測されており，その点でも注意深い観察と支援が必要である。

参考文献
1) 中塚幹也：騒がしい精子と卵子：子どもと話したい生殖医療，日本学術振興会科学研究費助成事業23390132，基盤研究B「死後生殖の是非に関する学際的研究」報告書，P.4～53，2014．
2) 中塚幹也：配偶子・受精卵・性腺凍結保存，シリーズ生命倫理学編集委員会編：シリーズ生命倫理学第6巻「生殖医療」，丸善出版，P.85～108，2012．

確認テスト

1 以下の（　　）を埋めよ。

a. 40歳の女性の体外受精での生児獲得率は（　　　）％を切る。

b. 卵子の老化を推測するために測定されている物質は（　　　）である。

c. 不妊治療における多胎予防の対策として，排卵誘発剤や方法の改善による（①　　　）や体外受精での（②　　　）が挙げられる。

答え **1** a. 10　b. 抗ミュラー管ホルモン（AMH）　c. ①過排卵の抑制　②移植胚数の制限

❸ 不育症の基礎知識

岡山大学大学院 保健学研究科 教授　中塚幹也

▶不育症とは？

　3回以上連続して妊娠初期の流産を繰り返した場合は「習慣流産」と呼ばれ，この言葉は昔からよく知られている。このため依然として，「習慣流産」でないと検査や治療の対象とならないと考えている医療スタッフも多い。

　「不育症」の定義に関しては意見が分かれるところであるが，一般的には，流産，死産，新生児死亡などを2回以上繰り返した状態とされ，「習慣流産」より広い概念である。明らかな原因があったとしても100％流産となることはまれであり，生児を持っていることもある。また，1人目に生児を得た後に原因を持つ場合もある。生児を得ていても，流死産を繰り返していれば，同様に不育症として扱う。不育症例では，初診時の問診時妊娠歴を詳細に聞くことが必要である（**図1**）。

図1 ▶妊娠歴の聞き取り方

よくある妊娠歴の記録

```
3妊3産
  Ⅰ　35歳　SA　10週
  Ⅱ　36歳　SA　11週
  Ⅲ　41歳　SA　 6週
```

SA：spontaneous abortion（自然流産）
FHM：fetal heart movement（胎児心拍）
D&C：dilatation & curettage（子宮内除去術）
ICSI：Intracytoplasmic sperm injection（顕微授精）

でも，実際に聞き取ってほしい妊娠歴の情報は

```
3妊3産
  Ⅰ　35歳　SA　自然妊娠
              6週相当，FHM（＋）→（－）
              10週でD＆C，染色体検査なし，A医院
  Ⅱ　36歳　SA　タイミング法で妊娠
              12週相当，FHM（＋）→（－），絨毛膜下血腫
              14週でD＆C，染色体検査なし，A医院
  Ⅲ　41歳　SA　ICSIで妊娠
              5週相当，GSのみ
              6週で自然排出，染色体検査なし，B病院
```

年齢，不妊治療の有無など妊娠のしやすさ，CRLなどから推測した実際の胎芽（児）死亡の時期，Asherman症候群にも関連するD＆Cの回数，絨毛染色体検査の有無など，問診でよく聞いてカルテを作成することが望ましい。

1回であっても，胎盤機能不全に関連したと考えられる死産，新生児死亡の場合，あるいは救命されても胎児発育遅延（fetal growth restriction：FGR）が見られた場合は，不育症に準じて原因検索を行うことが勧められる。ちなみに，不育症やFGRなどの原因となることの知られている抗リン脂質抗体症候群の診断基準には，1回以上の「妊娠10週以降の原因不明の胎児死亡の既往」という項目がある。このため，胎児の頭殿長（crown-rump length：CRL）などから10週以降での胎児死亡と判断されれば，1回の流産であっても不育症に準じて抗リン脂質抗体などのスクリーニング検査を行う場合もある。

▶不育症の頻度

　流産は，妊娠の約15％に起こるとされる。一般市民での調査では，2回以上の流産歴を持つ女性は4.2％，3回以上は0.88％であることが報告されている。2010年の統計では，我が国で行われている体外受精の総治療周期数は242,160周期であったが，晩婚化の影響もあり40代女性の占める割合は約半数を占めるようになってきた。妊娠は41,637周期であるが，生産となったのはこのうち27,682周期である。女性が妊娠する年齢が高くなると共に，流産率が増加することもあり，不育症の頻度は今後さらに上昇してくる可能性がある。

▶不育症のリスク因子とスクリーニング検査

　不育症のリスク因子には，明確な原因のみではなく，原因かどうかは証明されていないが，不育症女性において合併率が高いものも含まれている。中隔子宮などの子宮形態異常，転座などの夫婦の染色体異常，抗カルジオリピン抗体などの抗リン脂質抗体などは以前より不育症の原因とされ，スクリーニング検査も行われてきた。しかし，これらの検査のみでは原因不明と判断される不育症女性は多い。

　近年，各種の凝固異常や新たな抗リン脂質抗体なども測定されており，生児を持つ健常女性に比較して不育症女性で出現頻度の高い検査項目も見つかっている。厚生労働不育症研究班が推奨する不育症検査項目を表に示す。しかし，各施設の方針により検査項目は異なり，必ずしもスクリーニング項目が統一されているわけではない。同研究班で集計した我が国における不育症リスク因子の集計を図2に示す。重複して陽性の例もあるため，各因子別の比率をとらえるイメージとして見ていただきたい。図2からも読み取れるように，原因不明の不育症女性は依然として高率である。

　例えば，抗PE抗体IgG，IgM陽性例が22.6％見られているが，この抗体は血栓症や血管障害との関連や流産の原因となる可能性も指摘されている一方，偽陽性が多いと

表 ▶ 不育症スクリーニング検査

一次スクリーニング	子宮形態検査（HSG），経腟超音波検査（2D, 3D），sonohysterography，内分泌検査（甲状腺機能free T4, TSH, 糖尿病検査），夫婦染色体検査，抗リン脂質抗体検査（抗CLβ$_2$GPI複合体抗体，抗カルジオリピン抗体 IgG，IgM，ループスアンチコアグラント）
選択的検査	抗リン脂質抗体検査（抗フォスファチジルエタノールアミン抗体IgG，IgM），血栓性素因スクリーニング（第XII因子活性，プロテインS活性もしくは抗原，プロテインC活性もしくは抗原，APTT）
研究的段階の検査	内分泌検査（PCOSのスクリーニング），抗リン脂質抗体検査（抗フォスファチジルセリンIgG，IgM），免疫学的検査（NK活性，Th1/Th2比），自己抗体検査（抗核抗体，抗DNA抗体），ストレス評価（K6）

厚生労働省不育症研究班，2010

図2 ▶ 不育症リスク因子の頻度

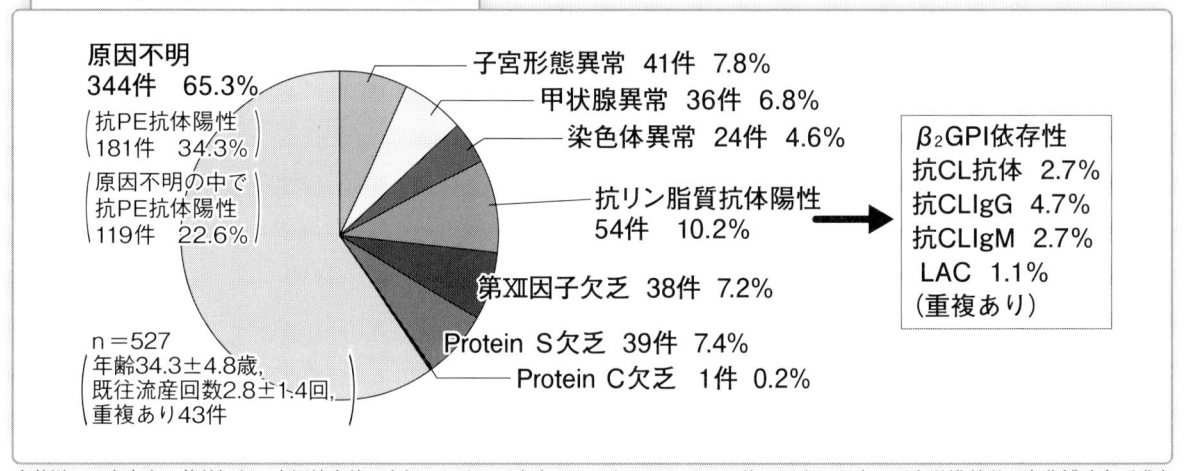

原因不明 344件 65.3%
抗PE抗体陽性 181件 34.3%
原因不明の中で抗PE抗体陽性 119件 22.6%
子宮形態異常 41件 7.8%
甲状腺異常 36件 6.8%
染色体異常 24件 4.6%
抗リン脂質抗体陽性 54件 10.2%
第XII因子欠乏 38件 7.2%
Protein S欠乏 39件 7.4%
Protein C欠乏 1件 0.2%

n＝527
年齢34.3±4.8歳，
既往流産回数2.8±1.4回，
重複あり43件

β$_2$GPI依存性
抗CL抗体 2.7%
抗CLIgG 4.7%
抗CLIgM 2.7%
LAC 1.1%
（重複あり）

齋藤滋，田中忠夫，藤井知行，中塚幹也他：本邦における不育症のリスク因子とその予後に関する研究，厚生労働科学研究費補助金（成育疾患克服等次世代育成基盤研究事業）不育症治療に関する再評価と新たなる治療法の開発に関する研究，平成20年度～22年度総合研究報告書，P.49～91，2011．

の指摘もある．このように，抗PE抗体が流死産の原因となるかどうか，治療をすべきかどうかは依然として確定しておらず研究段階である．

▶「原因不明」をどう考えるか？

リスク因子の見られない，いわゆる「原因不明」とされる不育症女性の中には，偶発的に胎児の染色体異常を繰り返して不育症と診断される例も多く存在している可能性がある．しかし，実際には原因があるものの現在の医療技術では異常を検出できない場合も含まれており，その比率は流産回数が増加するほど高くなると考えられる．また，妊娠初期の流産と比較して，妊娠週数が進んだ流産や死産，FGRでは，偶発的な胎児の染色体異常の比率は低くなると考えられる．

初回の流産時から，毎回，絨毛染色体検査を行っている場合はほとんどなく，本当

に偶発的な胎児の染色体異常が繰り返されているのかは誰にも分からない。このため，2回連続流産となった場合は，その流産手術時に絨毛染色体検査を行うことが望ましい。2回目の流産が偶発的な染色体異常であった場合は，不育症のスクリーニング検査まではしないで，無治療で次回妊娠に向かうという選択肢もある。

▶生化学的妊娠とは？

　妊娠反応は陽性になっても胎嚢が確認されないまま妊娠反応が消えて流産となってしまう状態を，生化学的妊娠（biochemical pregnancy）と言う。以前は，化学流産などとも言われていたものである。現在のhCG検出キットの精度からすると，絨毛ができたことはほぼ間違いないので，現実的には妊娠と言ってもよいと考えられる。胎嚢が確認されないまま流産になるのであるが，超音波検査装置の検出精度によっては見える場合も見えない場合もある。また，出血が起きる前に毎日，超音波検査をして胎嚢が見えるかどうかを確認していることはなく，受診するタイミングによっては排出後のために胎嚢が見えない場合もある。

　我が国では「不育症の診断には生化学的妊娠は考慮しない」としている。「そんなものは妊娠とは言えない」と説明を受けて，6回，7回と生化学的妊娠を繰り返した後に，初めて不育症外来を受診する場合もあるが，このような女性には，通常の不育症女性と同様の頻度でリスク因子が見つかるとの報告もある。不育症と呼ぶべきかどうかの議論は別として，生化学的妊娠を2回以上繰り返している場合は，やはり不育症に関する情報提供を行うべきと考える。

▶抗リン脂質抗体症候群，凝固異常と抗凝固療法

　抗リン脂質抗体症候群では，流産，絨毛膜下血腫，胎芽・胎児死亡，胎児死亡・死産，早期産・低出生体重児，胎児発育不全，妊娠高血圧症候群，常位胎盤早期剥離，深部静脈血栓症，肺塞栓，HELLP症候群など種々の産科合併症が見られる。また反対に，このような病態が見られた場合は，抗リン脂質抗体の測定も考慮する。抗リン脂質抗体症候群の診断基準に含まれる検査項目は，ループスアンチコアグラント（ループス抗凝固因子），抗カルジオリピン抗体（IgGまたはIgM），抗β_2グリコプロテインI抗体（IgGまたはIgM）のみとなっている。

　抗リン脂質抗体症候群に対しては，現在，低用量アスピリンとヘパリンとの併用療法が標準的治療法となっているが，ヘパリン自己注射は自費診療であった。これに対して，岡山県真庭市で我が国初の不育症治療への助成制度が開始され，徐々に不育症治療への助成制度を持つ自治体も増えている。2011年9月には，抗リン脂質抗体症候群の不

育症に対してヘパリンカルシウムの健康保険適用が可能に，また2012年1月には血栓症のリスクが高い症例に対して血栓症を予防する目的でヘパリン在宅自己注射が保険適用可能となった。しかし，不育症の病名に対してではなく，「抗リン脂質抗体症候群」「プロテインS欠乏症」などの病名に対しての保険適用である。このため，これらの診断名を持たない不育症女性へのヘパリン療法は依然として自費診療となっている。

▶看護スタッフによるヘパリン自己注射の指導の実際

　患者背景や不安を把握し，個々に合わせた指導計画を立てる。自己注射技術の習得に時間を要する例，技術が不安定な例，薬剤や針の管理が不十分な例などがあり，スタッフ間で情報を共有しながら指導を進める。写真の入ったガイドとチェックリスト（本人用と看護スタッフ用があるが項目は同様，**資料**）を用いて指導を行う。1回目は，看護スタッフが説明しながら実施するのを見てもらい，通常は2回目から介助しながら自己注射を練習する。看護スタッフ用のチェックリストで，2回続けてすべての項目に○がついたところで，手技の習得完了としている。

　重篤な副作用として，ヘパリン起因性（惹起性）血小板減少症（heparin-induced thrombocytopenia：HIT）がある。日本人における頻度は1％未満でまれとされるが，特に血小板の低下が大きく，動脈血栓，静脈血栓など重篤な病態であるⅡ型は，1週間以内の発症が多く，ほとんどは2週間以内に発症するとされる。2011年9月に，日本産科婦人科学会，日本産婦人科医会，日本産婦人科・新生児血液学会，日本血栓止血学会が合同で「ヘパリン在宅自己注射療法の適応と指針」を作成したが，この中では，入院の上で開始すること，HITを予防するため，投与開始2週間以内は複数回検査，以降は1～2カ月ごとに検査を行うことなどが推奨されている。HITの初発症状の訴えを聞くのは看護スタッフであることも多く，看過しないためにも念頭に置いておく必要がある。

▶不育症と染色体異常

　不育症症例の流産，死産の胎盤絨毛で，均衡型，あるいは不均衡型構造異常（相互転座，Robertson型転座，欠失，過剰部位，逆位，過剰マーカー）が見られれば，両親の染色体検査を施行し不育症の原因確定につながる可能性がある。約5％の不育症カップルで，男女いずれかに染色体異常が見られるとされ，不育症のないカップルの0.2％に比較して高率である。不育症では女性の方が男性の約2倍の確率で染色体異常を持ち，ほとんどが均衡型相互転座か，ロバートソン型転座とされる。均衡型相互転座は約400人に1人（200組のカップルに1組），ロバートソン型転座は約1,000人

資料 ▶ **ヘパリン自己注射キット用ガイド　指導用チェックリスト（看護スタッフ用）**

ヘパリン自己注射キット指導用　チェックリスト
（プレフィルド・シリンジの例）

ID　　　　　　　氏名

自己注射は選択肢の一つです。本人が希望しない場合や不安が強い場合は行う必要はありません。
指導する場合も，画一的ではなく，個々の状況に合わせて進め，場合によっては延期，中止も考慮してください。

到達度（○, △, まだダメなら空欄） （すべて○が２回続けば指導終了。カルテに記載）	回数	1	2	3	4	5
	月日	/	/	/	/	/
	時刻	朝・夜	朝・夜	朝・夜	朝・夜	朝・夜
自己注射開始時に○を		指導開始				
前提						
1．本人の同意（署名）						
2．夫の同意（署名）						
3．ガイドの内容が理解できている						
4．物品の名前を覚えている						
5．説明を十分理解できている						
6．練習の開始に不安そうな様子がなくなった						
準備						
1．手洗いをしている						
2．準備用のスペースをつくっている						
3．注射針を清潔に準備できている						
4．注射針とシリンジを清潔に，緩みのないよう接続できる						
5．注射針とシリンジの中の空気を抜くことができる						
6．正確な量に調整することができる						
注射						
1．注射部位を消毒し，清潔に保つことができる						
2．躊躇なく，正確に皮下に針を刺すことができる						
3．血液の逆流がないか確認している						
4．シリンジを固定し薬液をスムーズに注入できる						
5．安全に針を抜き，素早く止血ができる						
6．キャップをせずにそのまま安全に廃棄できる						
7．人目につかない鍵のかかる場所に保管している						
全体						
1．全部を清潔に行える						
2．全部の一連の動作を迷わず行える（途中でガイドを確認する必要がない）						
3．不安そうな様子がなく，自信を持って行うことができる						
問題点・事故など （内容を下に記載，起こった日に○を）						
（例，針刺し，血腫形成，量の間違い，液漏れなど）						
指導・観察したスタッフ名						

に1人（500組に1組），正常変異を除いた逆位は約1,250人に1人（625組に1組），そして均衡型構造異常全体で見ると230人に1人（115組に1組）とされる。

　夫婦のうちのいずれかが染色体転座保因者である場合，国内でも日本産科婦人科学会の審査の後に着床前診断（Preimplantation Genetic Diagnosis：PGD）を受けることが可能である。受精卵の一部を解析し染色体異常の見られない胚を移植するため，体外受精が必要であるが，染色体異常による流産を回避することができる。しかし，染色体転座に起因する習慣流産症例に対するPGD後の生児獲得率も，そのまま自然妊娠を繰り返した場合の累積生児獲得率も約68％とほぼ同率であることも知られている。

　日本産科婦人科学会は，我が国でPGDを行う理由として，「流産の反復による身体的・精神的苦痛の回避を強く望む心情や，着床前診断を流産を回避する手段の選択肢の一つとして利用したいと願う心情は十分に理解」できるからとしている。

　一方，夫婦は染色体転座保因者ではなくても，流産回数が多く，偶発的な染色体異常を2回，3回と繰り返している場合もある。それを回避したい気持ちから，着床前遺伝子スクリーニング（Preimplantation Genetic Screening：PGS）を希望する不育症夫婦も見られる。今後，同様に心情を理解するのであれば我が国でも認められる可能性がある。

　しかし，PGD，PGSには高額な費用を要するし，施行できる施設も限られている。また，信条として受けたくないカップルもいる。このため，PGDを行わない場合も「流産の反復による身体的・精神的苦痛」に対する支援が重要となる。

▶スタッフの思いと不育症女性の思い

　産科スタッフの中には，「正常分娩は成功，流産や死産は失敗」と考え，死産をした母子やその家族から遠ざかろうとする者もいる。あるいは，流死産した女性の支援をしたいと思っていても，腫れ物に触るように流産や死産の話題を避けて接してしまう行動も見られる。また，流死産の直後から，流死産から目を背けさせ早く忘れて次に向かって頑張るように励ますこともある。

　不育症女性は，妊娠の喜びから流産や死産の悲しみへと急激な気持ちの落ち込みを繰り返すと共に，周囲から「気を使われているのでは」「差別的な目で見られているのでは」と思う経験も繰り返している。このため，妊娠，流死産を繰り返すたびに不安の強さは変化し蓄積していく。このような過程で，自尊感情の低下や不安障害やうつ病を持つ場合も多く，「自分の何が悪かったのか？」「夫に申し訳ない」「自身の身体に何か異常があるのでは？」「いつまでこの状態が続くのか，先が見えない」などの思いも生まれ，妊娠を諦めてしまう例も存在する。また，うつ状態の程度によっては，希望はあっても妊娠に向かうことができなくなる場合もある。

▶流死産時の環境やスタッフの言葉

　流死産を反復している不育症女性に，流死産時の病院の環境について尋ねたところ，初めての流死産時は36.0％，最後の流死産時は41.0％の女性が「よくなかった」と回答している。例えば，受診を希望しているのに，電話対応で「少量の出血なら自宅で寝ていては？」と自宅安静を勧めた場合や，出血などで来院しても親身に接してもらえなかった場合などでは，そのために流死産となったのではないことは分かっていても不満感を持ちやすい。このような不満感は，流死産後3カ月間の抑うつの発生に関連するとの報告もある。

　過去の流死産時の医療施設の環境と嫌だった経験との関連を見てみると，「妊婦褥婦と同部屋」「流産女性と同部屋」では「個室」であった場合と比較してつらかったとの回答が有意に高率であった。また，「赤ちゃんの声が聞こえた」場合は「聞こえなかった」場合と比較して「嫌だった」との回答が有意に高率であった。亡くなった赤ちゃんの思い出の品に関しては，「残しておきたい」との回答は39.6％に見られたが，そのうちの1割は「もらえなかった」としていた。

　過去の流死産時の医療スタッフの対応で嫌だった経験としては，「放っておかれた」「あまり話を聞いてくれなかった」「泣くのをやめるように言われた」「話しかけにくいと感じた」「気持ちを理解してくれていないと感じた」などが挙がった。嫌だった言葉としては，「よくあること」「（確信もないのに）大丈夫」「早く忘れなさい」「次を考えたら」「10回妊娠すれば1度はいいのに当たる」などが挙がった。医療スタッフも本人を励まそうとして言っているとは思うが，その状況によっては，嫌な言葉，つらい言葉になってしまうため注意が必要である。

▶不育症女性への精神的支援の時期

　不育症女性への精神的支援は常に必要であるが，特に目的を持って行うものとしては，①流産や死産の場面で悲しみを増幅させず回復を早めるための支援，②不育症外来を受診してから妊娠に向けて，うつ状態や不安を軽減するための支援，③妊娠してからの不安を軽減するための支援がある。さらには，子どもが無事生まれても，「息をしなくなるのではないか」「治療の影響はないのか」「発達は正常なのか」などの不安を過剰に持つ場合もある。また，流産児，死産児の生まれ変わりとして育てることで子どもの発達にも影響する可能性もある。そこで，④生まれた子どもを死産児とは別の人格として，また必ずしもPerfect babyではない普通の子どもとして受け入れるための支援が必要な場合もある。

写真 ▶小さな死産児のために準備しているもの

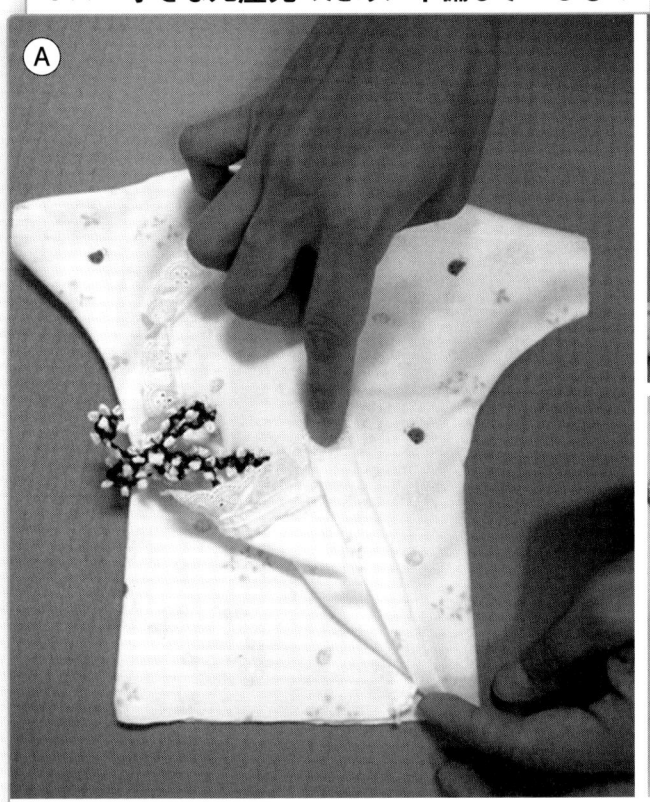

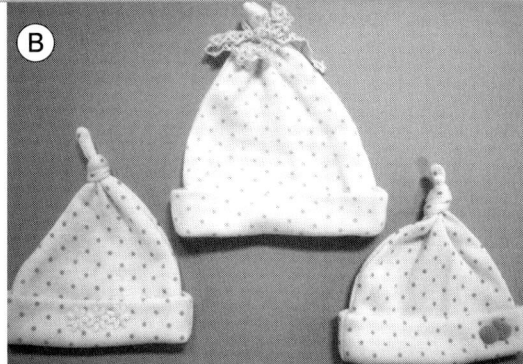

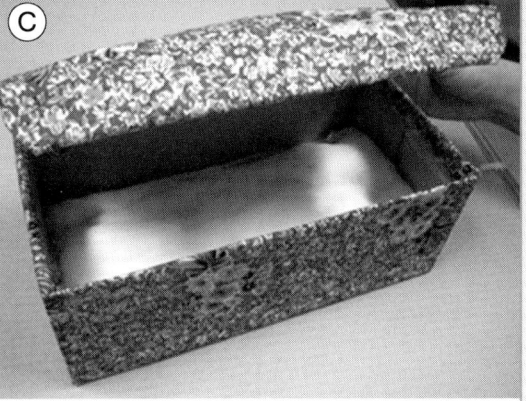

A：ベビー服（母親が裾を縫うこともできるようにしている）　B：帽子　C：棺

　死産を経験した女性が，悲嘆から回復しないまま，あるいは適応しないまま妊娠した場合，妊娠への肯定感，産後の母子関係の形成がうまくいかず，生後も子どもへ関心が薄かったり，死産児と次子の区別ができなかったりすることも知られており，各時期における支援をタイミングよく切れ目なく行うことが重要である。

▶死産のグリーフケア

　死亡した児と共に過ごす時間を大切にし，出会いと別れを支援するグリーフケア，グリーフワークは重要である。岡山大学病院産科では，グリーフケアのチームをつくって対応している。小さな赤ちゃんに合う帽子や服，臍の緒を入れる容器，死産児の足形をとる色紙なども準備しており（**写真**），死産女性や家族の希望に沿って，妊娠中期以降では赤ちゃんを抱いたり，写真を撮ったりすることもできる。行うことのできる項目のリストを作成しており，すべてのスタッフが統一して説明できるように努めている。しかし，画一的になることなく，柔軟な対応も必要である。

　家族の中には，死産した母親がつらいのではと考え，母親と死産児との面会を拒否する場合も見られる。しかし，おなかの中の子どもが「生まれ」「出会い」「別れる」といった過程を経ることで，母親が気持ちを整理できることも多い。戦争や災害で行方不明に

なり，死体や遺骨のないまま親密な関係の人と別れることは，『「さよなら」のない別れ（あいまいな喪失）』とも呼ばれ，悲嘆過程は進むことがなく凍結され，回復，あるいは適応を阻害するとされる。この点を踏まえて，場合によっては種々の例を挙げながら，児と面会することの意味を説明し，よい形での出会いができるような支援をする。

もし死産児との出会いが不適切であった場合は，抑うつ，不安，心的外傷後ストレス障害（Posttraumatic stress disorder：PTSD）などにつながる場合もあるとされ，環境整備，医学的（科学的）説明，精神支援など，スタッフのこころが伝わる体制を整えた上で，決して無理強いはせず，夫婦の気持ちを尊重して行うことが必要である。

また，母親と死産児との面会がなされなかった場合も，服を着た死産児の写真などを残しておくことは重要である。退院した後に死産児との面会をすればよかったと後悔する母親もおり，残った1枚の写真により救われる場合も経験する。

引用・参考文献
1）齋藤滋，田中忠夫，藤井知行，中塚幹也他：本邦における不育症のリスク因子とその予後に関する研究，厚生労働科学研究費補助金（成育疾患克服等次世代育成基盤研究事業）不育症治療に関する再評価と新たなる治療法の開発に関する研究，平成20年度〜22年度総合研究報告書，P.49〜91，2011．
2）中塚幹也：不育症の基礎知識と患者支援のポイント，臨床助産ケア（連載中），2014．
3）齋藤滋，竹下俊行，中塚幹也，杉浦真弓，杉俊隆，山田秀人：反復・習慣流産（いわゆる「不育症」）の相談対応マニュアル，2012．
4）中塚幹也：助産ケアに活かせる不育症カウンセリングの知識，助産雑誌，66，P.833〜837，2012．
5）中塚幹也：ストレス・抑うつと不育症，産婦人科の実際，60P.1503〜1508，2011．

確認テスト

1 以下の（　）を埋めよ。

a．不育症についての情報提供を行うべき対象となる女性の妊娠歴として，
流産，死産，新生児死亡などを（①　　）回以上繰り返した状態，
1回の流産でも妊娠（②　　）週以降の場合，
救命されても（③　　）や（④　　）などの合併症のあった場合，
（⑤　　）を繰り返している場合などがある。

b．ヘパリンによる抗凝固療法を開始する時に注意すべき重症合併症には，
（　　　）がある。

c．流死産女性がつらいと感じることのあるスタッフの言葉としては，
「（①　　）」，「（確信もないのに）大丈夫」，「（②　　）」，
「次を考えたら」，「がんばって」，「一人子どもがいるので心配ない」
などがある。

答え　**1**　a．①2　②10　③重症のFGR　④常位胎盤早期剥離　⑤生化学的妊娠
b．ヘパリン起因性（惹起性）血小板減少症（HIT）　c．①よくあること　②早く忘れなさい

❹ 助産外来・院内助産の導入・運営

岡山大学大学院 保健学研究科 教授 中塚幹也
社会医療法人愛仁会 高槻病院 産科病棟 看護科長／助産師 村田佐登美

➤助産外来, 院内助産のホームページをのぞいてみると

　助産外来を行っている施設のホームページを見てみよう。助産外来・院内助産にも種々のスタイルがあることが分かる。「産科医不足に対応するため」「安心できる出産環境を整える」「助産師の活躍の場を拡大」などのキャッチフレーズが見られ, 母親から寄せられた言葉には「気軽に話ができる」「超音波検査でゆっくり赤ちゃんを見せてくれる」なども見られる。また, 院内助産のホームページでは,「たたみの部屋で」「フリースタイル分娩」「産科医が待機」など, 快適な分娩と安全な分娩とのメリットを共に併せ持つことをアピールしている。

➤「助産師ならでは」のプログラム

　助産師の独自性やスキルを生かしてバースプランを立てる場合や, 母乳外来を行っている場合もある。マタニティヨガ, アロマテラピーなどを取り入れたものもある。これらは助産師としてのやりがい, 離職防止にもつながる。
　超音波検査にもやりがいを見いだすことができる場合が多い。助産外来では, 妊婦健診のみで超音波検査を行ってない場合もあるし, 超音波検査をするが胎位のみを見る場合, 胎児の大きさを計測している場合などがある。胎児の疾患のスクリーニングを行うよりも, 胎児への愛着形成を促進するため, 4D超音波で胎児の表情の変化を見ながら家族でゆっくりと話をする時間を持つなど, コミュニケーションを主体とした超音波検査が, 助産師には求められる傾向にある。

➤始める前に考えておくこと

　超音波検査に関しては, あらかじめどこまでを行うのかを話し合って決めておく必要がある。あるいは, 習熟度を見ながら徐々に行う範囲を広げていくこともできる。しかし, 超音波検査技術の研修はどこで行うか, 院内の産科医が指導するのか, 院外へアウトソーシングするのかという課題もある。
　助産所とは異なり, 同じ施設内に産科医がいるので, 何回かに1回は産科医が超音

波検査を行う施設も多い。また，助産師と医師とが症例検討やマニュアルの整備などを行うことができるように，定期的にカンファレンスを実施することも重要である。

院内助産では助産師が主体的に分娩を行うが，リスクが高いと判断された場合，あるいは急に異常が起こった場合には，施設内にいる産科医に気兼ねなく連絡できるように，良好な人間関係ができていることも必要である。

さらには，経営上の課題として，助産外来や院内助産での分娩の料金設定や，助産師の勤務体制と手当てなどの設定も必要である。そして，医療事故などがあった場合の責任の所在を決めておくこと，また医療保険へ加入することなどもあらかじめ考えておく必要がある。

▶助産外来，院内助産は誰のため？

やりがいという意味では助産師のためでもあり，負担軽減という意味では産科医のためでもある。しかし，もちろん行うとなれば，妊婦とその家族のためであろう。自己満足のためでも，手を抜くためでもない。通常の分娩より「より快適でより安全」であれば理想的，「安全でそこそこ快適」までならよいが，「快適とも安全とも，どっちつかず」という状況ではメリットは少ない。

岡山大学大学院保健学研究科の「妊娠中からの母子支援」即戦力育成プログラムでは，実際の助産外来，院内助産の立ち上げの話を聞く機会をつくっており，人気も高い。

以下は，社会医療法人愛仁会（以下，愛仁会）の院内助産についての紹介である。

▶院内助産の実際

●千船病院院内助産開設までの道のり

愛仁会千船病院は，地域周産期母子医療センターとして年間80件程度の分娩を扱っていたが，同一法人内の専門学校に助産課程を併設したことで勤務助産師数が増加していった。それに伴い，助産師本来の業務が可能となり，病棟目標に助産ケアの充実を定めた。

1996年にまず産褥電話訪問を開始し，1997年に母子同室制，1998年に母乳育児相談（退院後の育児相談も含む）の開始と共に，産婦人科病棟と外来の一体化運営に変更した。そして，「助産婦外来（のちに助産師外来と名称変更）」を開始した。これは，妊娠35週0日からの継続受け持ち制をとり，畳の部屋でのフリースタイル分娩の導入，分娩時オンコール体制で実施した。現在の院内助産と同様に，分娩時に医師の立ち会いは不要であった。さらに1999年には希望者に新生児訪問を実施するに至った。そのようにして助産師本来の業務を行えるようになり，助産ケアが充実して

いった。結果，助産師外来では9年間に約200件の分娩介助を行った。

その後，2007年度の愛仁会本部方針として，院内助産の開設を決定した。1月から準備を開始し，3月に助産外来を閉じて広報を開始し，5月から「院内助産院」へ移行した。それに伴い助産師宅直制度を開始した。成功の理由には，助産師数が増加し助産師本来の業務が可能となったこと，医師が助産師の技術力を認知し協働関係が築けていたこと，自分の分娩・育児へのこだわりなどの妊婦のニーズの多様化，助産学科臨地実習の充実があった。そこに看護部長の開設への強い意思があったことは，強力な後押しとなった。

同一法人内の高槻病院での開設は，同じく2007年度の事業計画として開設が決定され，4月に方針の説明があり，5月には「助産師外来」についての検討会を行い，6月からプロジェクトチームが始動した。その後，「院内助産センター」に名称を決定し，千船・高槻病院情報交換会を開催しつつ，8月から助産師による産後健診を開始，10月から院内助産センターを開設した。

●開設準備

プロジェクトチームの設置

メンバーは，産科医師，助産師，看護部長，事務部長とし，毎週木曜日を定例会議日とした。活動としては，他院の院内助産院見学，設備・備品の整備，院内助産院管理基準の作成，院内助産院チーム編成，夜間支援体制の整備などを行った。さらに，助産師の救急対応強化のための研修会や，助産師外来・院内助産院を始めるための研修会に参加した。

広報活動

産婦人科外来で妊娠8〜12週の妊婦全員に院内助産システムのリーフレットを配布し，ファミリークラスや病院のホームページ，院内広報誌，地域住民向け情報誌での紹介，外来受付にポスターの掲示，院内職員向けにシンポジウムの開催を行った（**写真1**）。シンポジウム後は，病院内には女性の看護職員や事務職員が多く，妊娠中の人も多いため，職員の院内助産利用につながり，また広く職員にも院内助産システムを知ってもらうことになり，産科病棟だけの取り組みではなく病院全体で取り組む必要があることも理解してもらうことができた。

●管理基準

理念と方針

愛仁会では，院内助産開設のコンセプトを「医師不足に対応するものではない，助産師本来の役割責任を果たし，自然分娩（正常産）を支える」とし，助産師だからできる，医師との分業と協働の場とすることとした。

写真1 ▶ 広報活動用のさまざまなグッズ

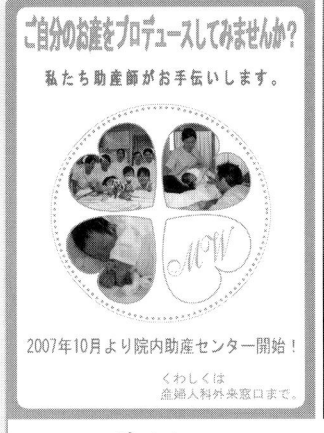

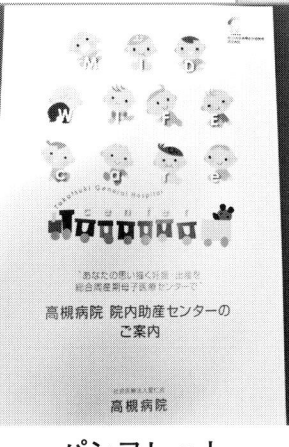

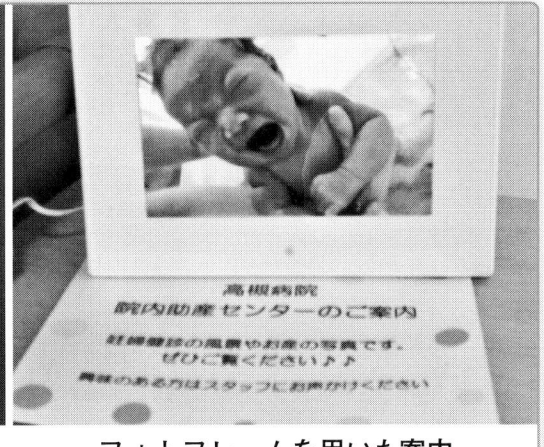

ポスター　　　パンフレット　　　フォトフレームを用いた案内

図1 ▶ 院内助産センターの組織図での位置づけ

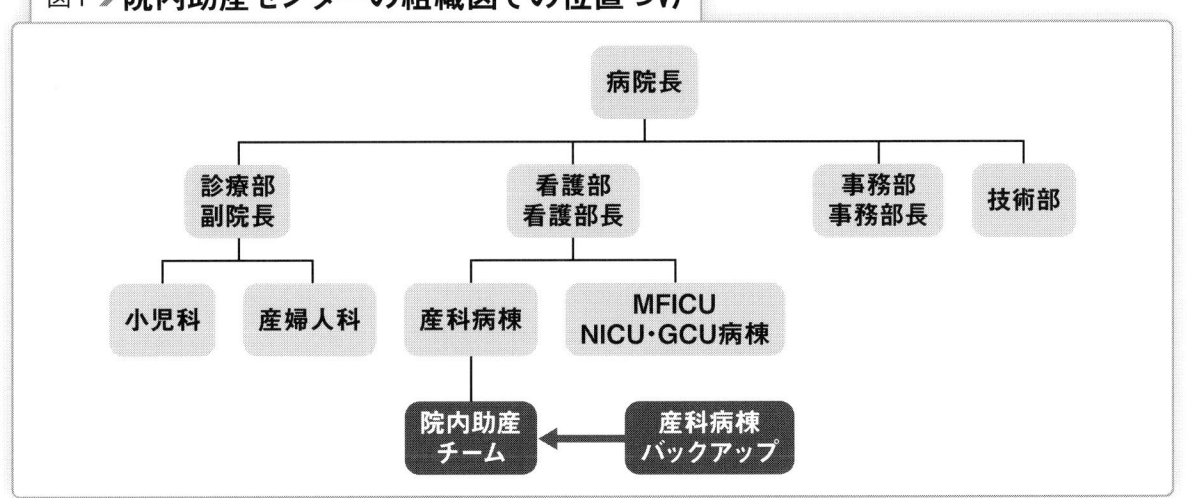

　母と子が本来持っている力を信じ，最大限にその力が引き出せるように支援することを目的としている。そして，妊娠・分娩・育児を通じて，家族の絆が深められるようにと願い，助産技術を提供している。

　院内規定の正常に経過している対象妊婦において，妊婦健診や保健指導，分娩期の援助，産褥期の援助や育児指導などを一貫して院内助産チームの助産師が担当している（**図1**）。助産師は安全・安楽を守るべく的確に助産診断を行い，妊婦自身の主体性やニーズを満たせるよう支援している。

院内助産チームの担当者

　経験5年目以上の助産師のチームで，勤務体制は二交代制，日勤では外来担当と産褥担当で2〜3人，夜勤は1人で，分娩介助時は宅直1人をオンコールで呼び出すことにしている。

対象者基準

妊娠経過中継続して管理され，妊娠21週まで正常に経過し，当院の対象管理基準を満たし，単胎で経腟分娩が可能と産科医師が診断し，かつ妊婦とその家族が希望していること，さらに外来担当の産科医師と助産師が院内助産の対象として許可した者としている。

外来と病棟の連携

産科病棟に院内助産対象者の分娩予定日を記したカレンダーを設置し，毎日確認する。電子カルテ上で妊婦健診の予約状況が把握可能であり，助産師にも外来予約・分娩予約などの権限がある。

妊婦健診

妊婦健診は1枠30分間の完全予約制であり，診察日は月〜金曜が一般外来と同じく9：00〜17：00，土曜は病院休診日であるが，院内助産のみ9：00〜12：00まで実施している。料金は医師の診察と同額とし，採血・検査などがある場合は別途料金が必要である。内容は，尿検査（尿蛋白・尿糖），血圧・体重測定，腹囲・子宮底測定，NST（ドプラー），内診（必要時，希望時），保健指導である。エコーは医師もしくは検査技師に依頼し，助産師は診断を伴わない胎児の表情や胎位の確認程度を実施している。

設備・備品

携帯用ドプラー1台，骨盤模型（小），ベビー人形（小），メジャー，CTGモニター，携帯用ドプラー，スタンド式無影灯，院内助産専用PHS，クッション，バランスボール，マットレス，とこちゃんベルト，CDラジカセ，メッセージカード，シール，サインペン。

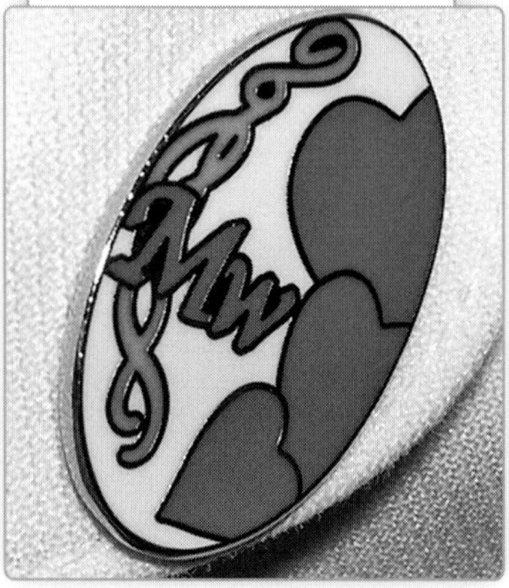

院内助産担当助産師の襟章

襟章のモチーフは，ハート型の3葉を持つ植物「カタバミ」で表現し，1枚目は「母（父性を含む）」，2葉目は「子」，3葉目は「自立した助産師」を表している（**写真2**）。カタバミは「子孫繁栄」の意味もあり，古代には鏡をカタバミの葉で磨いたことから，助産師が日々研鑽し自己を練磨することも願っている。素材は七宝焼きで，「子どもは宝」であることを示している。

写真2 院内助産担当助産師の襟章

業務マニュアル

保健指導案，電子カルテ記載基準，院内助産管理日誌（外来）を作成し，活用している。

会議
①プロジェクト定例会議
　開設までは毎週木曜日，開設後から1年までは1カ月に1回，1年経過後は3カ月に1回，現在は半年に1回実施している。メンバーは，看護部長，副看護部長，事務部長，産科医師，看護科長，院内助産メンバーである。内容は，院内助産の進捗状況，院内助産管理基準・手順の評価・修正（設備面も含む），症例検討会の報告を行っている。
②症例検討会
　会陰裂傷の縫合の必要性，分娩の進行状況と医師への報告のタイミング，分娩促進のためのケアの統一した説明，分娩時の出血が多いと予測される時の対処方法，夜間時の人員確保（分娩時の宅直メンバーコールのタイミング）と病棟助産師との連携，保健指導（体重管理・食事指導）などについて検討している。
③院内助産チーム会
　診断力・技術力強化，新しい知識修得のための勉強会，データ集積，分娩終了後のミニ症例検討会（振り返り，評価・問題点・課題の確認），対象者のケア方針の確認を行っている。
④院内助産情報交換会（助産師活動の充実・強化を考える会）
　千船病院と高槻病院が合同で実施し，現在は明石医療センターを加えた3施設間で実施している。

参考文献・資料
　9年間の千船病院での助産外来の活動資料や，他施設の「院内助産院」見学，助産所業務ガイドライン，助産所開業マニュアル，産婦人科診療ガイドラインを参考にした。

●高槻病院での分娩の実際
電話連絡
　院内助産対象者からの電話対応はメンバーが行い，自宅待機させる場合は看護記録に内容を記載する。
陣痛発来
　院内助産メンバーが診察し，入院を決定する。
破水感
　院内助産メンバーにより，診察，ウロペーパー®にてpHの検査を実施する。前期破水が確認されれば入院の医師に報告し抗生剤を処方してもらう。破水でない場合は，腹部緊満の有無にかかわらず，胎児心拍数モニタリングにて胎児の予備能力を確認する。陣痛発来していれば入院考慮，問題なければいったん帰宅も考慮する。

分娩第1期

　なるべく産婦を一人にしないこと，産痛緩和や分娩促進のケア（足浴，乳頭マッサージ，アロマ，温罨法，指圧法など）を積極的に行い，バースプランの確認も行う。適宜，病棟科長・リーダーに分娩進行状況の報告を行う（困難な事象を院内助産センターメンバーで抱え込まないようにする）。

分娩第2期

　自然な分娩経過である限り，医師の診断・立ち会いは不要で，児心音の聴取は5〜15分ごとに行い，分娩体勢は産婦の意思を尊重する。分娩時のケアは必ず助産師2人以上で行う。

　分娩時異常と判断した場合は医師へ連絡する（院内助産センター担当医師もしくは病棟担当医・当直医）。子宮口が全開大し，2時間が経過し分娩に至ってない場合は，有効陣痛の有無にかかわらず一度医師へ報告する。分娩時出血量が多いと予測されるなどの場合は，院内助産メンバーの判断でルートキープを行う。正常を逸脱するような症状・状態を認める場合や医療介入の必要性が予測される場合は，医師と相談し，分娩台での分娩を考慮する。対象者が妊娠期・分娩期・産褥期において正常を逸脱し医師管理となった場合は，その後もできる限り院内助産メンバーが分娩介助やケアを担当し，継続的なケアや精神的支援を行う。

分娩第3期

　児の状態を観察し，母子接触を妨げないよう援助する。

分娩第4期

　軟産道の精査を確実に行い，縫合の必要性を判断する。産婦と家族の時間を尊重する（**写真3，4**）。

写真3 ▶ **上の子の分娩立ち合い**

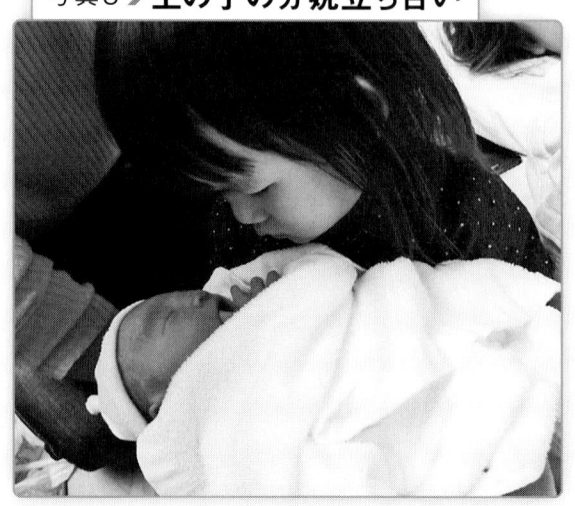

写真4 ▶ **分娩の様子**

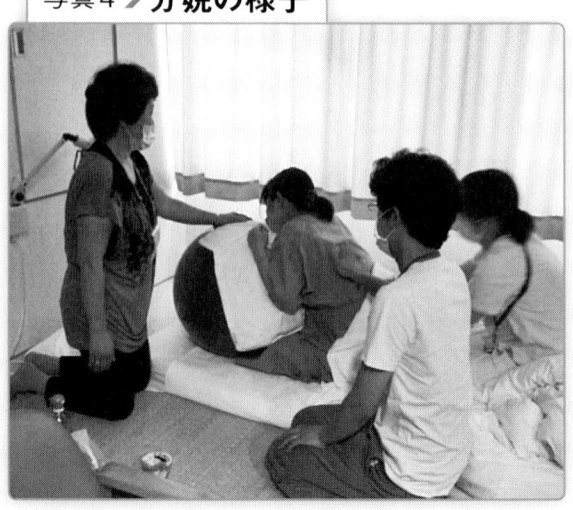

産褥ケア

院内助産産褥パスを使用し，出生証明書は助産師が発行する．褥婦診察（退院時・1カ月健診〈**写真5**〉）は助産師，新生児診察（退院時・1カ月健診）は小児科医師が実施する．

産褥2日：子宮底，オロの状態，全身状態などを観察し，正常経過であるか判断する．

産褥4日：退院可能かどうかの判断を行い，退院が可能な場合は電子カルテにて退院許可入力を行う．

産褥5日（退院日）：次回産後健診日を決定する．

新生児のケア

初回診察・退院診察は小児科医師が実施する．

生後1日：初回診察，K2シロップを投与する．

生後4日：退院診察，K2シロップを投与する．先天性代謝異常検査を実施する．

●メンバーの育成・教育

看護体制は，固定チームナーシング，一部機能別看護，2014年1月からPNS（パートナーシップ・ナーシング・システム）を実施中である．法人共通の能力開発ガイドライン（助産師編）に沿って教育しているが，2014年4月から標準助産師クリニカルラダーに移行準備中である（**図2**）．

写真5 ▶ **助産師による1カ月健診**

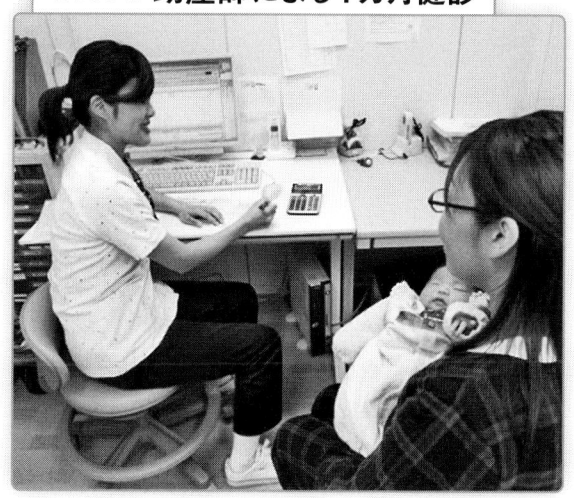

図2 ▶ **院内助産での助産実践を行えるまで**

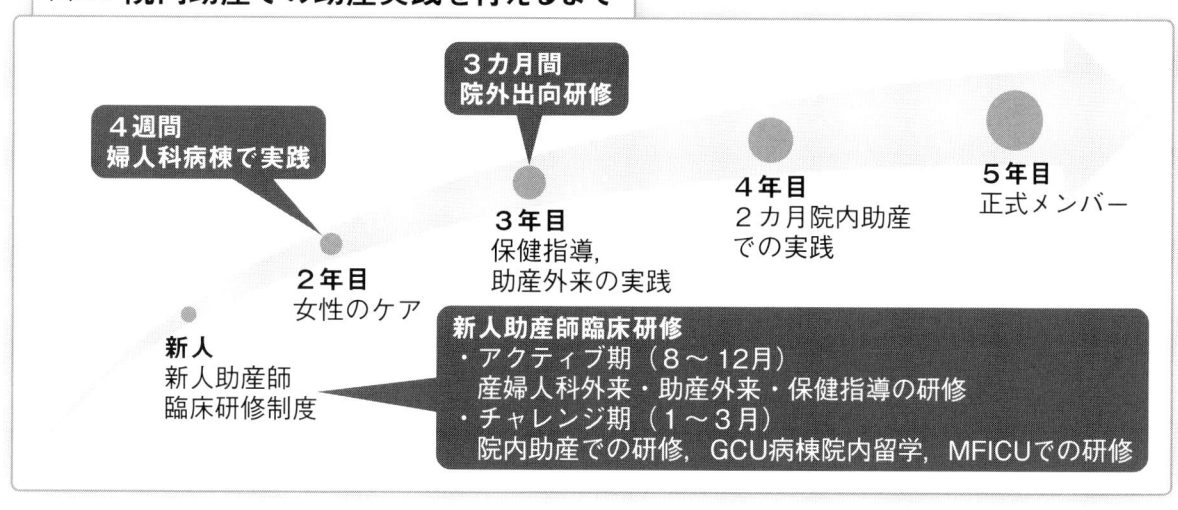

- **新人**　新人助産師臨床研修制度
- **2年目**　女性のケア（4週間 婦人科病棟で実践）
- **3年目**　保健指導，助産外来の実践（3カ月間 院外出向研修）
- **4年目**　2カ月院内助産での実践
- **5年目**　正式メンバー

新人助産師臨床研修
- アクティブ期（8〜12月）
  産婦人科外来・助産外来・保健指導の研修
- チャレンジ期（1〜3月）
  院内助産での研修，GCU病棟院内留学，MFICUでの研修

図3 ▶ 総分娩数と院内助産センター分娩件数の推移

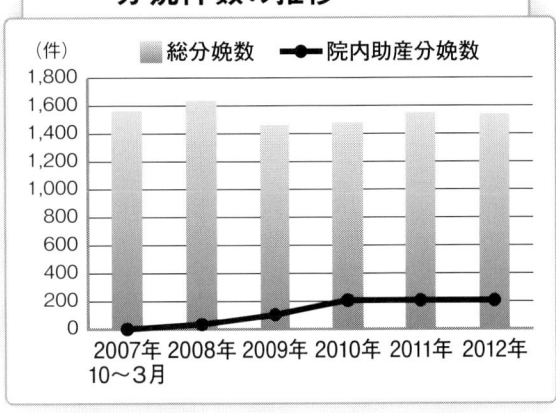

図4 ▶ 医療介入の有無

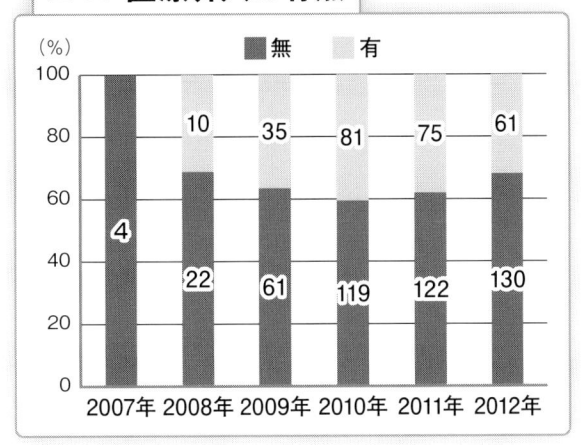

メンバーの要件

- 助産師経験5年目以上であり，当科での勤務を1年以上経験していること。
- 分娩介助100例以上で，フリースタイル分娩の介助を経験していること。
- 産科救急時の対応，NCPR（Bコース以上）受講，乳房ケアや母乳育児相談での経験があること。

●評価

総分娩数と院内助産センター分娩件数の推移を**図3**に，医療介入の有無を**図4**に示す。

●今後の展望

助産診断・技術力を向上し，どの妊産婦にも院内助産と同等のケア（安全で快適な出産環境の提供と質の高い助産ケア）を提供しなければならない。ゆくゆくは助産師による自然分娩がある総合周産期母子医療センターを目指すと共に，他病院への普及・支援活動を実施したい。

参考文献
1) 松尾博哉，遠藤俊子監修，社会医療法人愛仁会千船病院・高槻病院看護部編：チーム医療で支える院内助産院—企画・運営のQ＆A，薬ゼミ情報教育センター，2010．

Point

- 助産外来・院内助産の導入・運営は，組織を巻き込んだ対応が成功の秘訣である。
- 管理基準の作成，妊婦への広報，助産師の教育が必要である。
- 助産外来・院内助産の評価を定期的に行うことによって，質の維持向上が図れる。

むらた さとみ

1987年藤田学園保健衛生大学卒業（看護師・保健師免許取得）。1988年大阪府立助産婦学院卒業（助産師免許取得）。同年4月滋賀医科大学医学部附属病院産婦人科病棟就職（助産師）。その後，生長会府中病院，兵庫県立塚口病院就職（結婚・出産・夫の転勤など）1995年7月から愛仁会千船病院に就職し，助産外来・院内助産の開設・運営にかかわる。2001〜2003年滋賀医科大学大学院医学系研究科看護学専攻母性看護学講座卒業（看護学修士）。2009年同一法人内の高槻病院に異動となり，現在に至る。

❺ 性教育

岡山大学大学院 保健学研究科 教授　中塚幹也

▶性教育で取り上げること

　産婦人科医療の現場のスタッフにとっては，若年女性の子宮頸がん・人工妊娠中絶・出産，不妊女性のクラミジア感染などを見るにつけ，「若年の性」への危機感は強くなる一方である。また，HPV感染・ワクチンと発がん，メディア・リテラシー，同性愛，性同一性障害などの新たな領域も気になるところである。さらに，デートDV，望まない妊娠，産み殺し，児童虐待などの現状からは，「他人を思いやる心」「生命の大切さ」「思春期の心理」「コミュニケーション能力」「コーピング能力」「子どもを産み育てることの楽しさと責任」などの教育も必要であろう。このような現状がある中で，性教育で取り上げるべきこととは何であろうか？

▶文部科学省の性教育への取り組みとは？

　文部科学省の「健やかな体を育む教育という観点から，今後，学校教育活動全体で取り組むべき課題について」では，「我が国の社会環境や生活様式の急激な変化の中で，現在，若年層の人工妊娠中絶や性感染症の増加，食生活の乱れや肥満傾向の増大などの問題が生じている。こうした問題については，保健でもこれまで積極的に取り組まれてきたが，学校教育活動全体で取り組む必要があり，今後，保健以外の教科においても一層の対応が求められる問題である」[1]としている。さらに性教育として求められる内容については，「子どもたちの性行為については適切ではないという基本的スタンスに立って」「人間関係についての理解やコミュニケーション能力を前提とすべき」「安易に具体的な避妊方法の指導等に走るべきではない」「集団で一律に指導（集団指導）する内容と，個々の児童生徒の抱える問題に応じ個別に指導（個別指導）する内容の区別を明確にして実施すべき」などの言葉も挙がっている。

　また，文部科学省の「文部科学省における性教育への取組について」では，性教育を進めていく上での基本的な考え方として，①学習指導要領に則り，児童生徒の発達段階に沿った時期と内容で実施すること，②保護者や地域の理解を得ながら進めること，③個々の教員がそれぞれの判断で進めるのではなく，学校全体で共通理解を図って実施すること，とある[2]。

図 ▶教員の考える性教育で取り上げる項目と時期

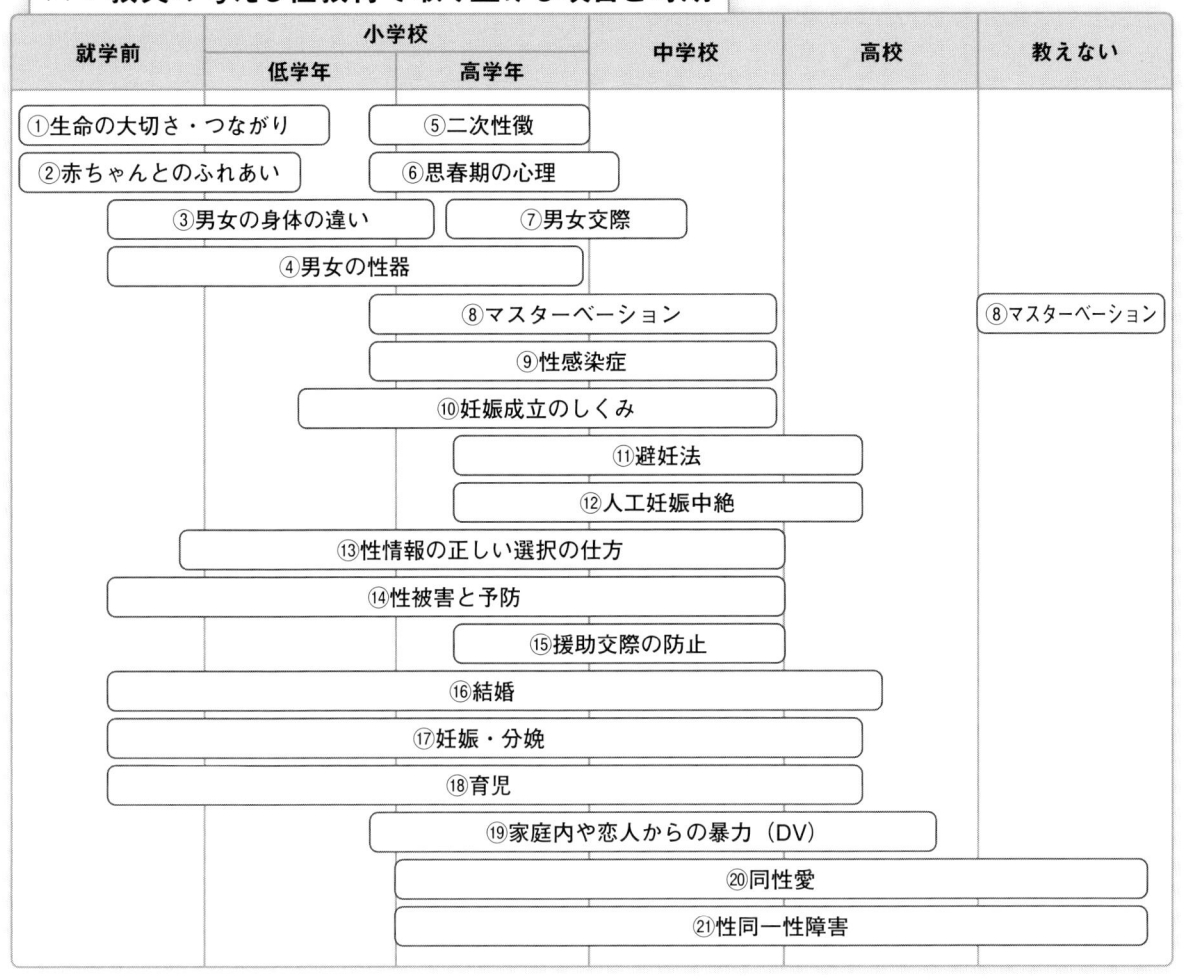

就学前	小学校 低学年	小学校 高学年	中学校	高校	教えない
①生命の大切さ・つながり					
②赤ちゃんとのふれあい					
	③男女の身体の違い				
	④男女の性器				
		⑤二次性徴			
		⑥思春期の心理			
		⑦男女交際			
		⑧マスターベーション			⑧マスターベーション
		⑨性感染症			
		⑩妊娠成立のしくみ			
		⑪避妊法			
		⑫人工妊娠中絶			
	⑬性情報の正しい選択の仕方				
	⑭性被害と予防				
		⑮援助交際の防止			
	⑯結婚				
	⑰妊娠・分娩				
	⑱育児				
		⑲家庭内や恋人からの暴力（DV）			
		⑳同性愛			
		㉑性同一性障害			

▶いつまでに？ どこまで？

　日本産婦人科医会の性教育指導セミナー全国大会を岡山県で開催するのに合わせて，私たちの行った学校教員716人に対する性教育に関する調査（2008年，岡山）のデータから，教員が，性教育でどのような項目をどの時期に教えるべきと考えているかを見てみる（図）。「生命の大切さ」「赤ちゃんとのふれあい」は就学前から，「男女の身体の違い」「男女の性器」は小学校低〜高学年から，「二次性徴」は小学校高学年から，「男女交際」は小学校高学年，中学校からの教育が適当とする回答が高率であった。「マスターベーション」を教えるのであれば，小学校高学年〜中学校からが適当とする回答が高率であったが，高校までには教えないとする比率も高かった。

　「性感染症」「避妊法」「人工妊娠中絶」「援助交際」は，小学校高学年〜中学校から取り上げるのが適当とする比率が高く，ほとんどが高校までに教育すべきとしていた。また，特に小学校低学年の児童に対しては「医療関係者からの教育」を希望する回答が多かった。「性被害と予防」に関しては，小学校までとする回答が約3分の2，

中学校からの教育が適当とする比率が約3分の1であり，ほとんどが中学校までには教育すべきとしていた。「結婚」「妊娠・分娩」「子育て」，また「家庭内や恋人からの暴力（DV）」に関しては中学校までが適当とする回答が高率であった。「同性愛」「性同一性障害」に関しては，中学校，高校からの教育が適当とする回答が高率であったが，高校までには教えないとした比率も高かった。これらの項目も「医療関係者からの教育」を希望する回答が多かった。

≫性教育で何を話すのか？

　思春期の子どもの現状を考えれば，従来型の「純愛・命の大切さ」強調タイプ，「医学的リスク・健康被害」強調タイプの性教育のみでは対応できず，養護教諭のみでも，医療スタッフのみでも対応できないと考えられる。集団での研修と個別の指導とを使い分ける必要もある。

　私たちの行った大学生，大学院生317人への調査では，36.6％が「女性は50歳以上でも妊娠可能」，5.4％が「60歳以上でも可能」と回答していた。私自身は性教育の講演を頼まれると，「性感染症」「妊娠中絶」を防ごうという話のみではなく，精子・卵子，受精，着床といった「妊娠成立」の話や生殖可能年齢の話，そして「思春期のやせ」「デートDV」「飛び込み分娩」「性同一性障害」の話もしている。今後は，「風疹ワクチン」「出生前診断」にも取り込みたいと思っている（興味のある方は，私たちの作成した冊子『騒がしい精子と卵子：子どもと話したい生殖医療』『学校の中の「性別違和感」を持つ子ども』やインターネット上の『「性同一性障害」を性教育で取りあげる』などを参照されたい）。

　「妊娠中からの母子支援」即戦力育成プログラムでは，全国的に有名な講師の実演を見たり，直に話を聞いたりすることにより，性教育で「助産師に求められるものは？」「自身が話すことができるのは？」ということを考えてもらっている。多くの引き出しを持っておくことが必要であり，また子どもたちが興味を持ってくれるように「見せる」ことができるかというスキルも必要になる。

引用・参考文献
1）文部科学省：健やかな体を育む教育という観点から，今後，学校教育活動で取り組むべき課題について
　http://www.mext.go.jp/b_menu/shingi/chukyo0/toushin/05091401/010.htm（2014年3月閲覧）
2）文部科学省：文部科学省における性教育への取組について
　http://www.mext.go.jp/b_menu/shingi/chukyo/chukyo3/022/siryo/05071304/s002.htm（2014年3月閲覧）
3）中塚幹也：配偶子の提供・冷凍保存への意識とその実態：全国産婦人科施設への調査から，産婦実際，2014.（印刷中）

Point

・性教育を頼まれたら，「自分の得意分野は何か」を考えてみよう。
・対象の生徒や児童に合わせて話そう。
・「性教育」の既成概念にとらわれず，話題の引き出しを増やしておこう。

❻ 性教育に必要な知識①

ウィメンズクリニック・かみむら 院長　上村茂仁

　私は，婦人科診療の合間に小学校以上の生徒に対する性教育に出向いている。年間約80校ほどであるが，そのたびに生徒全員に私の携帯アドレスを教えて，1日に50通ほどの質問に答えている。質問内容は多岐にわたっており，女の子からは月経に関することや性感染症の不安，ピルなどについての質問や恋愛相談などがある。男の子からは性器の異常や妊娠，性感染症などの質問を多くもらう[1]。そのような中で，女の子からよく受ける質問に，デートDVやネットを介した出会いと性被害がある。

≫子どもたちの現状

●学校性教育の現状

　そのような中で，いくつか典型的な相談を紹介する。ここに紹介しているメールは，本人（未成年の方の場合は，20歳以上になるのを待って同意をもらう，または親の同意をもらう）から掲載の許可をもらったものである。子どもたちは性の問題に関しては，あまり親や大人に相談しない。私たちが行ったアンケート調査でも，圧倒的に友人に相談することが多いことが分かった（**図1**）。

　では，なぜ大人には相談しないのであろうか。子どもたちに聞くと，やはり「大人は怒るから」だと言う。女の子は，「彼と別れたくないのでよい方法はないかと相談しているにもかかわらず，『そんな彼氏とは別れなさい』と頭ごなしにどやされる」，または「何だかんだと大人の都合に合わせて指導しようとする。一度相談しようとしたけど，その時の反応が否定的だったので，もう相談しても無理だなと思い，最初から相談はしなかった」という意見も聞く。

　学校性教育では，一時，性感染症になれば不妊症になる，HIV感染は命を落とす，人工妊娠中絶は殺しの行いだなど，脅しのような教育が行われていた。中には，性感染症の激しい病状の写真を見せたり，人工妊娠中絶のビデオを見せたりすることもあった。そんな脅しの教育の

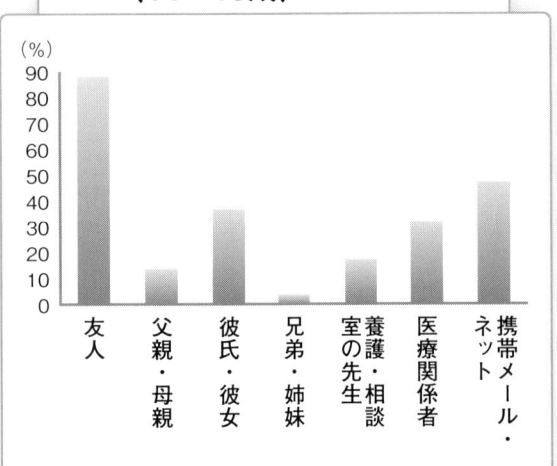

図1 ▶ 性に関して相談したい相手（14〜18歳）

厚生労働省班研究（小野寺班班研究），2004年

結果，恋愛や性行為に対して消極的になっている子どもが増えている。

　また，現在は命に対する教育や自己肯定感を育む教育が盛んで，一方的に命の大切さや自分を大切にすることを強要されることもある。学校全体でそのような流れや雰囲気をつくるのであるが，もともと子どもたちの本質や遊び心は変わっていない。いや，変えてはいけないのである。そのような雰囲気の中では，自分をおとなしく見せることが一番であることを子どもたちは学ぶ。

　ある学校の校長が，「昔はうちの学校も荒れていたが，自己肯定感を育む教育，命の教育を徹底したことで生徒たちはおとなしくなった」と話していた。その学校で講演を行ったのだが，その後そこの生徒たちから多数のメールをもらった。その内容は大きく2つに分かれる。一つは，「性の問題や性行動での悩みがあるが，この環境だと誰にも相談できない」「おとなしくしろというのでおとなしく見せている」というような内容である。もう一つは，「命の大切さばかりを教えてくれるけど，実際彼女や彼氏ができた時どのように対応したらよいのか分からない」「妊娠したら絶対産まないといけない，セックスなんかしたらとんでもないことになる，だからセックスはしないことにした」というような内容である。

　もともと家庭環境や友人関係などに問題のない子どもたちは，放っておいても自己肯定感や命の大切さに関しては，本やTV，または家庭教育，学校教育などで自然と学ぶものである。私たちが心配しているのは，スキル教育や命の大切さのみを教えて「性教育の本質だ」と語るような教育のせいで，逆に自己肯定感をなくしてしまうような一部の子どもたちである。そのような教育方針が子どもたちをどんどん追い詰めている結果になっているということを，私たちは知る必要がある。

●「恋人同士＝性行為ができる関係」という認識

　子どもたちの中では，セックスには興味もあるし，それなりに付き合いもあるが隠しておとなしく見せているグループと，セックスは怖くてできないと同時に異性との付き合い方も分からなくなっているようなグループの2極化が進んでいるように思われる。この結果，全体として性感染症や望まれない妊娠が減少しているのであろう。

　子どもたちは男女の問題に悩んだ時，大人から正しい知識をもらえないまま，友人からの話やネットから得た情報を鵜呑みにしてしまうのである。いや，そうしないと行動できないのである。そして，そのことが性の問題で大きな事件につながっていく。

　ところで，右のようなメールが私のところによく来る。

> お忙しい中すいません＝
>
> 私は今日えっちしました＝
> 私は嫌だし恐いって言ったのに，ほぼ無理矢理されました…
>
> ゴムはつけてしたんですけど，やっぱり不安なので産婦人科に行ってピルを貰おうと思っています＝ピルを貰うのに検査はあるんですか？？
>
> あと嫌って言ってる女の子に無理矢理する人って最低な男ですよね＝？
> でもその後家に帰ったら電話でのもすごい優しくされました＝＝
>
> どっちが本当の彼なのかわかりません…
>
> 長文ごめんなさい＝

271

彼女だから彼氏の言うことを聞くのは当たり前，性行為ができる関係が恋人同士であるという理論で行為を求められ，彼女も受けてしまうという現実である。

　一般男子は，中学生くらいになるとマスターベーションを開始する。中学3年生までで90％が行っている。もちろん，いつかは本当の女性と性行為をしたいと夢見ながらである。

　彼女とは自分の所有物で独占できる存在だし，彼氏になったからには性行為を求めてもいい許可をもらったようなものだという理論で，彼女に最初は恐る恐る求めていく。彼女もメールに書いてあるように，自分は彼女だからいつかは性行為をしなければいけないと思っているので，最終的に受けてしまう。または無理やりレイプのような形であっても，拒んだ自分に非があると考えることが多いようである。

　なぜ，そのような関係が起きるのであろうか。男子の精子の産生は19歳にピークを迎える。そのピークに向かって思春期は登っている状況である。生理的欲求としてマスターベーションを行うのは普通のことであり，そこで「セックスができるかもしれない彼女ができた。最初は断られるかもしれないが，何度も要求するうちに彼女が折れてくれた」，そうなると，デートイコール性行為になってしまう[3]。このような付き合いを考える上で，デートDVについて少し考えてみる。

▶恋とデートDV

●デートDVとは

　メール相談の相手に対して，私は必ずデートDVに関する質問を入れる。そうすると，一般相談をしてくる女子生徒のうちの約10％がデートDVの被害者であることが分かる。このように，非常に高い確率でデートDVの被害を受けている学生が多いのである[2]。

　では，デートDVとはどのようなことを言うのだろうか。また，どうしてこのように高い確率で被害に遭うのだろうか。恋愛関係は，お互いに相手が好きで相手を思いやる気持ちが出発点になるはずだが，にもかかわらず，相手の自由な選択や行動を制限したり，尊厳を脅かすような行為が一方的になされている場合をデートDVと言う。

　例えば，相手に選択や行動を自由にさせると，「自分が拒絶されるかもしれない」

「自分より素敵だと思う人と出会うかもしれない」という思いから相手の行動を制限するなどである。

　加害者が被害者に対して一方的に行いたい行為とそのために使われる暴力を挙げると，次のようになる。

デートDVの行為：ジェンダー的行為，束縛行為，性行為，金銭的行為

その行為を実行させるために使われる暴力：肉体的暴力（殴る，蹴るなど），精神的暴力（約束，脅す，抑圧，嘆願など），社会的暴力（約束，パワハラ，孤立化など）

　これらの暴力を上手に使って，理不尽な行為を一方的に行うことができる。特にこの中で最も悪質なのは「約束」である。好きなのだったらほかの異性とは連絡をとるなとか，加害者はそれがいかにも被害者のためを思ってのように話し，すぐにいろいろな約束をさせ，いったん約束したら必ず守るように強要する。この約束こそがデートDVの最大の暴力なのである。

●デートDVの被害者の実像

　私にメール相談をしてくる女の子でパートナーを持っている人の約10％に，DV被害者を見つけることができた。また，私への掲示板での相談内容とメールでの相談内容を比較してみると，掲示板はこちらから確認することができないので，投稿者が最初からDVを自覚している内容での問い合わせとなっている。したがって，DVとしての投稿は性被害や肉体的な暴力が主体となっている。つまり，肉体的暴力や性的暴力はほかの暴力内容と比較して被害者として理解しやすいようである。しかしながら，私へのメール相談の場合は，私とのメールのやりとりの中で本人が自覚していない被害が発覚してくるわけなので，心理的・社会的被害の度合いが高くなる，つまり心理的・社会的暴力の場合は多くの被害者がそれをDVだと思っていない。

　また，DVの被害者たちは寂しがりやが多いことは事実であるが，自己肯定感が特別に低いとは思えない。被害者の女の子たちは，学校での状況，友人関係，家庭環境などが特別な子が被害者になっているわけではないからである。確かに，DV環境に育った子や虐待経験を持つ子が被害者，加害者になりやすいという判断は間違ってはいない。ただ，家庭環境や友人関係，学校生活に客観的な問題を見いだせないような子どもの中にも，被害者はいるということである。

●デートDVに発展する危険性

　一般的に，異性と付き合っているということは，デートDVにおける暴力の関係に一度は近づこうとしている。なぜなら，すべての恋愛はデートDVに発展する危険性をはらんでいるからである。

　付き合いはじめた時，「毎日メールしてね，時間があったらいっぱい話そうね」「い

つも会いたいな，会える時は必ず連絡してね」「今，時間ができた，できたらすぐに会いたいな」という会話は普通にあり，このような会話があってこそ付き合っている，恋愛しているという関係である。

　ところが，この関係が自分勝手な意見ばかりを通しはじめようとすると，「昨日メールがなかったけど，何をしていたの。ちゃんと何かする前にまず連絡してからって約束したでしょう」「時間ができたのだから，恋人だったら無理してでも会いたいって思うのが当たり前だよ。ちゃんと恋人らしくしてよ」となってくる。自分の彼女になった，彼氏になったということは独占権利を持ったことになるのだから，自分の意見が通って当たり前だというような考えが起こりはじめる。そのような状況から，もし付き合っている相手に対して「怖い」とか「つらい」という気持ちを持ちはじめたら，デートDVになってきていると判断できる。

　そのような場合，相手に対してその気持ちを伝えることができるかどうかが大切である。また，そのような気持ちを聞いた時，パートナーの苦しさを理解し自分の行動を変えることが理想的な恋人同士としては必要なことである。恋愛の最中はわがままも言うだろうし，嫌われたくないなどの理由で我慢もするだろう。それは，普通にあることとしても，最終的にはお互いの力関係は対等な付き合いに修正されているべきである。ところが，相手に対して，「自分が我慢したらこのままのよい関係が続けられる」「私が悪いのだから頑張らないと」「私だから彼をいつか変えることができる，だから今は我慢しよう」といった考えで，我慢して相手の言うことに従う，または自分の意見が言えたとしても結局は我慢してしまうということがほとんどだという関係になったとしたら，それはデートDVである。もちろん，DVの関係を保つための暴力の中には性的暴力がある。DVの被害者が暴力的な性行為を受けたとしても，それを暴力と感じない，または我慢してしまうことになるのである。

　図2のように，DVに傾くか，正常な恋愛に戻すことができるかは，ベクトルのような力関係によるもので，負のベクトルにはジェンダー，居心地の悪い家族関係，虐待，無知，寂しさ，恋愛依存，陶酔，無関心，無知な友人など，また正のベクトルには自己肯定感，自律している，自立，コーピング能力（問題定義解決法），居心地よい家族，心地よい居場所，よい友人などが関係している。その最終的な力関係で，恋愛かDVかが決定される。

図2 ▶ 正常な関係とDV

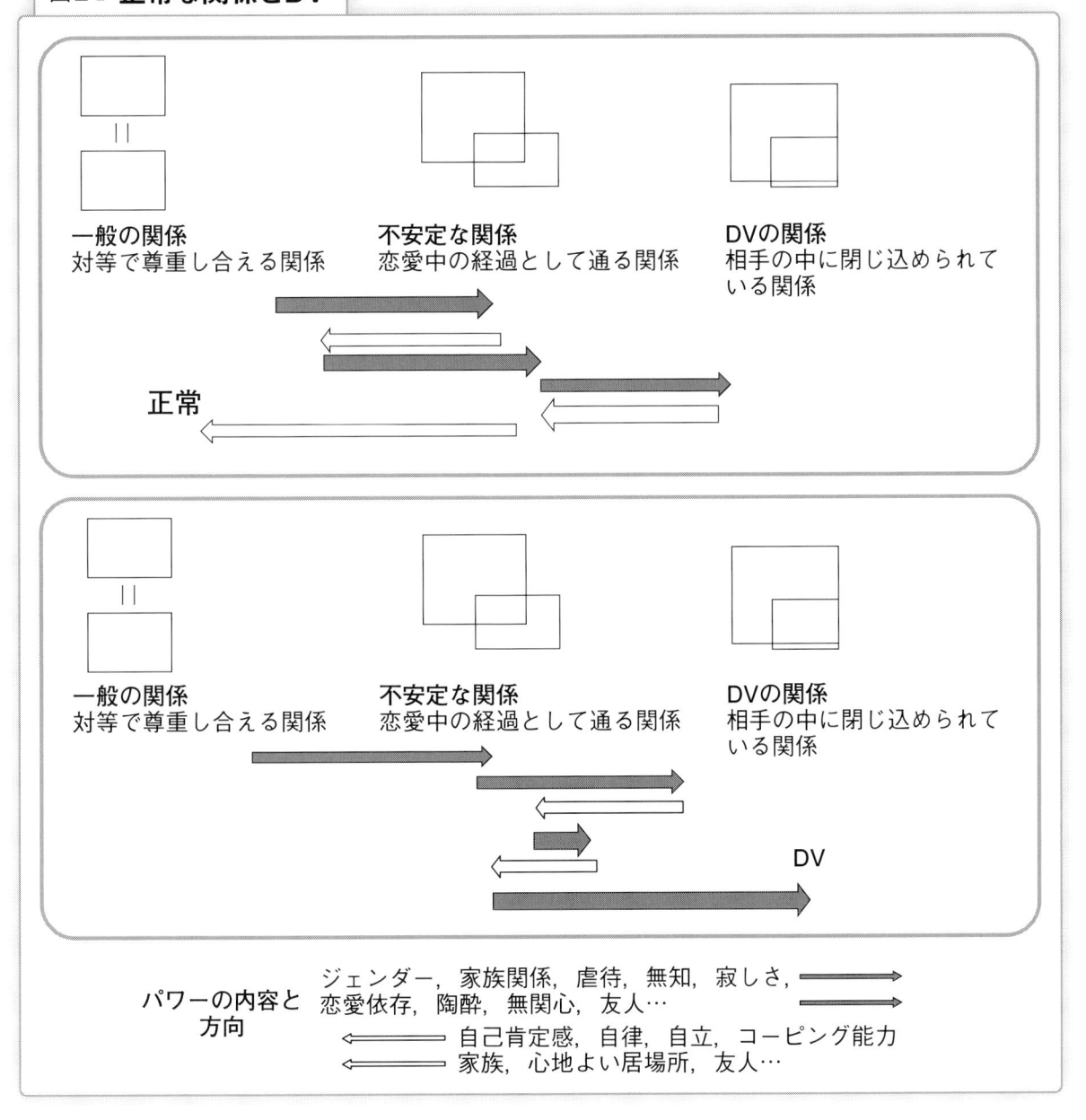

一般の関係
対等で尊重し合える関係

不安定な関係
恋愛中の経過として通る関係

DVの関係
相手の中に閉じ込められている関係

正常

一般の関係
対等で尊重し合える関係

不安定な関係
恋愛中の経過として通る関係

DVの関係
相手の中に閉じ込められている関係

DV

パワーの内容と方向
ジェンダー，家族関係，虐待，無知，寂しさ，
恋愛依存，陶酔，無関心，友人…
自己肯定感，自律，自立，コーピング能力
家族，心地よい居場所，友人…

▶子どもに必要なことは

● 子どもを守るために親を育てる子育て支援

　デートDVを考える時，加害者や被害者になりやすいリスクについていつも問題になる。親とのかかわり，親の接し方，育った環境など，リスクになるものはたくさんある。子どもには，小さい時からいつも接してくれる，大人の存在が必要である。大人は掛け値なしに自分の時間を子どもに費やすことで子どもの信頼を得ることになり，小さい時からしっかり子どもの目を見て何でも話すことが，子どもの表現力を養いコミュニケーション能力を上げることになる。

そう考えると，母親が妊娠中にどのような精神状態であったか，分娩時に暴力的な分娩が行われていなかったかなどもリスクの要因になる。妊娠時にハイリスクの妊婦を見つけて，早いうちから指導したり，保護したりするシステムが各権で動いている。ただ，この時点ではもう遅いのだとも言われている。子どもは産まれた時からいろいろな大人に接しているが，この時にすでに大きなリスクに接しているかもしれない。子どもを守るためにも，親を守る子育て支援システムの充実が必要である。

●子どもを取り囲むすべての大人が目を向ける

　産まれた子どもは家庭，学校，社会で守られていかなければならない。親だけでなく子どもを取り囲むすべての大人が，子どもに目を向けていく必要がある。また，子どもたちには将来大人になった時，子どもができた時にどのように接するべきかを話しておく必要がある。このような教育を何度も繰り返しながら積み重ねていくことしか方法はないだろう。

　今の子どもたちは，自分が言いたいことを上手に相手に説明することができなくなっている。また，人に言われたことや聞いたことを感覚として理解することも難しく，学校や社会などの集団の中で，自分の役割や立ち位置が分からなくなっている。私へのメール相談でも，「自分の生きる意味が分からない」「心が空っぽだ」という相談が一番多いことからもこのことは想像できる。さらに，自分が何に悩んでいるかという問題定義もできない状況であり，何か分からない不安が心に広がり，その不安から逃れるために，リストカット，薬物過剰摂取（OD），出会い系や援助での交際に進んでいくことがよくある。一方で，たとえすべてが備わっているような子であっても，被害者に陥る可能性はあることを理解してほしい。

●真の自己肯定感とは

　自己肯定感とは何なのであろう。大人は，どんな状況においても最後に踏ん張れる力であるとか，自分を最後まで好きでいる力などと考える。しかし，子どもたちに聞くと，自己肯定感とは「自分をその瞬間，好きかどうか」ということであって，その感覚はちょっとしたことですぐに落ちる，またはなくなると言う。どんなに家庭環境がよくても，友達がいても，部活に入っていても，誰でも寂しい時，どうしようもない時がある。そのような時に，子どもたちは彼氏や彼女や友だちに依存したくなるのである。しかし，その相手は相談者のすべてをとても一人で抱えきれなくて，相手を裏切ったようになってしまう。または依存していて離れられないのを知って，自分のわがままを逆に押し付けようとする友人，恋人や親も現れる。そのような時のために，「つながる力」を身につけてもらうようにしてほしい。子どもたちが心地よいと感じる人，場所，仕組み，本，映画，音楽など何でも構わない。たくさんのものとつながっ

てもらう。その力が自己肯定感となるのである。

　繰り返すが，子どもたちが正しい行動が取れるようになるためには，いつでも相談できる場所や仕組みが必要である。大人は正しい知識と子どもに対する思いやりを持って，学校，家庭，地域，医療関係者などが横につながって守っていくことが，子どもを加害者・被害者にしないために重要なのである。

引用・参考文献
1）上村茂仁：電子メール，インターネット掲示板を使った女子学生への性相談の可能性について，女性心身医学，8，P.305，2004．
2）福原博子：外来におけるDV被害者のスクリーニング，岡山母性衛生，65，2009．
3）上村茂仁：メール相談（特集・婦人科クリニックにおける思春期相談の実際─私はこうしている），思春期学，27，P.313，2009．
4）上村茂仁：恋するきみたちへ，増補版，ふくろう出版，2013．

かみむら しげひと
1984年川崎医科大学卒業，1990年岡山大学大学院卒業（医学博士）。1990年から1995年までアメリカ，ワシントン大学留学。1995年岡山大学医学部産婦人科助手。1999年岡山大学医学部産婦人科講師。2004年岡山駅前で女性診療クリニック「ウィメンズクリニック・かみむら」を開院，現在小学生から老年期までの女性のライフワークのアドバイザーとして診療を行う傍ら，休日を利用して年間約80回の全国での性教育講演・デートDV防止教育活動（小学生から大人まで）を行っている。また，子どもたちからの携帯電話での匿名メール相談を受け付けており，その数は1日平均100通に上る。日本思春期学科評議員，岡山産婦人科医会理事。

確認テスト

1　以下の（　）を埋めよ。

a．デートDVにおける行為とは（①　　）行為，束縛行為，（②　　）行為，金銭的行為などがある。

b．暴力の種類には（①　　）暴力，（②　　）暴力，社会的暴力などがある。

c．思春期のデートDVにおける最大の暴力は（①　　）であり，それは付き合っているパートナーのことを（②　　）と思うかどうかで判断できる。

d．子どもたち，特に男子は性的行動に関しては（　　）が進んででおり，統計的には10代の人工妊娠中絶や性感染症は減少しているように見える。

e．性に関して相談したい相手は（①　　），携帯サイト・ネット，彼氏・彼女，（②　　），養護教諭，親，兄弟の順であった。

f．自己肯定感を持ってもらうために大切なことは（　　）を付けることである。

答え　1　a．①ジェンダー的　②性　　b．①肉体的　②精神的　　c．①約束　②怖い
　　　　d．2極化　　e．①友人　②医療関係者　　f．つながる力

❼ 性教育に必要な知識②

いのち咲かせたい 代表／元・いのちの応援舎 理事長／助産師　山本文子

▶性教育はいのちの教育

　「性」は「いのち」の源である。だから，性教育はいのちの教育だと思っている。性なくしていのちの誕生はあり得ない。過去には，性は汚いもの，恥ずべきものとして子どもたちから隠され遠ざけられてきた。私は，性は人類にとってとても大切なもの，そして愛するパートナーとの性行為は素晴らしいものだと思っている。その結果として生まれてくる新しい生命に対して，それを育てる大きな責任と義務を負わなければならないことを子どもたちに伝えている。

　子どもたちに「性」を正しく伝えるのは，私たち大人の義務である。助産師の私は多くのいのちの誕生に立ち会った経験上，どのお産も両親は感動の涙を流すことや，おじいちゃん，おばあちゃんをはじめ多くの人に祝福されて生まれてきた時の様子を伝える。それが一番の性教育である。大人たちにも自分の出産の感動を記録や記憶に残し，時にはそれを思い出してほしい。子どもたちにとってその話は大きな宝物である。私の話を聴いてくれた中で，「その話で自分は立ち直れた」という子どもがいた。多感な年ごろで自分の存在に確信が持てなかったが，自分が愛され望まれて生まれてきたということで立ち直れたというのである。

▶性は心が生きること

　学校の講演で「セックス」という言葉を発すると，笑い声が聞こえたり，下を向く子がいたりする。セックスは恥ずかしいもの，汚いもの，と思っているからだろう。私は，「どうして笑うの？　それは自分が生まれてきたのを笑うことよ」と問いかける。

　「性」という字は心が生きると書く。だから，性教育は心の教育でもある。性器やセックスの教育ではない。しかし，性教育に性器やセックスの話は避けて通れない。セックスなしに「いのち」の誕生はあり得ないからである。大好きな人に抱きしめられたい。大好きな人を抱きしめたい。大好きな人とセックスをしたい。これは人間の本能である。汚いものでも恥ずべきことでもない。健全に成長している証である。

　ここで考えていただきたいのは「愛」についてである。結婚，妊娠，子育て，それらの準備が整うまでは本能を抑え込まなければならないこともあるが，愛であり，お互いを思いやる心であり，心が生きるということである。セックスには愛と同時に義務と責任が伴う。

> **子育て中のお母さんへ**
>
> 肩の力を抜いて。立派なお母さんになろうとすると疲れるよ。あなたが生まれてくれてありがとう，なんていつも思ってられないよ。家事は何かと便利になったのに，子どもを育てるのはいつの時代も大仕事。昔に比べて楽になったのは紙おむつだけ。自分の子どもに対して「あなたがいなかったら楽だろう」と思うこともあるよ。子育てをしているのは神様ではない普通の人間，つらい時には助けてもらおう。自分を受け入れて子育てをすれば子どもを傷つけることもないし，自分も傷つかないよ。あなたに言いたい。あなたはえらい！誰が何と言ってもあなたの子どもを一生懸命育てている。この子にとってそれ以上の幸せはないよ。

▶虐待・いじめ

　悲しいことに，虐待，いじめはなくならない。私の話を聴いている子どもたちの中に，今現在，虐待を受けている子どもが多いのも事実である。「虐待は許せない。あなたたちはそんな親になるな。親を超えろ。そんな親には感謝しなくていい。場合によっては親を捨てろ」とさえ言う。

　しかし，その一方で「でもあなたが生まれた時，お父さんとお母さんは生まれてくれてありがとうと涙を流したよ。子どもなんていらないなんていう親は誰もいなかったよ。あなたが生まれた時，お父さんもお母さんもとても幸せそうだったよ」という言葉を付け加える。子どもたちは感想文に，「この言葉で心が軽くなった」「もう一度両親のこと，自分のことを見つめ直してみたい」「でもやっぱりお父さんお母さんは大好きだ」といったことを書いていた。

　いじめについても，「いじめは絶対にいけない。でも，いじめられたからといってすぐに飛び降りるな。一人で悩むな。助けを求めろ。生きているいのちは温かい。死んだら冷たいよ。二度と温かくはならないよ。それがいのちなんだよ。あなたは大切な人なんだよ」と伝えている。

▶助産師としてお母さんに伝えたいこと

①**おっぱいをあげている写真を撮っておいてください。赤ちゃんとお母さんの一番幸せな時間です。**

②**母子手帳はきちんと記入してください。親と子の絆です。**

③**1日1回は子どもをぎゅっと抱きしめてください。時にはパパも。**

やまもと ふみこ
　1967年北海道大学医学部附属助産婦学校卒業。東京都立築地産院，高知県立中央病院，NTT高松病院，三宅医院（岡山市）などを経て，1999年いのちの応援舎設立（代表）。厚生労働大臣表彰，香川県知事表彰などを受ける。2001年いのち咲かせたい設立，現在に至る。

監修者紹介

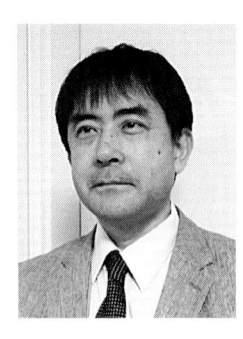

■監修

中塚幹也

岡山大学大学院 保健学研究科 教授
岡山大学病院 産婦人科 不育症外来 生殖医療担当医
岡山県不妊専門相談センター
「不妊・不育とこころの相談室」責任者
岡山大学生殖補助医療技術教育研究(ART)センター
副センター長

1961年岡山県倉敷市生まれ。1986年岡山大学医学部卒。広島市民病院産婦人科，香川県立中央病院産婦人科などで研修。岡山大学大学院入学後，岡山大学病院で不妊・不育外来担当。1992年米国NIH（National Institutes of Health）に留学。1995年帰国後，岡山大学医学部産科婦人科助手。1998年岡山大学病院ジェンダークリニック（性同一性障害診療）も担当。1999年岡山大学病院産科病棟医長。2004年岡山県不妊専門相談センター「不妊・不育とこころの相談室」開設。2006年岡山大学医学部保健学科教授。2007年岡山大学大学院保健学研究科教授。2013年岡山大学生殖補助医療技術教育研究（ART）センターで胚培養士（エンブリオロジスト）の養成を開始。

3年目でもこれだけは押さえたい！ 助産ケアの基本

2014年5月26日 発行　第1版第1刷

監修：中塚幹也(なかつかみきや)©

企　画：日総研グループ
代　表　岸田良平
発行所　日総研出版

本部　〒451-0051 名古屋市西区則武新町3-7-15（日総研ビル）
☎ (052) 569-5628　FAX (052) 561-1218

日総研お客様センター
名古屋市中村区則武本通1-38
日総研グループ縁ビル　〒453-0017
電話 ☎ 0120-057671　FAX ☎ 0120-052690

[札　幌]☎(011)272-1821　[仙　台]☎(022)261-7660　[東　京]☎(03)5281-3721
[名古屋]☎(052)569-5628　[大　阪]☎(06)6262-3215　[広　島]☎(082)227-5668
[福　岡]☎(092)414-9311　[編　集]☎(052)569-5665　[流通センター]☎(052)443-7368

・乱丁・落丁はお取り替えいたします。
・本書の無断複写複製（コピー）やデータベース化は著作権・出版権の侵害となります。
・この本に関するご意見は，ホームページまたはEメールでお寄せください。E-mail cs@nissoken.com
・この本に関する訂正等はホームページをご覧ください。www.nissoken.com/sgh